Die heilende Energie der ätherischen Öle

D1942395

Gerti Samel / Barbara Krähmer

Die heilende Energie der ätherischen Öle

Aromaöle für Körper und Seele nutzen, ganzheitliche Duftberatung von A bis Z

südwest

Inhalt

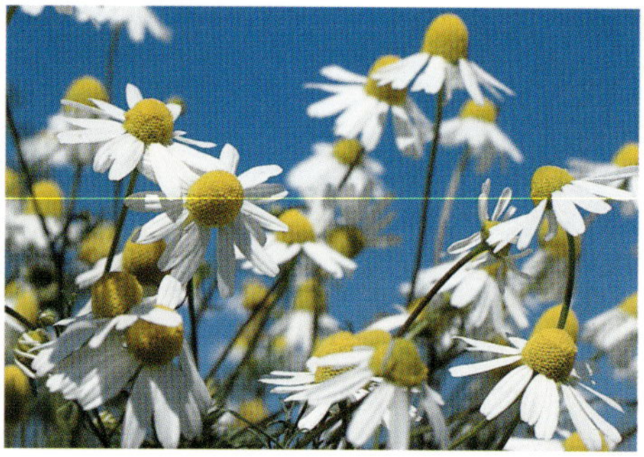

Angenehm mild und heilsam – das Aroma der Kamille.

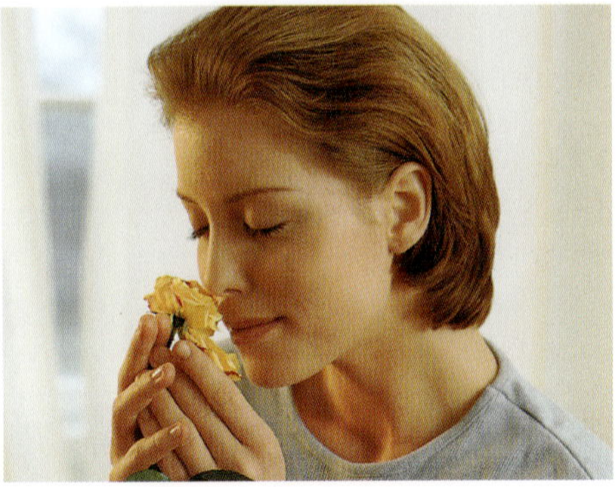

Rosenduft heilt Körper und Seele gleichermaßen.

Was sind ätherische Öle?

Während die Pflanzenheilkunde die ganze Pflanze oder ihren Extrakt benutzt, geht es in der Aromatherapie nur um ganz bestimmte, hochwirksame Pflanzensubstanzen – um die ätherischen Öle. Diese winzigen Öltröpfchen werden in kleinen Drüsen an verschiedenen Stellen der Pflanze gebildet. Manche dieser Essenzen entfalten ihren Duft erst, wenn man mit der Hand die Blätter zerreibt, andere hingegen ziehen mit ihren Duftwirkstoffen schon von weitem die Insekten an.

Die Öldrüsen befinden sich jedoch nicht nur in den Blättern und Blüten der Pflanzen, sie können sich an ganz verschiedenen Stellen entwickeln – auf der Außenseite oder im Innern der Wurzeln, im Holz oder im Harz eines Baumes sowie in den Früchten oder Samen einer Pflanze. Durch Destillation dieser Pflanzenteile entstehen dann die in der Aromatherapie verwendeten ätherischen Öle.

Bedeutung für Pflanze und Mensch

Duftende Pflanzenseele

Ätherische Öle enthalten die Lebenskraft der Pflanzen in konzentrierter Form. Schon das Wort ätherisch – abgeleitet vom griechischen »aither« wie »Himmelsluft« – deutet darauf hin, dass es sich hier um etwas Flüchtiges, nicht Fassbares handelt. Gleichzeitig sind ätherische Öle jedoch etwas sehr Wesentliches, da sie für den Duft einer Pflanze entscheidend sind. Deshalb gelten ätherische Öle als duftende Seele der Pflanzen. Ähnlich dem Prinzip des Mikro- und Makrokosmos sind diese Duftsubstanzen eine vollständige organische Einheit, die alle charakteristischen Merkmale der Pflanze enthält. Sie spiegeln quasi die Persönlichkeit oder den Geist der Pflanze wieder.

Da Essenzen im wesentlichen aus Kohlenwasserstoffverbindungen bestehen, verdunsten sie an der Luft sehr rasch. Zu ihrer Entstehung brauchen sie das Licht und die Wärme der Sonne, weshalb die meisten Pflanzen, aus denen ätherische Öle gewonnen werden, in südlichen Ländern wachsen.

Wohlgerüche für Körper, Geist und Seele

Die Wirkung auf den Menschen findet in erster Linie auf einer höheren, feinstofflicheren Ebene statt. Sie ist sehr subtil und tiefgreifend zugleich. Was immer Sie mit einer Essenz bezwecken wollen – ihre Energie wird stets auch den Geist und das Gemüt erreichen, unabhängig von ihrer Wirkung auf die körperlichen Funktionen.

Vorkommen von Duftstoffen in Pflanzenteilen

Eine kleine Übersicht darüber, in welchen Teilen der Pflanze welche ätherischen Öle entstehen.

Blätter	**bei Melisse, Salbei, Thymian, Eukalyptus, Rosmarin, Lemongras**
Blüten	**bei Jasmin, Kamille, Rose, Orangenblüte**
Schalen	**bei allen Zitrusfrüchten**
Holz	**bei Sandelholz, Zedernholz, Mandarinenholz**
Wurzeln	**bei Vetiver, Ingwer, Iriswurzel, Angelikawurzel**
Rinde	**bei Zimtrinde**
Harz	**bei Myrrhe, Styrax, Tolubalsam**

Die Pforte zur Seele

Ätherische Öle sind auch Informationsträger. Sie übermitteln bestimmte Schwingungen. (Änliche werden in der Bach-Blütentherapie oder in der Homöopathie ganz gezielt eingesetzt.) Auch die Aromatherapie nutzt die vitalen und geistigen Schwingungen der Pflanzen. Riechen Sie einmal an einem Fläschchen eines ätherischen Öls. Fast augenblicklich spüren Sie die Wirkung, die Körper, Geist und Seele gleichermaßen umfasst. Diese Pflanzenessenzen überfluten Sie gewissermaßen mit ihrer positiven Schwingung und stimmen Sie um. Alltagssorgen schrumpfen, negative Gedanken, depressive Lethargie und Niedergeschlagenheit verflüchtigen sich, Gefühle werden heller und lichter. Es fällt Ihnen leichter, sich zu entspannen, die Schönheit des Lebens zu erkennen und zu genießen sowie in globalen Zusammenhängen zu sehen.

Das Einatmen von ätherischen Ölen ist die effektivste Heilmethode in der Aromatherapie. Denn der Geruchssinn reagiert schneller als jeder andere: Über das limbische System erreichen die Duftstoffe direkt das Großhirn, und die Wirkung setzt sofort ein.

Duftende Heilkraft

Auch dem Körper, seinen Organen und Funktionen übermitteln die Pflanzenessenzen ihre positive Energie. Sie stärken die Selbstheilungskräfte des Menschen im ganzheitlichen Sinn, damit er besser mit Krankheiten fertig werden kann. Ätherische Öle wirken u.a. beruhigend, anregend, ausgleichend, krampflösend, schmerzlindernd und entzündungshemmend. Manche von ihnen steuern die Vermehrung und Erneuerung von Körperzellen und haben damit einen zellstimulierenden Effekt wie beispielsweise Lavendel, Geranie, Ysop und Salbei.

Einer der Väter der Aromatherapie, Jean Valnet, behauptet sogar, dass diese Pflanzen Krebs verhindern können. Ätherische Öle wirken zudem auch schmerzstillend. Sie aktivieren die körpereigenen Endorphine und regen dadurch den Körper an, selbstständig den Weg in Richtung Gesundheit und Heilung einzuschlagen.

Viele ätherische Öle wirken auch auf die Libido, indem sie die Lebensenergie, Sinnlichkeit und Sexualität anregen. Die in ihnen enthaltenen Pheromone wirken als biologische Signal- oder Lockstoffe. In der Aromatherapie gelten die ätherischen Öle von Ylang-Ylang, Jasmin und Rose als intensivste Aphrodisiaka. Ihre Heilenergie umfasst dabei alle Seinsbereiche – auch das Nervensystem und die Psyche.

Harmonie durch Wohlgerüche

Besonders beliebt ist die Aromatherapie wegen ihrer entspannenden Wirkung auf das gestresste Nervensystem. Viele Öle stimulieren den Sympathikus und den Parasympathikus oder harmonisieren beide gleichermaßen und bringen damit Körper, Geist und Seele in jenen ausgeglichenen Zustand, in dem sich die Selbstheilungskräfte voll entfalten können. Auf der mentalen Ebene können ätherische Öle die Gehirnfunktion anregen oder beruhigen. Bewusstheit, Logik, Aufmerksamkeit, Konzentration und Intuition werden dadurch positiv beeinflusst.
Ätherische Öle versorgen uns mit feinstofflichen Energien und wirken entsprechend auf unsere feinstofflichen Körper und Energiezentren. Auch die beiden Prinzipien Yin und Yang sowie die Elemente Feuer, Wasser, Luft und Erde der Pflanzen (Seite 38f.) übertragen sich auf den Menschen, wenn er ätherische Öle anwendet.
Auch wenn die Behandlungsmöglichkeiten mit Duftölen sehr vielschichtig sind, eines haben sie alle gemeinsam: Sie sind auf Harmonie und ganzheitliche Gesundheit ausgerichtet.

Ätherische Öle können mit ihren Duftstoffen nicht nur Wohlgerüche verbreiten, die unserem Geruchssinn schmeicheln. Sie haben vielmehr eine tiefer gehende Wirkung auf Körper, Geist und Seele des Menschen.

Aromatherapie oder Aromatologie?

Aromatherapie wird definiert als »die therapeutische Verwendung von Duftstoffen entsprechend den Prinzipien der Naturheilverfahren«. Diese Therapie beinhaltet Massagen, Inhalationen, Bäder, Tees und Raumbeduftung. In der Praxis gibt es zur Zeit noch wenige Heilkundige, die sich ausschließlich auf Aromatherapie spezialisiert haben. Häufiger verwenden Heilpraktiker und Körpertherapeuten Aromatherapie als zusätzliche oder ergänzende Methode zu anderen Heilverfahren. Die Bezeichnung »Aromatherapeut« im Sinne einer therapeutischen Anwendung und Tätigkeit darf in Deutschland nur von Heilpraktikern und Ärzten mit entsprechendem Fachwissen verwendet werden.
Aromatologie hingegen ist das Grundlagenwissen über die Herstellung, Zusammensetzung und Anwendung natürlicher Duftstoffe. Hier geht es um die Erzeugung hochwertiger Parfüms, aromatischer Körperöle und anderer Duftprodukte.

Für jeden Körperbereich das richtige Pflanzenteil

Ätherische Öle regulieren die Stoffwechselvorgänge in den Pflanzen und schützen sie vor Krankheiten und Parasiten. Auch bei der Befruchtung spielen sie eine wichtige Rolle. Diese verschiedenen Funktionen der Duftsubstanzen stehen im engen Zusammenhang mit ihrer Heilwirkung auf den Menschen. So haben beispielsweise die antiseptischen Inhaltsstoffe des ätherischen Öls einer Pflanze, die diese vor Schädlingen und Krankheitserregern bewahrt, beim Menschen eine entsprechende Wirkung: Sie stärken die Immunabwehr des Organismus und töten gefährliche Keime ab.

Die Heilwirkung eines ätherischen Öls auf den Menschen steht in direktem Zusammenhang mit der Funktion des Öls für die Pflanze. So hilft beispielsweise Lavendelöl nicht nur dem Lavendel bei der Abwehr von Schädlingen und bei der Ausscheidung von Giftstoffen, er wirkt auch beim Menschen antimikrobiell und entgiftend.

Die Phytotherapie ordnet einzelne Pflanzenteile bestimmten Körperregionen des Menschen zu. So entsprechen die Blüten der Pflanze dem Kopf, die Blätter und Sprosseregion dem Oberkörper, und die Wurzeln finden ihre Entsprechung im Unterkörper. Daraus ergeben sich unterschiedliche Anwendungsbereiche.

Wirkung unterschiedlicher Pflanzenteile auf den Körper

- **Ätherische Öle aus Fruchtschalen – etwa Bergamotte und Zitrone – mit ihrer frischen, spritzigen und leichten Note haben eine starke Wirkung auf den Kopfbereich mit seinen Sinnesorganen. Sie beeinflussen die geistige Ebene des Menschen, steigern die Konzentrationsfähigkeit und die Wahrnehmung. Sie sind die Lichtbringer für das Gemüt und wirken sehr erhellend auf depressive Verstimmungen.**
- **Blütenöle wie Neroli, Rose und Geranie haben einen positiven Einfluss auf die Gefühlsebene. Sie wirken lösend und harmonisierend bei gestauten Gefühlen und antidepressiv. Diese Öle bringen Heilung bei emotionalen Schocks und öffnen das Herz für die Schönheit des Lebens.**
- **Kräuteröle wie Rosmarin unterstützen die aktive Verarbeitung von Prozessen, fördern die Durchsetzungskraft und geben dem Körper sehr viel Kraft und Energie.**
- **Holz- und Wurzelöle wie Patschuli stärken die körperliche Kraft und Erdverbundenheit.**

Die Inhaltsstoffe

Ätherische Öle sind sehr wirksame und zugleich ungefährliche Antibiotika. Denn nahezu alle weisen keimtötende Eigenschaften auf: Sie bekämpfen Bakterien, Viren und teilweise sogar Pilze. Spitzenreiter unter den Ölen sind dabei Teebaum, Manuka und Olibanum, die einigen synthetischen Antipilz- und Desinfektionsmitteln überlegen sind. Manche Essenzen enthalten Hormone oder hormonähnliche Substanzen.

Die chemische Zusammensetzung der ätherischen Duftstoffe ist sehr komplex. Sie bestehen aus Terpenen, Estern, Alkoholen, Phenolen, Aldehyden, Ketonen und organischen Säuren. Manche Öle enthalten hunderte von Substanzen, die im Einzelnen oft noch nicht erforscht sind. Man weiß allerdings, dass ätherische Öle synergistisch wirken. Ihre Heilkraft beruht auf einer ganz bestimmten Kombination ihrer Inhaltsstoffe, deren Energien sich gegenseitig verstärken.

Salbei besitzt pflanzliche Östrogene und gilt deshalb als traditionelles Mittel zur Regelung der Menstruation. Über den Riechsinn stimuliert es die Hypophyse zur Ausscheidung von Hormonen.

Wie gelangen die ätherischen Öle in den Körper?

Schon einer der ältesten Aromakundler, René-Maurice Gattefossé, wusste: Pflanzenessenzen werden zwar auf der Haut aufgetragen, doch ihre Heilkraft dringt schnell in unser Innerstes. Auch wenn man sich kaum vorstellen kann, dass eine äußerliche Bauchmassage den Darm erreichen und heilen soll – es ist so, und man kann es sogar erklären. Denn bei der Entwicklung des menschlichen Embryos werden Gehirn, Nervensystem und Sinnesorgane gemeinsam mit der Haut aus dem äußeren Keimblatt gebildet. Diese beiden Bereiche bleiben das ganze Leben miteinander verbunden. Die Haut kann entsprechend die ätherischen Stoffe über ihr Nervensystem an die darunter liegenden Organe weiterleiten.

Der zweite, direktere Weg, über den die Essenzen uns erreichen, geht über die Nase und den Geruchssinn. In dem Augenblick, in dem wir die Duftstoffe wahrnehmen, haben sie bereits das limbische System erreicht, jenen Teil des Gehirns, vom dem aus unsere Gefühlswelt gesteuert wird. Unser Geruchssinn steht also in direkter Verbindung mit unserem emotionalen Zustand, unserer Phantasie und unserem Gedächtnis. Dies erklärt, warum Düfte so schnell und direkt Gefühle und gefühlsbetonte Gedanken wecken: Sie öffnen das Tor zum Unbewussten.

Essenzen wie Lavendel, Neroli, Rose und Ylang-Ylang wirken sehr stark auf die Psyche und sind ein wunderbarer Seelenbalsam bei Unruhe und Stress. Jasmin wirkt erhebend und euphorisierend und gilt als Geheimtip gegen depressive Stimmungen und Ängste.

Die Geschichte der Aromastoffe

Überlieferungen aus dem alten Griechenland besagen, dass bestimmte heilige Pflanzen nur für religiöse Weihungen verwendet werden durften. Diese Bevorzugung finden wir heute noch. So gelten Myrrhe und Weihrauch nach wie vor in erster Linie als religiöse Düfte.

Göttliche Düfte

Die Aromakunde entstand vor über 6000 Jahren in den Tempeln Ägyptens, der Geburtstätte der Medizin und Parfümherstellung. Duftstoffe hatten bei den Ägyptern eine große spirituelle Bedeutung. Sie galten als Symbole von Göttlichkeit, Reinheit, Kraft und Macht. Um in den Genuss dieser Kräfte zu kommen, scheuten die Pharaonen keine Mühe, an die Essenzen heranzukommen. Kamelkarawanen und Schiffsflotten brachten die begehrten Substanzen aus dem heutigen Indien und dem Himalayagebiet in das Reich am Nil.
Duftende Essenzen begleiteten die Ägypter jedoch nicht nur ihr ganzes Leben lang, sondern auch beim Sterben und bis über den Tod hinaus. Bei den Einbalsamierungen wurden Öle aus Zedernholz, Zimt und Myrrhe benutzt, die Särge waren aus libanesischem Zedernholz gefertigt und boten damit einen zusätzlichen Schutz vor Insekten. Ätherische Öle sind der Grund, warum die Mumien der Pharaonen über Jahrtausende vor Verwesung und Zerfall geschützt waren.

Wohlgerüche mit langer Tradition

Die alten Ägypter waren es auch, die die Kunst der Massage praktizierten und sich als Erste auf Hautpflege und Kosmetik spezialisierten. Das Wissen um die Anwendung aromatischer Substanzen breitete sich von Ägypten nach Israel, Griechenland und über den gesamten Mittelmeerraum aus. Die alten Römer, mehr auf sinnliche Genüsse denn auf Spiritualität bedacht, benutzten die ätherischen Öle vor allem als Bade-, Massage-, Parfüm- und sicherlich auch als Liebesdüfte. Allerdings ist auch überliefert, dass die Gladiatoren sich vor ihren Kämpfen mit Thymian einrieben, um ihren Mut und Siegeswillen zu stärken. Auch in dem jahrtausendealten Palast von Knossos auf Kreta wurden in Stein gemeißelte Bilder aromatischer Pflanzen entdeckt. Sie lassen darauf schließen, dass auch in dieser Kultur Aromatherapie betrieben wurde.

Siegeszug durch Europa

Während es im Fernen Osten niemals verlorenging, verfiel das alte Wissen um die Duftstoffe hingegen in Europa mit dem Niedergang des römischen Reiches. Erst im 11. Jahrhundert brachten arabische Gelehrte und Alchimisten ihre Kenntnisse über die Herstellung und Verwendung von Essenzen wieder nach Europa.

Im Mittelalter schützte man sich durch Verbrennen von Wacholder vor der Pest. Allen voran stimmte die heilige Klosterfrau Hildgard von Bingen ihr Loblied auf verschiedene Kräuteressenzen an. Später, in den Königshäusern der Rennaissance, schätzte man die Öle vor allem wegen ihres Dufts.

Das Grundwissen über die Aromatherapie stammt aus dem Fernen Osten: Der große persische Heiler Avicenna gilt als der Erfinder der Destillation zur Gewinnung von Pflanzenessenzen. Er lehrte auch über die feinstoffliche und harmonisierende Wirkung ätherischer Öle.

Die Renaissance der Aromen

Anfang unseres Jahrhunderts begannen Forscher, das uralte Wissen mit wissenschaftlichen Methoden zu untersuchen. R. M. Gattefossé begründete die Aromatherapie, die jedoch erst 1964 mit dem Buch von Dr. Jean Valnet »Aromatherapie« Eingang in die Öffentlichkeit fand. Doch auch dann führte sie noch etliche Jahre ein Nischendasein. Die wohltuende Wirkung natürlicher ätherischer Öle findet heute Anwendung im Wellnessbereich, in der Gesundheitsvorsorge und in der komplementären Medizin.

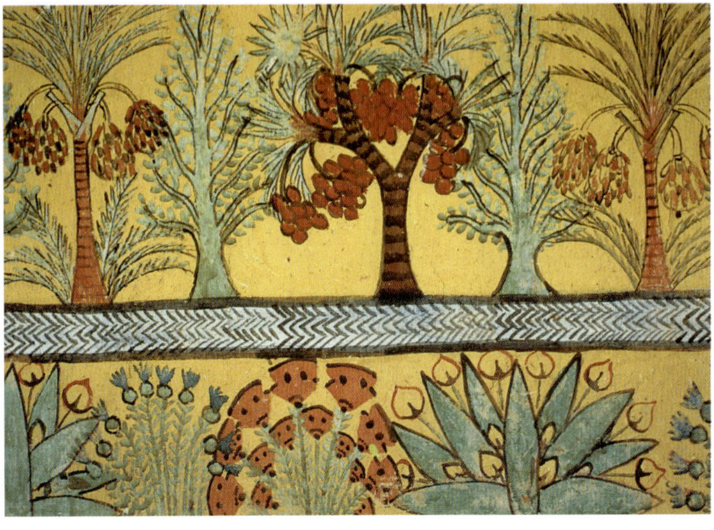

Bereits die Ägypter versetzten ihr Badewasser mit wohlriechenden Duftölen.

Aroma-stoffe in der Praxis

Ob als duftendes Bad, wohlriechendes Heilmittel, entspannendes Massageöl oder betörender Raumduft: Ätherische Öle bieten eine Fülle an Anwendungsmöglichkeiten. Das Entscheidende an der Aromatherapie ist, dass nicht nur körperliche Bedürfnisse erkannt und behandelt werden, sondern auch emotionale und spirituelle. Der Mensch wird als Ganzes betrachtet, und es wird versucht, seine innere Harmonie, die durch eine bestimmte physische oder psychische Beschwerde gestört ist, wieder auszugleichen. So werden mit den Duftanwendungen sowohl die Symptome einer Erkrankung oder eines Unwohlseins als auch die Ursachen bekämpft – auf sanfte und natürliche Weise.

Anwendung der Aromen

Wohnraumaromatisierung

Zur Aromatisierung von Wohn-, Arbeits- und Geschäftsräumen werden 3 bis 15 Tropfen einer Essenz oder einer Mischung von Essenzen in einer Aroma- oder Duftlampe verdunstet. Aromalampen gibt es aus Keramik, Glas, Metall und Alabaster. Sie bestehen meist aus einem Unterteil und einer darüber gesetzten, oftmals losen Schale. Im Unterteil befindet sich als Wärmequelle eine Teelichtkerze oder eine elektrische Glühbirne. In die Schale gibt man etwas Wasser und einige Tropfen ätherisches Öl. Die Wärme lässt das aromatisierte Wasser verdunsten und der ganze Raum wird mit Duft erfüllt. Die Qualität der Raumluft wird durch die Verdunstung ätherischer Öle enorm gesteigert. Duftlampen sind also nicht nur im Privathaushalt, sondern auch in Schulen, Heimen und Kliniken sowie in Büros sehr hilfreich.

Aus Sicherheitsgründen eignen sich kerzenbetriebene Duftlampen nicht fürs Kinderzimmer. Hierfür sind elektrische Aromaverdunster sinnvoller.

Die Wirkung der Öle über die Duftlampe ist sehr sanft und sollte über einige Stunden erfolgen. Berücksichtigen Sie dabei jedoch, dass eine ständige Aromatisierung der Räume bei empfindlichen Personen Kopfschmerzen und Übelkeit verursachen kann. Geben Sie in die Verdunsterschale von Duftlampen auch nur Wasser und reine ätherische Öle, niemals andere Stoffe.

Inhalation

Das Inhalieren ätherischer Öle ist ein altes Hausmittel gegen jedwede Art von Atemproblemen.

Vorsicht: Bei Asthma sollten Sie nicht inhalieren, da der konzentrierte Dampf Erstickungsanfälle verursachen kann.

Die bequemste Art der Inhalation ist, einfach drei bis vier Tropfen einer Essenz auf ein Tuch zu träufeln, daran zu riechen und dabei mehrmals tief durchzuatmen.

Für ein Gesichtsdampfbad geben Sie heißes Wasser in eine Schüssel und mischen drei bis sechs Tropfen Essenz dazu. Bei stark wirksamen Ölen wie Thymian, Minze, Pfeffer oder Zimt genügt bereits ein Tropfen. Schließen Sie dann die Augen, decken Sie ein Handtuch über den Kopf, beugen sich nach vorne über das Gefäß, und atmen Sie einige Minuten lang mehrfach tief durch.

Aromatische Bäder

Bei einem aromatischen Bad gelangen ätherische Öle über die Nase und über die Haut in den Körper. Die Wirkung der Essenzen wird durch das warme Wasser noch gesteigert.

Anregende Badezusätze sind Rosmarin und Wacholder, entspannende Lavendel, Melisse und Ylang-Ylang. Bei empfindlicher Haut sollten Sie hautpflegende Öle wie Patschuli mit einem Zusatz von Molke verwenden.

Lassen Sie erst Wasser in die Wanne laufen, bevor Sie die ätherischen Öle zugeben, damit diese nicht vorzeitig verdunsten. Das Wasser sollte nicht zu heiß sein (zwischen 36 und 39 °C). Für ein Vollbad genügen fünf bis zehn Tropfen ätherisches Öl. Bei stark durchblutungsfördernden Essenzen wie Zitrusölen sind ein bis drei Tropfen ausreichend. Da ätherische Öle die Haut reizen können und zudem schlecht wasserlöslich sind, sollten sie als Badezusatz immer in einer Trägerlösung (Seite 19) verdünnt werden. Dazu lösen Sie die Essenzen in einigen Esslöffeln Sahne, einem Teelöffel Honig, einigen Esslöffeln fettem Pflanzenöl oder in neutraler Seife als Emulgator auf. Die Substanzen dringen dann leicht durch die Poren der Haut und verteilen sich im ganzen Körper. Bleiben Sie etwa 15 bis 20 Minuten lang in der Wanne, wickeln sich danach in ein großes Badetuch ein und ruhen für 30 Minuten nach.

Kompressen

Massagen an sich entspannen die Muskeln, verstärken den Lymphfluss und damit die Entgiftung und wirken sehr wohltuend auf die Psyche. Verbindet sich dieser positive Effekt mit den Heilkräften der ätherischen Öle, stellen sich außergewöhnliche Erfolge ein.

Für eine Gesichtskompresse geben Sie etwa fünf Tropfen ätherisches Öl in ein Gefäß mit warmem Wasser. Tränken Sie ein sauberes Tuch mit dem aromatisierten Wasser, wringen Sie es aus, und legen Sie es auf das Gesicht. Besonders geeignet für Gesichtskompressen sind entspannende Essenzen wie Geranie, Neroli, Rose oder Lavendel. Verwenden Sie keine hautreizenden Öle.

Aromamassage

Die wahrscheinlich angenehmste, sinnlichste Anwendung von ätherischen Ölen ist die Aromamassage. Dabei gelangen die Essenzen innerhalb von 30 bis 60 Minuten über die Hautporen ins Gewebe, ins Lymphsystem und den Blutkreislauf und so zu den Organen. Die Massage fördert das Eindringen der Öle in das Gewebe und bringt sie an die Stellen, an denen sie am meisten gebraucht werden. Die Essenzen wirken lokal oder über Energiekanäle (Nerven, Meridiane) aktivierend, entspannend, stressreduzierend, schmerzlindernd und hautnährend.

Da ätherische Öle hochkonzentrierte Pflanzenstoffe sind, dürfen sie auf keinen Fall direkt auf die Haut aufgetragen werden. Auch hier müssen Sie sie mit einem pflanzlichen Trägeröl (siehe Seite 19) verdünnen.

Für ein duftendes Körper- und Massageöl verwenden Sie 100 Milliliter fettes Pflanzenöl und 15 bis 20 Tropfen ätherisches Öl (dies ergibt eine Mischung von 0,7 bis 1 Prozent). Diese Konzentration gilt als allgemeine Richtlinie für ätherische Öle in kosmetischen Produkten. Für eine Teilmassage, beispielsweise bei Muskelschmerzen, kann die Dosierung auch auf 40 Tropfen ätherisches Öl auf 100 Milliliter fettes Pflanzenöl erhöht werden (entspricht einer zweiprozentigen Mischung). Diese hohen Dosierungen sind jedoch nicht bei stark hautreizenden Essenzen geeignet (Seite 23).

Verwenden Sie als Trägeröl nur Pflanzenöle aus erster Pressung: Besonders gut eignet sich Mandel-, Macadamia-, Avocado-, Weizenkeim- oder Jojobaöl bester Qualität, denn nur kaltgepresste oder schonend gepresste Öle enthalten alle wertvollen Stoffe für die Haut.

Nur erfahrene Aromatherapeuten sind berechtigt und in der Lage, die Einnahme ätherischer Öle zu verordnen. Für Laien gilt: keine innerliche Anwendung ohne den Rat des Arztes!

Nichts für Laien – die innere Anwendung

Die Einnahme ätherischer Öle gehört zu den umstrittensten Bereichen der Aromatherapie. Inzwischen tendieren immer mehr Aromatologen dazu, von der inneren Anwendung abzuraten. Die Internationale Föderation der Aromatherapeuten verlangt von ihren Mitgliedern sogar ausdrücklich, ätherische Öle nur äußerlich anzuwenden. Der Grund: Innerlich genommen können die Essenzen die Magen- und Darmschleimhaut schädigen. Hinzu kommt, dass viele Menschen denken, viel hilft viel. Nach dieser Devise mit ätherischen Ölen umzugehen, kann bei innerlicher Verwendung jedoch sehr gefährlich sein, denn es handelt sich hier um hochkonzentrierte Substanzen. Schon wenige Tropfen können eine Überdosierung bedeuten und Leber und Nieren stark belasten. Nicht minder gefährlich ist es, ätherische Öle Säften oder Tees beizumischen. Die Öle lösen sich nicht auf und sind damit für die Magenschleimhaut ebenso reizend wie die unverdünnte Substanz.

Geben Sie probeweise ein, zwei Tropfen eines ätherischen Öls in ein Glas Wasser, und Sie werden merken, dass die Substanzen auf der Oberfläche einen Film bilden. Das Gleiche geschieht, wenn Sie unverdünntes ätherisches Öl ins Badewasser geben: Es bleibt auf der Wasseroberfläche schwimmen und kann bei empfindlichen Menschen auf diese Weise Hautreizungen verursachen.

Aromakosmetik

Trägt man ätherische Öle in verdünnter Form auf die Haut auf, so regulieren sie die Aktivität der Kapillaren und beleben das Gewebe. Nach M. Maury sind sie natürliche Verjüngungsmittel, erleichtern die Abstoßung toter Zellen und fördern die Bildung neuer, gesunder Zellen. Für die Hautpflege eignen sich in erster Linie ätherische Öle mit den angenehmen Gerüchen, vor allem Blütenöle wie Rose, Geranie und Neroli. Sie können für Kompressen, Masken, Wickel, Lotionen, Cremes und Parfüms verwendet werden.

Aromaküche

Eine Vielzahl ätherischer Öle kann zur Aromatisierung von Speisen und Getränken verwendet werden. Um die würzkräftigen Essenzen vernünftig dosieren zu können, sollten sie in kaltgepresstem Pflanzenöl verdünnt werden: Geben Sie acht bis zehn Tropfen ätherisches Öl auf 100 Milliliter Basisöl, wie beispielsweise Sonnenblumenöl. Zur Verwendung als Würzöl eignen sich Essenzen wie Basilikum, Dill, Estragon, Ingwer, Kümmel, Majoran oder Origanum (siehe ab Seite 45).

Ungleiche »Geschwister« – Ätherische und fette Öle

Ätherische Öle sind flüchtige Substanzen, die sich in ihrer Chemie deutlich von den bekannten fetten Ölen wie etwa Oliven- oder Sesamöl unterscheiden. Wenn Sie einen Tropfen ätherisches Öl auf ein Papiertaschentuch träufeln, wird es sich nach einiger Zeit verflüchtigen und es bleiben nur Farbrückstände übrig. Durch ihre Zusammensetzung besitzen ätherische Öle auch eine geringere Dichte als Wasser. Aus diesem Grund sind sie nicht wasserlöslich.

Um ätherische Öle aufzulösen, verwenden Sie je nach Anwendung unterschiedliche Lösemittel. Für Haut-, Gesichts- und Massageöle eignen sich fette Trägeröle (Seite 19 ff.). Für ein Aromabad nehmen Sie wahlweise einen halben Becher Sahne, einige Esslöffel Meersalz oder etwas Honig. Für Gesichtslotionen mischen Sie die Essenzen am besten mit Hydrolaten aus Rose oder Lavendel, auch als Rosen- oder Lavendelwasser bekannt (in Apotheken und Reformhäusern). Für die Waschmaschine oder für Reinigungs- oder Putzmittel mischen Sie etwas Essig bei.

Die wichtigsten Trägeröle

Trägeröle sind in der Aromatherapie fast ebenso wichtig wie die ätherischen Öle. Sie benötigen sie als Basis, um aromatische Haut-, Haar- und Badeöle selbst herzustellen und zu mischen. Träger- oder Basisöle haben auch eigene Heileigenschaften, die sich sehr gut mit denen der ätherischen Öle ergänzen. Achten Sie auch hier beim Kauf darauf, dass Sie nur naturreine Pflanzenöle bester Qualität erstehen.

Ätherische Öle dürfen Sie (bis auf wenige Ausnahmen) nie pur auf die Haut auftragen, denn es handelt sich um hochkonzentrierte Substanzen, die unter Umständen starke Hautreizungen verursachen können.

Aprikosenkernöl

Das aus der Familie der Rosengewächse stammende Aprikosenkernöl duftet sanft nach Marzipan. Es ist mit einem Gehalt von 65 Prozent einfach ungesättigter Fettsäure (Ölsäure) ein besonders wertvolles und dabei ausgezeichnet verträgliches Hautpflegeöl. Aprikosenkernöl zieht besonders schnell in die Haut ein und eignet sich für alle Hauttypen, besonders für die trockene, spröde, rissige und empfindliche Haut, sowie für die Pflege zarter Babyhaut.

Jojobaöl

Jojobaöl ist ein kostbares Pflege- und Massageöl, das durch die erste Kaltpressung der Früchte des Jojobastrauchs gewonnen wird. Es handelt sich um ein flüssiges Wachs, das bereits bei Temperaturen unter 10 °C fest wird. Es dringt sehr gut in die Haut ein, pflegt, schützt und reguliert den Feuchtigkeitshaushalt und ist für alle Hauttypen geeignet. Weil es nicht fettet, verwendet man es gerne für Gesicht und Dekolletee. Jojobaöl kann ätherische Öle fixieren und eignet sich deshalb gut zur Herstellung von Naturparfüms. Ein weiterer Vorteil: Es wird nicht ranzig und hält zwei bis drei Jahre.

Macadamianussöl

Macadamianussöl wird durch Kaltpressung der in Amerika und Hawaii wachsenden Macadamianüsse gewonnen. Es hat einen leicht nussigen, angenehmen Duft und enthält reichlich Vitamine und Mineralien. Macadamianussöl pflegt, glättet und nährt die Haut und eignet sich hervorragend zur Ganzkörpermassage für jeden Hauttyp.

Ein sehr wertvolles Basisöl für trockene und rissige Haut ist das goldfarbene Mazerat aus der Ringelblume, das Calendulaöl. Es beugt Wundliegen vor und fördert die Wundheilung und eignet sich daher sehr gut für die Babypflege.

Mandelöl

Mandelöl gilt als klassisches Basisöl für die Massage. Es ist ein feines, leichtes und mildes Öl, das die Haut sehr sanft pflegt und für jeden Hauttyp geeignet ist. Auch zur Babypflege ist Mandelöl ideal.

Sanddornöl

Das kalt gepresste Öl aus den Beeren des Sanddorns enthält neben den Vitaminen A, E, C und K besonders hochwertige ungesättigte Fettsäuren. In seiner Zusammensetzung ähnelt das Fruchtfleischöl dem menschlichen Hautfett. Durch seine stark regenerierenden Eigenschaften eignet es sich besonders für strapazierte und sensible Haut. Kann gut als Zusatz (3–5 Prozent) zu anderen Basisölen verwendet werden.

Sesamöl

Dieses durch Kaltpressung aus den Samen der Sesampflanze gewonnene Öl ist ein zentrales Heilmittel im Ayurveda, der indischen Medizin: Ihr gilt es als heilend, entgiftend und wärmend. Sesamöl enthält einen hohen Prozentsatz an essentiellen Fettsäuren – bis zu 48 Prozent Linolsäure. Sesamol, ein natürlicher Wirkstoff dieses Öls, verhindert Oxidationen und absorbiert UV-Strahlung, was das Öl zu einem guten Sonnenschutz macht. Sesamöl eignet sich als Basisöl für kostbare Blütendüfte, die es sehr gut bindet. Man benutzt es gerne bei Hautproblemen, rheumatischen Beschwerden und Durchblutungsstörungen. Sesamöl ist bis zu zwei Jahre haltbar.

Weizenkeimöl

Dieses Öl wird durch schonende Pressung frischer Weizenkeimlinge gewonnen. Es hat einen etwas strengen Eigengeruch, weshalb man es meistens nur zur Anreicherung anderer fetter Öle benutzt. Der große Pluspunkt des Weizenkeimöls ist sein hoher Gehalt an Vitamin E, Provitamin A und Vitamin D, Lezithin und Enzymen. Zudem enthält es etwa 50 Prozent an Linolsäure. Weizenkeimöl unterstützt die Muskel- und Drüsenfunktion und wirkt aufbauend und regenerierend auf die Haut. Besonders geeignet ist es für trockene und alternde Haut sowie für Hauterkrankungen wie Psoriasis und Ekzeme. Weizenkeimöl gilt auch als Konservierungsmittel, denn es verlängert die Haltbarkeit von Hautölen.

Weitere gute Trägeröle sind Olivenöl und Johanniskrautöl. Ein Rezept zum Selbermachen von Johanniskrautöl (Rotöl) finden Sie auf Seite 26.

Wildrosenöl

Dieses Öl gewinnt man aus den Samen einer Wildrosenart mit dem botanischen Namen Rosa mosqueta. Es gilt als besonders wertvolles Basisöl wegen der auffallend hohen Konzentration an mehrfach ungesättigten Fettsäuren. So beträgt der Anteil an Linolsäure 40 bis 50 Prozent und der an Linolensäure etwa 30 Prozent. Wildrosenöl wirkt nährend, glättend und regt die Zellerneuerung an. Deshalb eignet es sich zur Pflege trockener, rissiger und reifer Haut. Auch zur Behandlung von Narben und Schwangerschaftsstreifen und zur Nachtherapie bei Verbrennungen eignet es sich hervorragend. Sogar Hauterkrankungen wie Psoriasis und Neurodermitis können durch Wildrosenöl gemildert werden. Dieses wertvolle Öl ist beliebt für die Gesichtspflege, da es nicht fettet und Faltenbildung vorbeugt.

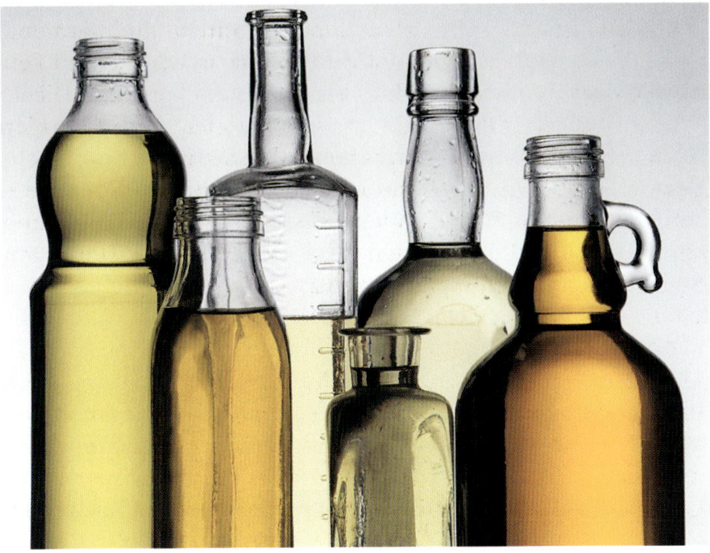

Achten Sie beim Kauf von Trägerölen und ätherischen Ölen immer darauf, dass es sich um Naturprodukte handelt.

Duftende Essenzen – nicht immer harmlos

Allergiegefahr: Alle Zitrusöle sowie Lorbeer, Zimtrinde und Cassia können Allergien fördern und sind von hochallergischen Menschen am besten ganz zu meiden (auch in der Duftlampe).

Die Gefahren der Aromaessenzen

Ätherische Öle sind hochkonzentrierte und hochwirksame Substanzen, die Risiken und Nebenwirkungen in sich bergen. Deshalb sollten Sie die folgenden Hinweise bei Ihrer Reise durch die Welt der Düfte stets berücksichtigen.

Vorsicht bei Neigung zu Epilepsie

Epileptiker dürfen folgende Öle nicht anwenden, denn durch starke Raumbeduftung, Inhalation oder hohe Dosierung im Bad oder bei der Massage kann ein epileptischer Anfall ausgelöst werden: Basilikum, Fenchel, Kampfer, Krauseminze, Salbei, Ysop, Zedernholz und Zypresse.

Risikofaktor Bluthochdruck

Folgende Essenzen haben blutdrucksteigernde Wirkung: Rosmarin, Thymian, Ysop und Salbei. Falls Sie unter hohem Blutdruck leiden, sollten Sie diese Essenzen meiden oder nur maximal drei Tropfen im Bad und fünf Tropfen auf 100 Milliliter Körperöl verwenden.

Nicht während homöopathischer Behandlung

Wenn Sie mit homöopathischen Mitteln behandelt werden, können Sie ohne weiteres ätherische Öle in der Duftlampe verwenden. Auf eine kurmäßige oder hoch dosierte äußerliche Anwendung sollten Sie während dieser Zeit verzichten. Vor allem Kampfer, Pfefferminze, Thymian und Kamille können die Wirkung homöopathischer Mittel beeinträchtigen.

Nicht in der Schwangerschaft

In der Schwangerschaft sollten Sie die nachfolgenden ätherischen Öle nicht verwenden: Angelikawurzel, Anis, Basilikum, Bay, Bohnenkraut, Cistrose, Estragon, Fenchel, Kampfer, Majoran, Melisse, Minze, Muskat, Muskatellersalbei, Myrrhe,

Gewürznelke, Origanum, Petersilie, Rosmarin, Schopflavendel, Spearmint, Thymian, Verbena, Wacholder, Ysop, Zimt und Zedernholz.

Für Kinder niedrig dosieren

Kinder sollten grundsätzlich mit wesentlich geringeren Dosierungen behandelt werden. Geeignet sind hautfreundliche, beruhigende und schön duftende Essenzen wie Rose, römische Kamille oder Lavendel im Hautöl oder als Badezusatz. Die Dosierung richtet sich nach der Intensität des ätherischen Öls und dem Alter des Kindes.

Zitrone hat sich für Kinder in geringer Dosis in der Duftlampe bei Erkältungen bewährt.

Toxische Wirkung ätherischer Öle

Bestimmte ätherische Öle können zu Organschäden bei innerlicher Einnahme führen, z.B. Anis, Basilikum, Bohnenkraut, Fenchel, Kampfer, Muskat, Gewürznelke, Origanum, Petersilie, Salbei, Thymian, Ysop, Zimt, Pfeffer. Als verträglichste, nichttoxische Essenzen gelten Teebaum, Lavendel und Rose. Das sind zugleich auch die Öle mit den wichtigsten und breitesten Wirkungsspektren. In der Duftlampe sind diese Öle allerdings völlig ungefährlich.

Warnung für stillende Mütter: Während des Stillens können wundheilende ätherische Öle wie Rose und milchtreibende wie Jasmin äußerlich angewendet werden. Ansonsten sollten Sie zwei Stunden vor dem Stillen auf hohe Dosierungen jeglicher Essenzen in Massageölen, Bädern und Inhalationen verzichten.

Hautreizende Essenzen

Grundsätzlich wirken alle ätherischen Öle hautreizend, was bis zu einem gewissen Grade erwünscht ist, da dies ihre belebende und durchblutungsfördernde Wirkung auf die Haut bedingt. Die hautreizende Wirkung ist abhängig von der Dosierung und der Sensibilität der Haut. Die normale Konzentration von ätherischen Ölen für die Hautpflege beträgt 0,7 bis 1 Prozent. Dabei ist in der Regel keine Hautreizung zu erwarten. Falls Sie bei der Herstellung von Cremes, Körper-, Massage- und Badeölen diese Dosierung nicht überschreiten, gehen Sie sicher und brauchen sich um die nachfolgende Liste mit hautreizenden Essenzen nicht zu kümmern.

Ab Konzentrationen von mehr als ein Prozent wirken hautreizend: Angelikawurzel, Anis, Basilikum, Cajeput, Eukalyptus, Fenchel, Ingwer, Kampfer, Kardamom, Kiefernnadel, Koriander, Lemongras, Litsea cubeba, Limette, Mandarine, Melisse, Niaouli, Orange, Pfeffer, Pfefferminze, Spearmint, Tannen-

Die giftigsten ätherischen Öle sind Beifuß, Poleiminze und Thuja. Sie sollten prinzipiell nicht zum Kauf angeboten werden.
Auch bei normaler Haut ist Vorsicht bei der Anwendung bestimmter Öle im Sonnenlicht geboten.

zapfen, Tagetes, Verbena, Weißtanne, Zitrone und Zitronellgras. Es gibt aber auch Öle, die selbst bei geringer Dosierung zu stärkeren Hautreizungen führen. Zu ihnen gehören Bohnenkraut, Gewürznelke, Kümmel, Origanum, Zimtrinde, Zimtblätter und Thymian. Diese Essenzen sollten Sie im Badewasser und in den Massageölen am besten gänzlich meiden.

Vorsicht bei Sonne

Einige ätherische Öle können eine Überempfindlichkeit der Haut gegenüber ultraviolettem Sonnenlicht oder anderem Licht verursachen. Diesen Effekt nennt man phototoxisch. Er kann bereits bei einer Beimischung von mehr als 0,4 Prozent eines phototoxischen Öls in einem Trägeröl auftreten. Bei empfindlicher und besonders heller Haut sollten Sie auf diese Öle ganz verzichten oder vier Stunden lang nach der Anwendung direktes Sonnenlicht oder intensive ultraviolette Bestrahlung meiden.
Folgende Essenzen weisen eine photosensibilisierende Wirkung auf: Angelikawurzel, Johanniskraut, Karottensamen, Kreuzkümmel, Verbena, Petitgrain und alle Zitrusöle wie Bergamotte, Bitterorange, Blutorange, Orange, Zitrone, Limone, Mandarine und gepresste Limette. Ausnahmen bilden Grapefruit und destillierte Limette.

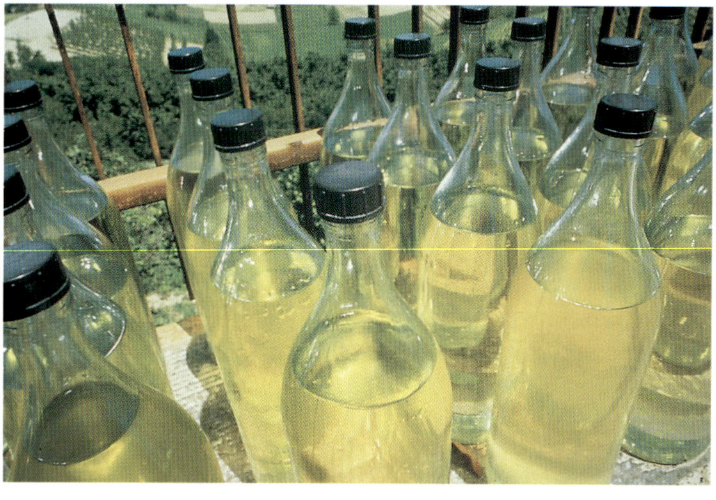

Die Wahl der ätherischen Öle sollten Sie unbedingt von Ihrem Hauttyp abhängig machen.

Die schönsten Rezepte für Körper und Seele

Mit duftenden Essenzen lassen sich die schönsten Kreationen zur Pflege von Gesicht, Körper und nicht zuletzt der Seele zaubern. Ätherische Öle sind untereinander gut kombinierbar, weil ihre Eigenschaften sich teilweise gegenseitig verstärken und ergänzen. Allerdings sollten die Düfte nicht nur in ihrer Wirkung, sondern auch in ihrer Duftnote zueinanderpassen. Im Alphabet der Aromapflanzen (Seite 44ff.) ist jeweils angegeben, welche Öle gut miteinander harmonieren. Eine weitere Grundregel: Mischen Sie höchstens drei bis vier Essenzen auf einmal, um optimale therapeutische Ergebnisse zu erzielen.
Wenn Sie bei einem Duft nicht sicher sind, ob er passt, sollten Sie sich vor allem von Ihrer Nase leiten lassen. Folgen Sie Ihrem Geruchssinn und Ihrer Intuition, dann liegen Sie genau richtig. Welche Öle Ihren Bedürfnissen bei bestimmten Krankheiten oder Wehwehchen entsprechen, entnehmen Sie bitte dem Kapitel »Beschwerden von A bis Z«, Seite 185ff.

Es gibt in der Aromatherapie einen wichtigen Grundsatz: Düfte, die man gerne riecht, werden einen auch heilen.

Gutes für Sie und Ihre Lieben

Kostbares Naturparfüm
Zutaten: 2 Tropfen Iriswurzel (1% in Weingeist), 2 Tropfen Rose, 1 Tropfen Jasmin und 4 Tropfen Sandelholz auf 10 ml Jojobaöl. 2 Wochen ziehen lassen, dann ist der Duft »reif«.

Jasmin – Königin der Nacht
Eine erotisierende Mischung für die Duftlampe, die Ihr Schlafzimmer in einen Liebestempel verzaubert.
Zutaten: 4 Tropfen Linaloeholz, je 2 Tropfen Jasmin und Rose.

Für weinende Babys
Ein Öl zur Bauchmassage, wenn Ihr Baby unter Koliken leidet.
Zutaten: 1 Tropfen römische Kamille und 1 Tropfen Fenchel auf 50 ml Mandelöl.
Sanft den Bauch im Uhrzeigersinn massieren.

Gute Luft
Für frischere, bessere Raumluft und zum tiefen Durchatmen.
Zutaten: 6 Tropfen Latschenkiefer, 2 Tropfen Zitrone, 2 Tropfen Eukalyptus.
In die Aromaschale der Duftlampe geben.

Wäscheduft
Ein frischer Duft für die Wäsche, der gleichzeitig vor Motten schützt.
Zutaten: 8 Tropfen Lavandinöl auf 2 EL Essig.
In den letzten Spülgang der Waschmaschine geben.

Für gebrochene Herzen
Ein wertvolles Rezept zur Heilung verletzter Gefühle: Diese Mischung weicht seelische Blockaden auf und läßt wieder Liebe fließen.
Zutaten: 2 Tropfen Iriswurzel (1% in Weingeist) und 3 Tropfen Rose
In die Duftlampe geben oder mit 2 EL Jojobaöl als Massageöl anwenden.

Bei Winterdepression
Wenn die dunklen Tage im Winter Sie müde und antriebslos machen, hilft Ihnen dieser Duft für die Aromalampe.
Zutaten: 3 Tropfen Orange süß, 2 Tropfen Verbena und 3 Tropfen Bergamotte.

Ob für den eigenen Gebrauch oder als schönes Geschenk – die Mühe, Rotöl in eigener Produktion herzustellen, lohnt sich garantiert. Tip: Sammeln Sie das Johanniskraut am besten während der Tage um die Sommersonnenwende.

Selbstgemachtes Rotöl
Rotöl ist kein ätherisches Johanniskrautöl, sondern eine Mazeration, ein Auszug aus den Blüten. In der Volksmedizin wird Rotöl zum Einreiben oder Einmassieren bei Muskel- und Nervenschmerzen, Durchblutungsstörungen, Krämpfen und Ischias eingesetzt. Es hat sich außerdem bei der Behandlung von Wunden bewährt. Rotöl hat zudem den Vorteil, dass es sehr lange haltbar ist, bis zu einem Jahr können Sie es unbedenklich verwenden.
Zutaten: 25 g Blütenblätter und 500 ml Olivenöl. Die Blüten zermörsern, mit dem Olivenöl in ein Glas geben und verschließen. 40 Tage lang an der Sonne stehen lassen. Danach filtern und in eine dunkle Flasche füllen.

Die schönsten Massageöle

Massage zum Aufwachen

Verwenden Sie dieses belebende Hautöl morgens nach dem Duschen: Es bringt Sie garantiert auf Trab, wenn Sie nicht in die Gänge kommen. Gut auch als Aromamassage für Menschen mit wenig Antriebskraft geeignet.

Zutaten: 6 Tropfen Rosmarin, 4 Tropfen Wacholder und 7 Tropfen Limette auf 100 ml Trägeröl.

Grundrezept für ein Hautöl: Sie können duftende Hautöle grundsätzlich in unterschiedlichen Mengenverhältnissen herstellen: 20–30 Tropfen ätherisches Öl auf 100 ml Trägeröl oder 4–6 Tropfen ätherisches Öl auf 20 ml Trägeröl oder 3–4 Tropfen auf 1 EL Trägeröl.

Entspannung nach einem langen Tag

Diese Mischung können Sie bei Stress, Nervosität, Schlafstörungen, Überaktivität und sogar bei emotionalen Blockaden verwenden. Am wirkungsvollsten ist sie am Abend oder am späteren Nachmittag.

Zutaten: 4 Tropfen Muskatellersalbei, 4 Tropfen Palmarosa, 3 Tropfen Rosengeranie und 2 Tropfen Ylang-Ylang auf 100 ml kaltgepresstes Pflanzenöl.

Zur Gesichtsmassage

Nach der Reinigung können Sie dieses Gesichtsöl mit sanften kreisenden Bewegungen einmassieren. Es entspannt und glättet das Gesicht, durchblutet die Haut und pflegt sie zugleich.

Zutaten: 3 Tropfen Neroli, 3 Tropfen Rosengeranie, 2 Tropfen Ylang-Ylang und 1 Tropfen Rose auf 100 ml Jojobaöl.

Ein Liebesgeschenk

Wenn Sie Ihren Partner verwöhnen wollen, laden Sie ihn zu einer Massage ein. Hier ist ein Rezept, das für Gefühle öffnet, die Stimmung hebt und die Sinnlichkeit weckt.

Zutaten: 3 Tropfen Jasmin, 3 Tropfen Rose, 6 Tropfen Sandelholz und 2 Tropfen Muskatellersalbei auf 100 ml Pflanzenöl.

Fitnessöl für Sportler

Dieses Öl eignet sich zur Massage vor und nach dem Sport. Es verbessert die Durchblutung, löst Verspannungen und kann sogar Muskelkater vorbeugen.

Zutaten: 7 Tropfen Wacholder, 5 Tropfen Rosmarin, 3 Tropfen Lavendel und 3 Tropfen Pfeffer auf 100 ml Pflanzenöl.

Rezepte für ganz bestimmte Zwecke

Gegen Spannungskopfschmerzen
Bei Kopfschmerz hat sich diese Duftmischung bewährt. Sie fördert die Durchblutung im Kopf und erfrischt den Geist.
Zutaten: 3 Tropfen Lavendel vera und 2 Tropfen Majoran auf 1 EL Mandelöl.
Massieren Sie damit sanft die Schläfen und den Nacken.

Duftlampe gegen Schnupfen
Ein Duft, der die ganze Nacht über für freies Durchatmen sorgt.
Zutaten: 5 Tropfen Pfefferminz, 3 Tropfen Manuka und 3 Tropfen Zitrone.

Inhalation für kranke Atemwege
Zutaten: 3 Tropfen Douglasia und 2 Tropfen Eukalyptus auf 1–2 l heißes Wasser.
Bereiten Sie die Mischung in einem großen Topf oder einer Schüssel zu. Beugen Sie sich darüber, decken Sie ein großes Handtuch über den Kopf, und atmen Sie die aufsteigenden Dämpfe tief ein und aus.

Zum Gurgeln bei Halsweh
Zutaten: Je 1 Tropfen Pfefferminze, Teebaum, Thymian und Lavendel auf 20 ml Propolistinktur.
2–3 Tropfen dieser Mischung in 1/2 Glas warmes Wasser geben und gurgeln, aber nicht schlucken.

Würziger Duft für die Sauna
Bereiten Sie am besten eine Grundmischung in einem größeren braunen Fläschchen zu, aus dem Sie dann jeweils 2 bis 3 Tropfen in die mit Wasser gefüllte Kelle zum Aufgießen geben.
Zutaten: Je 5 Tropfen Pfefferminze, Myrte, Zedernholz, Tannenzapfen und 10 Tropfen Bergamotte.

Wohlfühlmix für Kinder
Dieser Raumduft eignet sich für Kindergeburtstage ebenso wie als sanfte Einschlafhilfe.
Zutaten: Je 3 Tropfen Vanille, Orange und Honigessenz.

Duftende Pflege für jedes Haar
Mit ein wenig Übung können Sie sich Ihre Shampoos selber machen und dabei Ihre ganz persönliche Duftvorliebe nutzen. Dieses Haarwaschmittel wirkt gleichzeitig beruhigend und stimulierend. Zutaten: Je 1 Tropfen Bay, Zedernholz, Linaloeholz und Zitrone auf 50 ml flüssige Neutralseife. Die Mischung sollte kurz vor der Anwendung gut geschüttelt werden.

Haarspülung
Diese Mischung wirkt leicht aufhellend bei blondem Haar.
Zutaten: 5 Tropfen römische Kamille und 5 Tropfen Zitrone auf etwas Essig und 1 l warmes Wasser.
Die Haare nach dem Waschen damit übergießen.

Meersalzbad
Dieses Bad lindert rheumatische Beschwerden, Gicht und Muskelschmerzen.
Zutaten: 5 Tropfen Rosmarin, 3 Tropfen Wacholder, 3 Tropfen Fichtennadel und 2 Tropfen Lavendel auf 100–200 g Meersalz.
In das Badewasser (37–38 °C) geben, 15–20 Minuten baden und anschließend 20 Minuten nachruhen.

Menstruationskompresse
Dieser Umschlag lindert hervorragend Bauchkrämpfe während der Menstruation.
Zutaten: 2 Tropfen Schafgarbe und 3 Tropfen Muskatellersalbei auf 1/2 l warmes Wasser.
Ein Tuch mit der Mischung tränken, auswringen und 5–10 Minuten lang auf den Bauch legen.

Massageöl
Bei Krämpfen und Schmerzen während der Periode.
Zutaten: Je 5 Tropfen Schafgarbe, Majoran, Muskatellersalbei und 2 Tropfen Rose auf 50 ml Wildrosenöl.
Damit sanft den Bauch im Uhrzeigersinn massieren.

Fitmacher fürs Immunsystem
Diese Grundmischung zur Steigerung der Abwehrkräfte können Sie für die Duftlampe, zum Inhalieren und für ein Fußbad benutzen.
Zutaten: 20 Tropfen Teebaumöl, 20 Tropfen Zitrone, 5 Tropfen Angelikawurzel und 5 Tropfen Manuka.
Für die Duftlampe nehmen Sie 8 Tropfen, zum Inhalieren 4 Tropfen auf 1–2 l heißes Wasser. Für ein Fußbad benötigen Sie 8 Tropfen in etwas Sahne; die Mischung in die Fußwanne mit 38 °C heißem Wasser geben und nach 10 Minuten nochmals heißes Wasser nachgießen.

MASSAGEÖL
Diese Massagemixtur hilft bei rheumatischen Beschwerden, Gicht und Muskelschmerzen. Zutaten: 10 Tropfen Rosmarin, 4 Tropfen Ingwer, 6 Tropfen Kanuka, 4 Tropfen Angelikawurzel und 5 Tropfen Lavendel auf 50 ml Johanniskrautöl und 50 ml Sesamöl.

Ein wenig Sachwissen

Gewinnung der Aromastoffe

Schon seit mehreren Jahrtausenden nutzt der Mensch aromatische Essenzen. Vor allem im 16. und 17. Jahrhundert entwickelte man – vor allem in Italien und Südfrankreich – mehrere noch heute gebräuchliche Methoden, den Pflanzen ihre Aromastoffe zu entziehen.

Destillation

Die gebräuchlichste Methode zur Gewinnung ätherischer Öle ist die Wasserdampfdestillation. Bei diesem Verfahren wird Wasser erhitzt, bis Dampf entsteht. Sobald dieser einen bestimmten Druck erreicht, wird er in einen großen zylindrischen Bottich eingeleitet, in dem sich die Pflanzenteile befinden. Der heiße Wasserdampf entzieht den Pflanzen alle flüchtigen Duftstoffe und verbindet sich mit ihnen. Danach wird der heiße Dampfmix durch ein Rohrsystem mit einer Kühlschlange geleitet und abgekühlt. Durch Kondensation entsteht nun ein Gemisch aus Wasser und ätherischem Öl. Anschließend erfolgt die Trennung des Wasseranteils vom ätherischen Öl durch die sogenannte Florentinerflasche. Dabei wird das auf dem Wasser schwimmende ätherische Öl abgeschöpft.

Lieferanten von reichlich ätherischem Öl

- **Lippenblütler. Zu dieser Sorte zählen unter anderem Rosmarin, Majoran, Melisse, Minze, Origanum, Thymian, Salbei, Patschuli und Ysop.**
- **Rautengewächse. Hierzu gehören Weinraute und Zitrusfrüchte wie Bergamotte, Grapefruit, Limette, Mandarine, Orange, Petitgrain und Orangenblüte.**
- **Doldenblütler. Dies sind vor allem Gewürzpflanzen wie Anis, Angelika, Fenchel, Koriander, Kümmel, Karottensamen und Baldrian.**
- **Myrtengewächse. Die wichtigsten sind Cajeput, Eukalyptus, Teebaum, Niaouli, Gewürznelke, Muskat, Myrte.**
- **Nadelhölzer. Nennenswert sind vor allem Kiefer, Fichte, Tanne, Wacholder, Zedernholz und Zypresse.**
- **Gräser. Zu den Hauptsorten gehören Lemongras, Litsea cubeba, Zitronellgras und Vetiver.**

Kaltpressung

Bei Zitrusfrüchten befindet sich das ätherische Öl in den kleinen Poren der Schale. Zur Gewinnung der Aromen werden die Fruchtschalen kaltgepresst, zentrifugiert und anschließend gefiltert. Es findet also keine Wärmebehandlung statt. Auf diese Weise erhält man die Essenzen von Zitrone, Orange, Blutorange, Bitterorange, Mandarine, Tangerine, Bergamotte und Grapefruit. Das ätherische Öl dieser Früchte ist durch diese einfache Gewinnung besonders naturgetreu und außerdem durch das hohe Angebot sehr preiswert. Allerdings haben die meisten Zitrusöle eine vergleichsweise kurze Haltbarkeit. Vorsicht ist bei der Anwendung auf der Haut geboten: In hohen Dosierungen können Essenzen aus Zitrusfrüchten phototoxische Eigenschaften hervorrufen (Seite 24).

Wenn Sie Wert auf länger haltbare Zitrusöle legen: Inzwischen gibt es im Handel auch destillierte Zitrusöle wie Limette dest. und Mandarine dest.

Lösungsmittelextraktion

Manche Pflanzen eignen sich nicht zur Destillation, weil sie zu hitzeempfindlich sind oder weil der Ertrag zu gering wäre. Die ätherischen Öle dieser Pflanzen werden deshalb durch Extraktion mit Lösungsmitteln gewonnen. Dabei werden die Duftstoffe aus den Pflanzen mit geeigneten Lösungsmitteln wie Hexan, Alkohol oder Methanol gelöst. Die Pflanzen werden mit dem Lösungsmittel übergossen und danach erfolgt die Trennung durch Destillation bei bestimmten Temperaturen. Die bei diesem Prozess gewonnene Substanz trägt die Bezeichnung Concrete. Ein sogenanntes Absolue entsteht, wenn das Concrete in Alkohol gelöst, doppelt filtriert und doppelt konzentriert wird. Dadurch werden die Lösungsmittel und die meisten Wachse entfernt. Diese Methode wird häufig bei Narzisse, Tuberose, Jasmin und auch Rose angewendet.

Da Absolues Spuren von Rückständen des Lösungsmittels enthalten können, darf man sie nie innerlich anwenden. Äußere Anwendungen sind hingegen problemlos, da die Menge der Rückstände verschwindend gering ist. Da ätherische Öle in Form von Absolues sehr duftintensiv sind, benötigt man nur sehr geringe Mengen. Vom Jasminabsolue beispielsweise genügen ein bis zwei Tropfen für eine Ganzkörpermassage. Wenn Alkohol als Lösungsmittel eingesetzt wurde, sind die Rückstände ohnehin unbedenklich.

Resinoide sind ätherische Harze, die durch Extraktion mit Lösungsmitteln entstehen. Durch Destillation wird das Lösungsmittel entfernt. Wird ein Resinoid zu fest, kann es im Wasserbad (bis zu 30 °C) wieder verflüssigt werden. Weil Resinoide zähflüssig sind, werden sie häufig in Alkohol gelöst angeboten.

Enfleurage

Die älteste Methode zur Gewinnung ätherischer Öle ist die sogenannte Enfleurage. Bei dieser aufwendigen und sehr schonenden Extraktionsmethode werden frische Blüten eine Zeitlang auf eine Fettschicht (Rindertalg oder Schweinefett) gelegt.

Im Anschluß daran entzieht man der blütengetränkten Fettmasse mit Alkohol das ätherische Öl. Durch das nachfolgende Abdampfen des Alkohols erhält man schließlich das kostbare Absolue.

Kohlendioxidextraktion

Mit diesem neuen, jedoch sehr aufwendigen Verfahren kann man temperaturempfindliche natürliche Duftstoffe gewinnen. Die Extraktion wird mit flüssigem CO_2 bei sehr niedrigen Temperaturen (31 bis 33 °C) und extrem hohem Druck durchgeführt. Die so gewonnenen Öle sind sehr voll und rund im Duft, aber sehr teuer.

Wie erkennt man gutes ätherisches Öl?

Wenn Sie gute Heilwirkungen auf Körper, Geist und Seele erreichen wollen, dürfen Sie nur hundertprozentig naturreine Öle verwenden. Dass es jedoch bei den Essenzen große Qualitätsunterschiede gibt, zeigt sich bereits an den enormen Preisunterschieden. Wenn Sie an Ihren Aromen wirklich Freude haben wollen, lohnt es sich also, genau hinzuschauen. Hier ein paar wichtige Hinweise dazu.

Kleine Begriffskunde

Der Begriff »naturrein« gilt als rechtlich verbindlich und bedeutet soviel wie unverfälscht. Steht dieser Begriff auf Ihrem Aromafläschchen, bedeutet dies: Das ätherische Öl wurde nicht durch Auszüge oder Beimengungen verändert, sondern so belassen, wie es die Pflanze uns schenkt.

Die Bezeichnung »natürlich« auf dem Etikett ist nicht ausreichend, da hier trotzdem andere ätherische Öle untergemischt worden sein können.

Der Begriff »rein« bedeutet nur, dass es sich hierbei um ein reines Produkt handelt. Doch auch chemische Substanzen können völlig rein sein …

Synthetische Öle

Der Markt ist mit künstlich hergestellten ätherischen Ölen geradezu überschwemmt. Diese synthetischen Nachbildungen werden hauptsächlich bei der Herstellung von Kosmetika und Lebensmitteln verwendet oder als sogenannte Duft- oder Parfümöle angeboten. Es gibt sogar Duftrichtungen in ausschließlich synthetischer Form wie Erdbeere, grüner Apfel, Pfirsich, Flieder, Maiglöckchen, Lilie, Apfelblüte und Mandelblüte. Synthetische Duftöle sind zwar preiswert, ihr therapeutischer Wert ist jedoch gleich null. Von diesen Aromen können Sie garantiert keine Heilwirkung erwarten, im Gegenteil: Künstliche Duftstoffe stehen schon länger im Verdacht, Allergien zu begünstigen.

Anbau und Gewinnung entscheiden. Selbst bei naturreinen Aromaessenzen gibt es noch Qualitätsunterschiede. Die chemische Zusammensetzung ätherischer Öle einer Pflanze ist abhängig von der Sorte, der Erntezeit, der Bodenbeschaffenheit und den Kultivations- und Destillationsmethoden.

Gepantschte Öle

Häufig werden auch sogenannte natürliche ätherische Öle mit preiswerteren Substanzen verschnitten oder mit synthetischen Inhaltsstoffen angereichert. Wenn die Hauptbestandteile eines bestimmten Öles bekannt sind (z.B. Linalol, Cineol, Borneol, Citral oder Nerolidol), ist man inzwischen in der Lage, es aus preiswerteren Essenzen oder deren Komponenten zu rekonstruieren oder anzureichern. So wird Rose, eine der teuersten ätherischen Öle, oft von Geranie oder Zitronellgras imitiert oder damit angereichert. Auch Melisse ist in vielen Fällen mit Zitronellgras gestreckt, da echte Melisse sehr aufwendig zu gewinnen und damit teuer ist. Wenn Sie Wert auf wirklich echtes Rosen- oder Melissenöl legen, müssen Sie unbedingt auf die Deklaration »100 Prozent Melisse, naturrein« oder »100 Prozent Rose, naturrein« achten. Allerdings hat Qualität ihren Preis: Ein Milliliter Rosenöl kostet 15 bis 30 Euro.

Vorsicht Artenschutz

Leider gibt es auch ätherische Öle, die durch Raubbau an der Natur gewonnen werden. Der Rosenholzbaum aus dem brasilianischen Regenwald ist ein Beispiel dafür. Er ist bereits vom Aussterben bedroht. Aus diesem Grunde sollte man heute dieses Rosenholzöl nicht mehr kaufen, sondern auf ähnlich duftende Öle mit vergleichbaren Wirkungen ausweichen. Ein sehr guter Ersatz für Rosenholz sind Ho-Blätter aus China und Linaloeholz aus Mexiko.

Achten Sie stets darauf, dass die Essenz mit dem Zusatz »100 Prozent naturreines ätherisches Öl« gekennzeichnet ist.

Das sollte auf dem Etikett stehen

Um sicher zu gehen, dass Sie gute Ware kaufen, müssen Sie auf die vollständige Deklaration des ätherischen Öls achten. Nur wenn das Produkt ausführlich gekennzeichnet ist, können Sie davon ausgehen, gute Qualität in Händen zu haben. Auf dem Etikett einer einwandfreien Ware sind eine Vielzahl von unterschiedlichen Angaben entscheidend.

Orientierungshilfe beim Kauf

Die Angabe des Namens und der vollständigen botanischen (lateinischen) Bezeichnung ist ein unerlässliches Grundkriterium zur Definierung der Qualität eines ätherischen Öls. Sandelholz gibt es beispielsweise in verschiedenen Qualitäten. Hier ist die botanische Bezeichnung »Santalum album« wichtig, mit der das aus Ostindien stammende weiße Sandelholz gemeint ist. Es gibt auch Aromaessenzen aus rotem Sandelholz, die aber eine schlechtere Heilwirkung aufweisen.

- **Aus welchem Anbau stammt die Pflanze, aus konventionellem oder kontrolliert biologischem Anbau? Die Angabe »kbA, kontrolliert biologischer Anbau« bedeutet, dass auf synthetische Dünge- und Pflanzenschutzmittel verzichtet wurde. Die Anwendung von kbA-Produkten ist vor allem für den Gebrauch am Körper zu empfehlen, etwa für Massageöle und Inhalationen.**
- **Das Gewinnungsverfahren sollte stets auf dem Etikett einer einwandfreien Ware vermerkt sein. Denn je nach Herstellart variiert die Qualität der Ware. Deshalb immer darauf auchten: Wurde das ätherische Öl durch Wasserdampfdestillation, Kaltpressung oder Extraktion gewonnen?**
- **Um Verwechslungen mit Arzneimitteln vorzubeugen, werden ätherische Öle von guten Herstellern stets mit dem Vermerk »Zur Raumbeduftung« angeboten. Dieser Hinweis ist nötig, da eine unsachgemäße Anwendung ätherischer Öle Gefahren birgt (Seite 22ff.).**
- **Hersteller, die qualitativ hochwertiges Öl anbieten, liefern auf dem Etikett zusätzlich allgemeine Sicherheitshinweise, um mögliche Gesundheitsschädigungen bei falscher Anwendung oder Gefahren bei unsachgemäßer Lagerung auszuschließen.**

Haltbarkeit und Lagerung ätherischer Öle

Damit Sie an Ihren Essenzen lange Freude haben, sollten Sie die folgenden Hinweise berücksichtigen.

- Bewahren Sie Ihre ätherischen Öle in dunklen, fest verschlossenen Glasflaschen auf und schützen Sie sie vor längerer Hitzeeinwirkung und vor Licht.
- Die meisten Aromaessenzen bleiben fünf bis zehn Jahre, manche sogar bis zu 20 Jahre benutzbar. Gute Holzöle und Patschuli und Vetiver sowie Blütenöle wie Rose oder Gewürzöle wie Zimt und Nelke halten besonders lange. Absolues halten sich etwa fünf Jahre.
- Zitrusöle sind am empfindlichsten gegenüber Licht, Luft und Hitze und altern relativ schnell. Sie bleiben nur 12 bis 18 Monate haltbar. Lagern Sie diese Öle kühl und dunkel.
- Destillierte Zitrusschalenöle wie Limette dest. haben eine Haltbarkeitsdauer von etwa zwei Jahren.
- Destillierte Nadelholzöle wie Fichtennadeln, Tannennadeln, Wacholder und destillierte Grasöle wie Lemongras haben eine mittlere Haltbarkeit von drei Jahren.
- Eine milchige Trübung des ätherischen Öls ist ein Zeichen von Alterung. Verwenden Sie solche Essenzen auf keinen Fall mehr auf der Haut, da sie Reizungen hervorrufen können.
- Bewahren Sie ätherische Öle kindersicher auf. Die meisten Unfälle werden durch Kinder unter sechs Jahren verursacht, die von den Essenzen getrunken oder sie in die Augen bekommen haben.
- Achten Sie darauf, dass die Aromafläschchen nicht in die Nähe von offenem Feuer kommen, denn die Pflanzenessenzen sind sehr leicht entflammbar.
- Ätherische Öle dürfen nicht geschluckt werden (z.B. beim Gurgeln), denn sie sind stark schleimhautreizend.
- Vor der inneren Anwendung von Pflanzenessenzen wird gewarnt (Seite 17), denn Sie können durch ihre hohe Konzentration narkotisch oder organschädigend wirken. Nur Ärzte oder Heilpraktiker dürfen eine Einnahme verordnen.
- Ätherische Öle sollten grundsätzlich nicht unverdünnt auf Haut oder Schleimhaut aufgetragen werden, weil sie teilweise stark hautreizend sind (Seite 23f.). Einzige Ausnahmen von dieser Regel sind Lavendel-, Sandelholz- und Teebaumöl.

Je schwerer ein ätherisches Öl ist und je mehr harzige Bestandteile es enthält, desto länger kann man es benutzen. Bei bestimmten Essenzen wie Sandelholz, Weihrauch und Patschuli gibt es sogar Reifungserscheinungen wie bei gutem Wein: Mit zunehmendem Alter werden sie voller und besser im Geruch.

Aromen, Sterne, Elemente und Chakren

In der Natur sind alle Dinge miteinander verbunden und entsprechen einander. Das gilt auch für die verschiedenen Heilweisen und Lehren: Die Astrologie findet Parallelen in der Pflanzenheilkunde, die Farbenlehre kann sich auf die verschiedenen Chakren und die Elementenlehre auf die Astrologie beziehen. Auch die Pflanzen und ihre ätherischen Öle haben bestimmte Verbindungen zu Farben, Planeten, Elementen, Sternzeichen und Chakren, die ihre Eigenschaften unterstützen oder ergänzen.

Im Abc der 100 Aromapflanzen finden Sie in den Randbemerkungen bei jeder Pflanze die jeweiligen Zuordnungen zu Elementen, Sternzeichen und Chakren. Das soll Ihnen dabei helfen, das ätherische Öl zu finden, das genau auf Ihre Bedürfnisse zugeschnitten ist und zu Ihnen passt.

Düfte und Sternzeichen

Pflanzendüfte können die Eigenschaften eines bestimmten Sternzeichens unterstützen, hervorheben oder ergänzen. Die unterstützenden Öle heben die positiven Wesensarten hervor, die ergänzenden Essenzen gleichen negative Tendenzen aus oder ergänzen fehlende Qualitäten.

Essenzen und ihr astrologisches Pendant

Sternzeichen	Element	Unterstützende Öle	Ergänzende Öle
Widder	Feuer	Rosmarin, Pfeffer, Limette, Gewürznelke	Rose, Geranie
Stier	Erde	Patschuli, Ylang-Ylang, Jasmin, Sandelholz	Zitrone, Lavendel
Zwilling	Luft	Minze, Zitrone, Muskatellersalbei, Verbena	Sandelholz, Narde
Krebs	Wasser	Iris, Jasmin, Tonka, Geranie	Ingwer, Zedernholz
Löwe	Feuer	Gewürznelke, Neroli, Blutorange, Ingwer	Cistrose, Olibanum
Jungfrau	Erde	Lavendel, Myrte, Minze, Olibanum	Jasmin, Bergamotte
Waage	Luft	Rose, Magnolie, Veilchen, Neroli	Sandelholz, Zypresse
Skorpion	Wasser	Jasmin, Immortelle, Ylang-Ylang, Cistrose	Rose, Tanne
Schütze	Feuer	Myrrhe, Ingwer, Grapefruit, Jasmin	Kamille, Vetiver
Steinbock	Erde	Zedernholz, Angelikawurzel, Labdanum, Zypresse	Mimose, Ylang-Ylang
Wassermann	Luft	Verbena, Zitrone, Kiefernnadel	Geranie, Sandelholz
Fische	Wasser	Immortelle, Elemi, Jasmin	Wacholder, Zitrone, Muskat

Düfte und Elemente

Aromapflanzen und Essenzen können aufgrund ihrer spezifischen Eigenschaften den vier Elementen zugeordnet werden.

Feuer

Dieses Element steht für Vitalität. Seine Schattenseite: Zuviel Feuer kann zu Überaktivität und Aggression führen. Diese negativen Eigenschaften gleichen Sie aus, wenn Sie zu Pflanzenessenzen greifen, die dem Wasser zugeordnet werden. Sternzeichen, die dem Element Feuer entsprechen, sind Widder, Löwe, Schütze.

Das Element Feuer fördert Aktivität, Lebenskraft und Durchsetzungsvermögen und verleiht Selbstbewusstsein und Mut.

Entsprechende Aromapflanzen		
Basilikum	**Ingwer**	**Nelke**
Blutorange	**Kampfer**	**Olibanum**
Estragon	**Kardamom**	**Pfeffer**
Eukalyptus	**Koriander**	**Thymian**
Gewürznelke	**Myrrhe**	**Zimt**

Wasser

Das nasse Element hilft, Gefühle zuzulassen und zu genießen. Zu viel Wasser kann zu stark emotionalisieren. Durch Essenzen, die dem Element Feuer zugeordnet werden, gleichen Sie übermäßig gefühlsbetonte Stimmungen aus. Sternzeichen, die dem Wasser zugeordnet werden, sind Krebs, Skorpion und Fische.

Das Element Wasser unterstützt das Vertrauen in die Intuition, öffnet für Hilfsbereitschaft, Mitgefühl und Liebe.

Entsprechende Aromapflanzen		
Anis	**Jasmin**	**Orange**
Cistrose	**Kamille**	**Rose**
Clementine	**Linaloeholz**	**Sandelholz**
Douglasia	**Majoran**	**Vanille**
Fenchel	**Mimose**	**Veilchenblätter**
Geranium	**Narzisse**	**Ylang-Ylang**

Erde

Dieses Element bedeutet, festen Boden unter den Füßen zu haben. Erde steht für Realitätsbewusstsein, Einsatzbereitschaft, Ordnung und Verantwortung. Pflanzen mit dem Element Erde holen Menschen des Luftzeichens zurück auf den Boden der Tatsachen. Negative Eigenschaften des Elements Erde: Ein Zuviel kann zu materialistisch machen. Einen Ausgleich schaffen Sie mit Essenzen des Elements Luft. Erdzeichen sind Stier, Jungfrau und Steinbock.

Die Zitrone mit ihrem hellen, frischen Duft wird dem Element Luft zugeordnet, Rosmarin wegen seiner aktivierenden Kraft dem Feuer, Vetiver aufgrund seiner stabilisierenden Wirkung der Erde und Geranie wegen seines Einflusses auf die Gefühlswelt dem Wasser

Entsprechende Aromapflanzen

Angelika	**Linaloehoz**	**Sandelholz**
Cistrose	**Muskatnuss**	**Siamholz**
Eichenmoos	**Myrrhe**	**Tolubalsam**
Elemi	**Narde**	**Tonka**
Immortelle	**Olibanum**	**Zedernholz**
Iriswurzel	**Oregano**	**Zirbelkiefer**
Karotte	**Patschuli**	**Zypresse**

Luft

Dieses Element steht für Inspiration, kreatives Denken, Visionen, Leichtigkeit und spontane Ideen. Es bedeutet Offenheit und spielerische Beweglichkeit. Seine Schattenseite: Zu viel Luft verführt dazu, Luftschlösser zu bauen und die Realität zu vergessen. Ausgleichend wirken Pflanzen des Elements Erde. Luftzeichen sind Zwilling, Waage und Wassermann.

Entsprechende Aromapflanzen

Bergamotte	**Lemongras**	**Niaouli**
Cajeput	**Limette**	**Orange**
Douglasia	**Litsea cubeba**	**Salbei**
Eukalyptus	**Lorbeer**	**Tanne**
Fichte	**Melisse**	**Teebaum**
Grapefruit	**Minze**	**Wacholder**
Latschenkiefer	**Nelke**	**Zitrone**

Weitere Aromapflanzen, die einen Bezug zum Element Luft haben: Kiefer, Lavendel vera, Muskatellersalbei, Myrte, Ysop und Elemi.

Düfte und Chakren

Chakraöle gibt es fertig gemischt zu kaufen, man kann sich aber auch selbst entsprechende Öle herstellen. Bei der Auswahl der Essenzen sollten Sie wissen, dass viele ätherische Öle auf mehrere Chakren wirken: Rose wirkt beispielsweise gleichzeitig auf das Herz-, Bauch- und das Scheitelchakra, Sandelholz auf das Bauch- und das Scheitelchakra.

Chakren sind Kraftzentren, die sich im Energiefeld des Menschen (der Aura) entlang der Wirbelsäule befinden. Sie gelten als die Tore der Kraft. Man kann sie sich vorstellen als Energiewirbel, in denen sich der durch die Meridiane strömende Energiefluss verdichtet. Chakren empfangen kosmische Energie und verwandeln und verteilen diese in die verschiedenen Körperteile und Organe. Sie tragen damit ganz entscheidend zur Harmonisierung der Lebensenergie bei. Jedes Chakra hat seinen eigenen Schwingungsbereich. Nur wenn alle sieben Energiezentren gleichmäßig schwingen, ist ein Mensch im harmonischen Gleichgewicht und damit gesund.

Chakramassage

Wenn Sie Ihre Chakren harmonisieren wollen, ist die Chakramassage eine gute Methode. Diese Massage sollten Sie in entspannter, meditativer Stimmung machen. Sie werden erstaunt sein, wie sehr sich Ihr seelisches Befinden stabilisieren wird. Mit den entsprechenden Pflanzenessenzen können Sie den Effekt der Massage verstärken. Grundsätzlich wichtig ist, dass Sie intuitiv vorgehen.

Eine Bauchchakramassage könnte z.B. damit beginnen, dass Sie sich an einem ruhigen, vertrauten Ort entspannt hinlegen, sanfte Musik hören. Beginnen Sie mit der Massage, indem Sie ihren Bauch mit ein paar Tropfen des Bauchchakraöls (Seite 41) mit leichten, kreisenden Bewegungen im Uhrzeigersinn einreiben. Schließen Sie nun die Augen, und lenken Sie Ihre Aufmerksamkeit in den Unterbauch. Ihre Hände können dabei sanft auf dem Bauch liegen. Benutzen Sie den Atem, um ihr Bewusstsein ganz in den Bauchbereich zu bringen. Sie müssen nichts anderes tun als entspannt dazuliegen sowie den Atem frei und ruhig fließen zu lassen. Nehmen Sie aufkommende Empfindungen und Gefühle einfach wahr ohne sie zu werten, und lassen Sie Spannungen durch bewusst betontes Ausatmen los. Chakramassagen eignen sich auch gut für eine Selbst- oder Partnermassage. Bei einer Partnermassage legen Sie zunächst die Hand auf die Stelle des ausgewählten Chakras. Konzentrieren Sie sich ganz auf Ihre Empfindungen – ob Sie nun angenehm, warm, stark, pulsierend oder unangenehm, kühl, schwach und leblos sind. Massieren Sie nun mit fünf bis zehn Tropfen des betreffenden Chakraöls die Gegend um das jeweilige Chakra mit sanften, kreisenden Bewegungen. Nach 10 bis 15 Minuten können Sie nochmals versuchen, mit der Hand an der entsprechenden Stelle Ihre Gefühle und inneren Schwingungen wahrzunehmen und zu spüren, ob sich etwas verändert hat. Diese Erfahrungen können Sie später mit Ihrem Partner teilen, indem Sie sich gegenseitig mit dem Chakraöl massieren.

Die sieben Chakren

Die folgende Übersicht benennt die Zuordnungen der Energiezentren zu Farben, Steinen, ätherischen Ölen, ihre Lage und Funktion.

Wenn Sie sich nicht sicher sind, welche Öle Sie für ein Chakra mischen sollen, bleiben Sie am besten bei einer einzigen Essenz, die Sie wie folgt verdünnen: 1–5 Tropfen Essenz (je nach Duftintensität, bei Sandelholz können Sie bis zu 10 Tropfen nehmen) auf 10 ml Jojobaöl.

Basischakra (Erstes Chakra)

Wurzelzentrum

- *Farbe:* rot
- *Stein:* Granat
- *Ätherische Öle:* Angelikawurzel, Eichenmoos, Immortelle, Narde, Patschuli, Vetiver, Zypresse
- *Lage:* am unteren Ende der Wirbelsäule, Steißbein, Damm
- *Funktion:* Verbindung zur Erde, Urvertrauen, Stabilität, Wurzel für die Selbsterhaltung, Kraftquelle für alle Aktivitäten, Zentrum der Energieversorgung für den Organismus

Bauchchakra (Zweites Chakra)

Sexzentrum

- *Farbe:* orange
- *Stein:* Karneol
- *Ätherische Öle:* Jasmin, Ho-Blätter, Blutorange, Rose, Kardamom, Sandelholz, Tonka,Vetiver, Ylang-Ylang
- *Lage:* etwa drei Zentimeter unterhalb des Bauchnabels
- *Funktion:* Zentrum unmittelbarer, frei fließender Emotionen, der Sinnlichkeit und sexuellen Energie, Verteilstelle vitaler Energien, Sitz der schöpferischen Kräfte, der Begeisterung und des Staunens

Die Zuordnungen von ätherischen Ölen zu bestimmten Sternzeichen, aber auch zu den entsprechenden Elementen und Chakren werden erst seit einigen Jahren erforscht. Sie werden von Aromatherapeuten, Astrologen, Fachkreisen und Autoren derzeit noch diskutiert und können deshalb nicht als absolut gültig betrachtet werden.

Solarplexuschakra (Drittes Chakra)
Sonnengeflecht
- *Farbe:* gelb, goldgelb
- *Stein:* Citrin
- *Ätherische Öle:* Rosmarin, Pfeffer, Gewürznelke, Kampfer, Estragon, Koriander, Lavendel, Muskatellersalbei, Myrrhe, Oregano, Thymian, Zimt, Zitrone
- *Lage:* am Solarplexus in der Magengrube
- *Funktion:* Umwandlung grobstofflicher Energie ins Feinstoffliche, Verarbeitung vitaler Impulse, Stimmungslagen und Gefühle, Aktivierung von intellektuellem Verstehen, Steuerung von Beziehungen und Verbindungen, Sitz der persönlichen Kraft, des Selbstvertrauens, Entstehung von Zufriedenheit

Herzchakra (Viertes Chakra)
Herzzentrum
- *Farbe:* grün
- *Stein:* Aventurin
- *Ätherische Öle:* Cistrose, Douglasia, Geranium, Iriswurzel, Magnolienblüte, Melisse, Mimose, Narzisse, Neroli, Rose, Rosengeranie, Tuberose
- *Lage:* Herzgegend, in der Mitte des Brustkorbs
- *Funktion:* Quelle der Heilung, Umwandlung vitaler Gefühle in Mitgefühl und Liebe, Entwicklung von Selbstliebe und Akzeptanz, Entfaltung des Sinnes für Schönheit und Harmonie, Steuerung der Emotionen, Regulation des Immunsystems

Kehlchakra (Fünftes Chakra)
Kehlkopfzentrum
- *Farbe:* hellblau
- *Stein:* Aquamarin
- *Ätherische Öle:* Cajeput, Eukalyptus, Niaouli, Myrte, Ravensara, Grapefruit, Fenchel, Salbei, Ysop

Lage: an der Kehle
- *Funktion:* Verbindung der körperlichen und seelischen mit den geistigen Zentren, Verteilung der kreativen Energien, Steuerung des individuellen Ausdrucks und der Kommunikation, Transformation von Angst, Entstehung von Freude, Quelle von innerer Weite, Ruhe und Inspiration

Stirnchakra (Sechstes Chakra)
Drittes Auge
- *Farbe:* indigoblau
- *Stein:* Lapislazuli
- *Ätherische Öle:* Anis, Eukalyptus citriodora, Kamille blau, Limette, Zitronellgras, Lorbeer, Melisse, Minze, Muskatellersalbei, Myrte, Verbena, Wacholder
- *Lage:* Stirnmitte zwischen den Augenbrauen
- *Funktion:* Sitz von intuitivem und rationellem Denken sowie ganzheitlicher Erkenntnis, Ausstrahlung und Steuerung geistiger Energien, Manifestation durch Gedankenkraft, Erinnerungsvermögen, Visionen und Hellsehen

Jedem Chakra ist ein bestimmter Persönlichkeits- bzw. Tätigkeitsbereich des Menschen zugeordnet. Besondere Bedeutung kommt – vor allem in unserem westlichen Kulturkreis – dem Stirnchakra zu. Wenn hier die Energie frei fließen kann, arbeitet der Verstand klar, und man erkennt die Welt, wie sie ist.

Scheitelchakra (Siebtes Chakra)
Kronenzentrum
- *Farbe:* lila
- *Stein:* Amethyst
- *Ätherische Öle:* Lavendel vera, Minze, Myrrhe, Narde, Sandelholz, Veilchenblätter, Elemi, Rose, Agarholz, Johanniskraut, Olibanum, Ysop
- *Lage:* am obersten Punkt des Kopfes
- *Funktion:* Öffnung des Menschen zum Kosmos, Erfahrung der geistigen und spirituellen Welt, Bewusstwerdung der All-Einheit, Hingabe, Vereinigung, Vollendung

Chakren und Öle auf einen Blick

• **Wurzelchakra:**	**Patschuli, Vetiver**
• **Bauchchakra:**	**Sandelholz, Ylang-Ylang**
• **Solarplexuschakra:**	**Lavendel (beruhigend), Rosmarin (anregend und bei mangelndem Selbstbewusstsein)**
• **Herzchakra:**	**Rose oder Geranium (für Herz und Gefühl), Melisse (beruhigend)**
• **Kehlchakra:**	**Salbei, Myrte**
• **Stirnchakra:**	**Nana-Minze**
• **Scheitelchakra:**	**Olibanum (klärende Energie), Jasmin (fördert die Hingabe)**

Aroma-pflanzen von A bis Z

Gegen jede Beschwerde ist ein Kraut gewachsen – dies gilt vor allem in der Aromatherapie. Viele Pflanzen helfen nicht nur bei kleinen Wehwehchen oder ernsthaften Beschwerden, sondern sind auch altbewährte Schönheitsmittel. Sogar als Liebestropfen in anregenden Bädern oder Massagen haben so manche Essenzen eine lange Tradition aufzuweisen. Ob als Muntermacher oder Seelentröster, auch für die psychische Gesundheit spielen ätherische Öle eine große Rolle. Und auf spiritueller Ebene gelten die Extrakte als Garant für innere Harmonie und Ausgeglichenheit. Gehen Sie immer Ihrer Nase nach und finden Sie die Pflanze, die zu Ihnen passt, denn die Devise lautet: Erlaubt (und hilfreich) ist, was gut duftet!

Agarholz

Aquilaria agallocha

Weitere Namen: Aloe, Oud

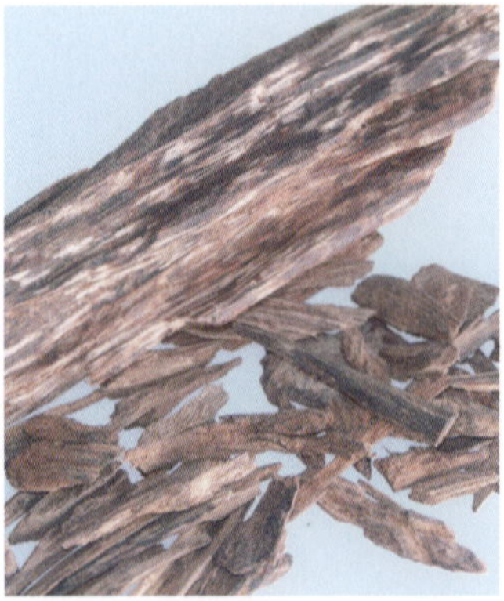

Der Duft des Agarholzes wirkt regulierend und entspannend auf den Organismus.

- **Vorkommen** Agarholz wächst in Indien, Burma, Laos, Kambodscha und Vietnam.
- **Duftrichtung** dunkel, holzig, balsamisch, würzig, rauchig

Wissenwertes

Das ätherische Öl der von einem bestimmten Pilz befallenen Holzart wird vor allem in der Sufi-Heilkunst sowie in der tibetanischen Medizin verwendet und besitzt eine magisch-mystische Ausstrahlung.

Heilwirkung auf Körper und Seele

Die Essenz des Agarholz wirkt ausgleichend auf alle Organe, besonders auf das Herz. Zudem beruhigt es das Nervensystem, die Sinnesorgane und das Gehirn. Es kann festgefahrene geistig-seelische Prozesse wieder in Gang bringen und lädt dazu ein, den Blick nach innen zu richten. Das Öl unterstützt bei Entspannungsübungen, Phantasiereisen und Meditationen.

AFFIRMATION

Ich bin ganz ruhig und entspannt. Ich mache mich leer, um meine innere Stille zu spüren.

Harmonie mit anderen Düften

Agarholz ist eine Basisnote. Es passt gut zu Sandel-, Zedern- und Linaloeholz sowie zu Ysop, Geranie, Rose und Muskatnuss.

Anwendung der Essenz

Anwendungsformen und Zubereitung

- **Badeöl** Die beste Vorbereitung für einen ruhigen, meditativen Abend ist ein entspannendes Bad mit Aromaölen, die Nerven und Sinne beruhigen.
Zutaten: 4 Tropfen Agarholz, 4 Tropfen Sandelholz und 3 Tropfen Geranie auf 1/2 Becher Sahne.
- **Duftlampe** Eine wunderbare Mischung für Meditationen.
Zutaten: 4 Tropfen Agarholz, je 3 Tropfen Elemi oder Ysop.

CHAKRA

Agarholz wirkt auf das Wurzel- und auf das Kronenchakra. Die damit verbundenen Lebensthemen heißen Erdung, Spiritualität und Sexualität.

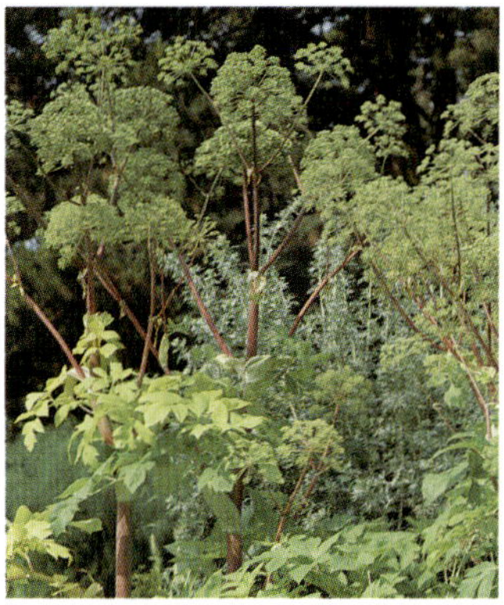

Angelikawurzel

Angelica archangelica

Weitere Namen: Engelwurz, Erzengelwurz, Geistwurz, Heiligenbitter

- **Vorkommen** Hauptanbaugebiete der Angelika sind Ungarn und Frankreich. Wild wächst sie in ganz Europa auf Wiesen und an Flußufern.
- **Duftrichtung** erdig, würzig, leicht pfeffrig

Neben vielen anderen Eigenschaften wirken sich die Inhaltsstoffe der Angelikawurzel positiv auf Magen und Darm aus.

Wissenswertes

Die heilkräftige Angelikawurzel wurde uns angeblich von einem Engel (lat.: angelus) geschenkt. Schon im Mittelalter kannte man ihre stärkenden Kräfte und schützte sich damit sogar vor der Pest.

Heilwirkung auf den Körper

Angelika durchwärmt den Körper und stärkt durch ihre antibakteriellen Inhaltsstoffe die Abwehr bei Ansteckungsgefahr oder während der Rekonvaleszenz. Aufgrund ihrer mild schleimlösenden und schmerzlindernden Wirkung empfiehlt sie sich bei Erkältungen sowie bei Rheuma, Muskelkater und Nervenschmerzen.

AFFIRMATION

Ich bin voller Mut, Kraft und Ausdauer.

Heilwirkung auf die Seele

Angelikawurzelessenz kräftigt und macht Mut bei Angst und seelischer Instabilität sowie bei Depressionen, denn ihr Duft verhilft zu innerer Standfestigkeit. Sie fördert das Realitätsbewusstsein, beruhigt und stabilisiert bei Stress und Überforderung. Zusammen mit anderen Ölen wirkt sie auch anregend auf das Sexualleben.

Harmonie mit anderen Düften

Angelika verträgt sich gut mit Bergamotte, Grapefruit, Lemongras, Limette, Muskatellersalbei, Meer- und Zirbelkiefer, Wacholderbeere. Teebaumöl unterstützt seine Wirkung noch.

Anwendung der Essenz

Echtes Angelikawurzelöl ist teuer. Hinter der überraschend preiswerten Variante mit der Bezeichnung »Angelika« verbirgt sich meist das Öl des Angelikasamens. Es ist jedoch in Duft und Heilwirkung schwächer als die Wurzelessenz.

Anwendungsformen und Zubereitung

- **Duftlampe** Bei nervösen Verspannungen, Angstzuständen, Depression und Unentschlossenheit sowie während winterlicher Grippezeiten in Räumen, in denen viele Menschen zusammenkommen.
Zutaten: 4 Tropfen Angelikawurzel und 4 Tropfen Bergamotte.
Ein geeigneter Raumduft ist Angelikaessenz auch für Menschen, die in einer seelischen Krise stecken und den Boden unter den Füßen verloren haben
Zutaten: 4 Tropfen Angelikawurzel, 3 Tropfen Douglasia.
- **Riechöl** Wenn Sie sich körperlich oder seelisch schwach fühlen oder unter Reiseübelkeit leiden, geben Sie ein bis zwei Tropfen der unverdünnten Essenz entweder auf ein Taschentuch oder verreiben sie zwischen den Händen und inhalieren den Duft. Die stärkende Wirkung tritt sofort ein.
- **Inhalation** Angelikaessenz ist ein altbewährtes Heilmittel bei Stirnhöhlenerkrankungen, Schnupfen und Katarrhen.
Zutaten: 3 Tropfen Angelikawurzel und 2 Tropfen Cajeput auf eine Schüssel mit heißem Wasser geben.
- **Badezusatz** Mischung für ein sehr heilsames Vollbad bei Erschöpfung und drohender Erkältungsgefahr.
Zutaten: 4 Tropfen Angelikawurzel, 3 Tropfen Zitrone und 2 Tropfen Ingwer auf 1/2 Becher Sahne oder Milch.
- **Salbe und Massageöl** Zum Einreiben der Brust bei Erkältungen und zur Massage bei rheumatischen Beschwerden.
Zutaten: 4–5 Tropfen auf 20 ml Salbengrundlage oder 1 EL Jojobaöl.

Vorsicht bei Sonne

Nach einer Einreibung oder Massage mit Angelikawurzelöl oder -salbe sollten Sie sich nicht der Sonne aussetzen, denn die Essenz erhöht die Lichtempfindlichkeit der Haut.

Element und Sternzeichen

Die Angelikawurzel wird dem Element Erde und dem Sternzeichen Steinbock zugeordnet. Ihre Energie unterstützt die positiven Eigenschaften dieses Tierkreiszeichens: Erdverbundenheit, Zähigkeit und Durchhaltevermögen.

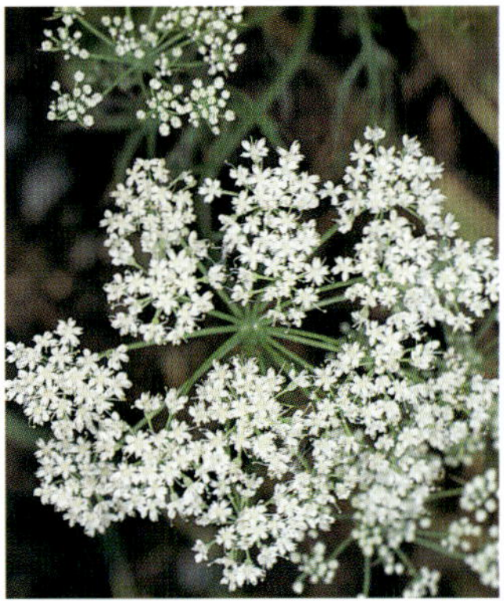

Anis enthält vorwiegend schleimlösende und entkrampfende Wirkstoffe.

Anis

Pimpinella anisum

- **Vorkommen** Die ursprüngliche Heimat des Anis liegt im Orient. Er wird heute auch in Indien, im Mittelmeerraum sowie im Gebiet der ehemaligen UDSSR angebaut.
- **Duftrichtung** leicht, hell, spitz

Element
Anis wird dem Wasserelement zugeordnet.

Wissenswertes

Anis ist ein beliebtes Küchengewürz, das Backwaren besser bekömmlich und verdaulicher macht. Noch besser bekannt sind die kleinen duftenden Samen als Bestandteil vieler Kräuterliköre und Aperitifs, allen voran Pernod, Ouzo oder Raki. Die Industrie bedient sich des Anisöls zur Herstellung von Hustenmitteln, Zahnpasten und Mundwässern. Auch in der Parfümindustrie ist die Anisnote mit ihrem leichten, hellen und spitzen Duft hochgeschätzt. Gewonnen wird Anisöl durch Destillation der Früchte und Samen. In seinen Heilwirkungen ähnelt die Essenz dem Fenchelöl: Es regt sanft den Stoffwechsel an und gilt als krampf- und schleimlösend.

Heilwirkung auf den Körper

Vor allem die Verdauungsorgane profitieren von der Anisessenz, denn sie stärkt die Magenfunktionen und löst Krämpfe. Ihre blähungstreibende Wirkung ist sogar noch stärker als die von Fenchel. Anisöl hilft aber auch bei Koliken, Asthma, Husten, Erbrechen sowie Migräne und fördert Menstruation und Milchbildung.

Heilwirkung auf die Seele

Anisessenz entspannt bei Nervosität und hilft bei Alpträumen.

Harmonie mit anderen Düften

Anis lässt sich gut mit Zimt, Neroli, Melisse, römischer Kamille und Bergamotte mischen.

Anwendung der Essenz

In der Aromatherapie wird Anisöl eher selten eingesetzt, denn aufgrund seines hohen Kumarinanteils kann das Öl giftig wirken. Bei sorgfältiger Einhaltung der Dosierungsvorschriften ist die Anwendung von Anisöl in der Duftlampe jedoch völlig bedenkenlos.

Anwendungsformen und Zubereitung

- **Duftlampe** Bei Überreiztheit, innerlicher Unruhe, Verspannungen und sogar bei Verdauungsbeschwerden bewähren sich die beruhigenden, krampflösenden und erwärmenden Wirkstoffe dieser Essenz.

Zutaten: höchstens 3 Tropfen Anis, 3 Tropfen Zimt und 3 Tropfen Koriander

- **Aromaküche** Sehr sparsam dosiert, kann Anisöl auch Gewürzbrote und -kuchen geschmacklich verfeinern.
- **Massageöl** Bei Verspannungen und Magenkrämpfen kann eine Massage mit Anisöl Wunder wirken.

Zutaten: 2–3 Tropfen Anisöl und 1 EL Jojoba- oder Mandelöl
Zur Bauchmassage gegen Blähungen gibt es ein spezielles »Windöl«:
Zutaten: jeweils 2 Tropfen Anis-, Kümmel-, Fenchel- und Korianderöl auf 2 EL Mandelöl

- **Gurgellösung** Ein gutes Rezept gegen Mandelentzündungen ist Folgendes:

Zutaten: 1 Tropfen Anisöl und 1 Tropfen Salbeiöl (bei Epilepsie nicht verwenden) auf 1 Tasse lauwarmes Wasser. Wichtig: Rühren Sie vor dem Gurgeln gut um, damit sich die Öle mit dem Wasser vermischen.

AFFIRMATION

Ich fühle mich innerlich entspannt und gut durchblutet. Meine Organe können Informationen aufnehmen und angemessen darauf reagieren.

Vorsicht vor Überdosierung

Anisöl muss äußerst sparsam und bewusst verwendet werden, denn eine zu hohe Dosierung kann eine betäubende, rauschähnliche Wirkung hervorrufen. Auch in der Duftlampe sollten Sie es nur hin und wieder einsetzen und dabei die Dosierungsempfehlungen sorgfältig beachten. Bei allergischen und entzündlichen Hauterkrankungen sollte Anis nicht verwendet werden. Schwangere und Kinder dürfen das Öl gar nicht benutzen.

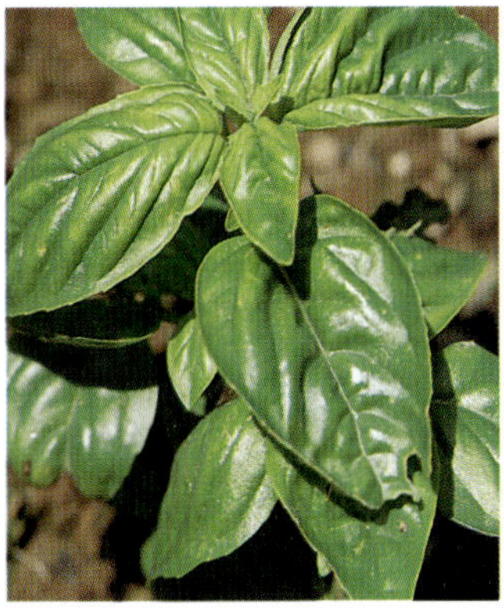

Kenner der italienischen Küche schätzen ihn – den feinen Duft von frischem Basilikum.

Basilikum

Ocimum basilicum

Weitere Namen: Braunsilge, Josefskräutlein, Hirnkraut, Königskraut

- **Vorkommen** Die ursprüngliche Heimat ist Indien, heute sind die ca. 150 Arten dieser überwiegend als Gewürz genutzten Pflanze in fast allen Erdteilen verbreitet.
- **Duftrichtung** frisch, krautig, pfeffrig

Wissenswertes

In Indien, der ursprünglichen Heimat dieser »königlichen« Pflanze (gr. basilicon, königlich) zählt Basilikum zu den gottgeweihten Pflanzen und wird seit alters im Ayurveda, der traditionellen indischen Medizin verwendet. Doch die wenigsten wissen von der hervorragenden Wirkung des Krauts auf Körper und Seele. Basilikumöl entsteht durch Destillation von Blättern und Blüten. Basilikum läßt sich problemlos im Topf auf dem Fensterbrett halten. Wenn Sie immer nur die Triebspitzen ernten, wächst es buschig nach. Besonders aus der italienischen Küche ist Basilikum nicht wegzudenken.

ELEMENT
Basilikum wird dem Element Feuer zugeordnet und ist ein Duft für Kopf und Gemüt.

Heilwirkung auf den Körper

Auf körperlicher Ebene wirkt Basilikumöl tonisierend, antiseptisch, schleimlösend und entkrampfend: entspannend und schmerzlindernd bei Magen- und Menstruationskrämpfen, darmreinigend bei Darminfektionen und Verdauungsschwierigkeiten, blutungsfördernd bei zu schwacher Periode und anregend auf die Nebennierenrinde.

Heilwirkung auf die Seele

Weil es ein hervorragendes Entspannungs- und Stärkungsmittel für Nerven, Gehirn und Gemüt ist, gilt ätherisches Basilikumöl als wahrer Balsam für Geist und Seele. Seine beruhigende und nervenstärkende Kraft bewährt sich nicht nur bei nervöser Erschöpfung und Schlaflosigkeit, sondern auch bei Angst, Traurigkeit und depressiven Verstimmungen. Zudem befreit Basilikumöl den Geist und aktiviert das Denkvermögen. Es soll sogar den Geruchssinn nach länger währendem Schnupfen wieder mobilisieren.

Harmonie mit anderen Düften
Basilikum ergänzt sich gut mit Bergamotte, Geranie, Melisse, Linaloeholz, Wacholder und Zypresse.

Anwendung der Essenz

Anwendungsformen und Zubereitung

- **Duftlampe** Empfiehlt sich, wenn Sie ein Buch lesen oder mit erhöhter Konzentration arbeiten wollen.
Zutaten: 4 Tropfen Basilikum, 2 Tropfen Rosmarin und 3 Tropfen Grapefruit.
- **Zum Einreiben oder als Umschlag** Eine gute Zusatzbehandlung bei Insektenstichen ist folgende Rezeptur: Alle 2 Stunden 1–2 Tropfen unverdünntes Basilikumöl auf der Einstichstelle verreiben.
- **Inhalationen** Bei Husten, Schnupfen und Stauungen in den Nasennebenhöhlen.
Zutaten: 3 Tropfen Basilikum auf 1 Topf mit heißem Wasser.
- **Aromaküche** Nicht nur wegen seines Aromas, auch wegen seiner antiseptischen Eigenschaften ist Basilikumöl eine ideale Verfeinerung von Salaten und Rohkost.
Zutaten: 1 Tropfen Basilikumessenz auf 4–5 EL Dressing.
- **Badezusatz** Bei geistiger und körperlicher Erschöpfung.
Zutaten: 4 Tropfen Basilikum und 4 Tropfen Wacholder auf 4 EL Olivenöl.
- **Körperöl** Gegen Bauchschmerzen und Krämpfe während der Menstruation hilft eine sanfte Bauch- und Rückenmassage im Lendenwirbelbereich mit dieser Aromakombination.
Zutaten: 4 Tropfen Basilikum, 4 Tropfen Lavendel und 6 Tropfen Geranie auf 50 ml Johanniskrautöl (Rotöl).

AFFIRMATION
Mein Geist ist wach und klar. Ich fühle mich stark und frei.

*Eine besonders köstliche Variante ist das Basilikumwürzöl, das in Suppen und anderen Speisen Thymian ersetzen kann.
Zutaten: 5 Tropfen Basilikumessenz in 100 ml Olivenöl mischen und 2 bis 4 Wochen ruhen lassen.*

Vorsicht

Basilikum sollte nicht in der Schwangerschaft und bei Epilepsie verwendet werden.

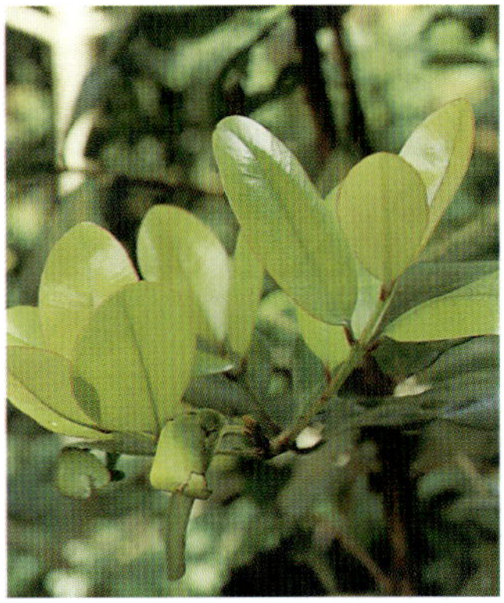

Die Blätter des immergrünen Bay-Baumes enthalten u. a. Eugenol.

Bay

Pimenta racemosa

- **Vorkommen** Der Bay-Baum ist auf den westindischen Inseln, in Guyana und Venezuela zu Hause.
- **Duftrichtung** würzig-männlich, erdig, nelkenartig

Wissenswertes

Bayöl wird durch Destillation der Blätter des Baybaums gewonnen. In der Aromatherapie wird das Öl eher selten verwendet. Um die Jahrhundertwende war Bayöl das bewährteste Mittel für Haare und Kopfhaut.

Heilwirkung auf den Körper

Bayöl ist durchblutungsfördernd und wirkt befreiend sowie antiseptisch bei Erkrankungen der Atemwege. Bekannter ist seine Wirkung gegen Haarausfall, Kopfjucken und Schuppen.

Affirmation

Wärme und Ruhe durchfluten meinen Körper. Meine Kopfhaut regeneriert sich.

Heilwirkung auf die Seele

Die Wärme dieses Duftes beruhigt und besänftigt bei Unruhe und Nervosität.

Anwendung der Essenz

Anwendungsformen und Zubereitung

Vorsicht

Bayöl reizt die Schleimhäute und eignet sich nicht zur innerlichen Einnahme. Schwangere müssen die Essenz meiden.

- **Duftlampe** Eine bewährte Mischung gegen Erkältungen.

Zutaten: Je 5 Tropfen Bay und Zitrone.

Zur Beruhigung der Nerven kann man die Wirkung von Bayöl verstärken, indem man es mit Benzoe, Orange, Sandelholz, Zedernholz oder Zimt mischt.

- **Badezusatz** Genießen Sie den durchblutungsfördernden Effekt dieses Bades.

Zutaten: 5 Tropfen Bay auf 2–3 EL Sahne.

- **Haarpflege** Bayöl bringt schönen Glanz ins Haar und stimuliert den Haarwuchs.

Zutaten für Shampoo: 2 Tropfen Bay auf 1–2 EL Waschlotion.
Zutaten für Haaröl: 15 Tropfen Bay auf 50 ml Sesamöl.

Benzoe siam

Styrax benzoin, Styrax tonkinensis

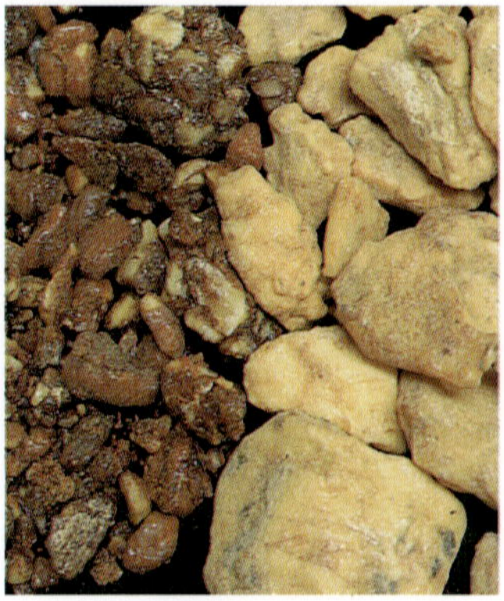

Benzoe siam ist das Harz des Benzoebaumes und wird durch Beschneiden der Baumrinde gewonnen.

- **Vorkommen** Der Styraxbaum ist in Vietnam, Thailand, Laos, Sumatra und Kambodscha beheimatet.
- **Duftrichtung** weich, pudrig-süß, sinnlich, vanilleartig

Wissenwertes
Benzoe ist das Harz der Styraxbäume. Das bräunliche, dickflüssige Öl entsteht durch Extraktion mit einem Lösungsmittel und anschließender Wasserdampfdestillation. Falls Ihnen das Öl zu fest wird, können Sie es im Wasserbad bei bis zu 30 ° wieder verflüssigen oder mit etwas Weingeist verdünnen.

Heilwirkung auf den Körper
Benzoeöl wird bei Halsentzündungen, Husten, Bronchitis und Asthma angewandt. Es wirkt schleimlösend, antiseptisch, krampflösend, entzündungshemmend und schlaffördernd.

Heilwirkung auf die Seele
Der wunderbare, weiche Duft dieser Essenz stimmt friedlich und vermittelt ein Gefühl von Geborgenheit und Sicherheit. Benzoe erwärmt das Herz und lindert damit Nervosität, depressive Zustände, emotionale Erschöpfung und Reizbarkeit, besonders auch während der Tage vor den Tagen.

AFFIRMATION
Ich vergesse die Sorgen des Alltags und fühle mich sicher und geborgen wie in einer warmen Höhle.

Anwendung der Essenz

Anwendungsformen und Zubereitung

- **Duftlampe** Für sinnliche Stunden.
Zutaten: Je 5 Tropfen Benzoe siam und Rosengeranie.
- **Parfüm** Ein Duft für Männer und Frauen.
Zutaten: 3 Tropfen Benzoe siam, 2 Tropfen Vetiver, 3 Tropfen Rose und 2 Tropfen Grapefruit auf 10 ml Jojobaöl.
- **Massageöl** Zur entspannenden und sinnlichen Massage.
Zutaten: 2 Tropfen Benzoe siam, je 3 Tropfen Sandelholz und Rosengeranie und 1 Tropfen Ylang-Ylang auf 50 ml Mandelöl.

ELEMENTE
Benzoe gehört zum Element Feuer. Es bringt Gefühle und Lebensenergie in ein harmonisches Gleichgewicht.

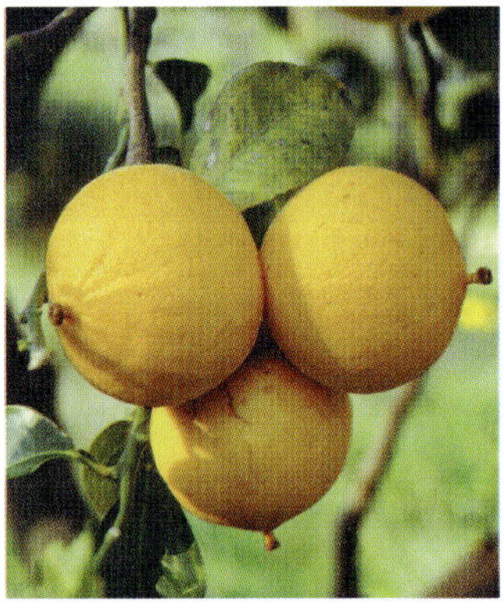

Durch Auspressen der Fruchtschale wird das Bergamottöl gewonnen; es wirkt entzündungshemmend und desinfizierend.

Bergamotte

Citrus bergamia

- **Vorkommen** Der Baum, eine Kreuzung aus Bitterorange und Zitrone, wird überwiegend auf den wenigen fruchtbaren Flecken rund um das süditalienische Reggio di Calabria angebaut, findet sich aber auch in Kalifornien, Spanien und Südafrika.
- **Duftrichtung** frisch, lebhaft, fruchtig und zitronig

Wissenswertes

Viele kennen den erfrischenden Geruch des Bergamotteöls, denn immerhin ist er die wichtigste Duftnote in zahllosen Toilettenwässern, dem berühmten Eau de Cologne und in Erfrischungstüchern. Auch dem Earl-Grey-Tee verleiht die Bergamotte sein unverwechselbares Aroma. Für die Herstellung der Essenz werden die Schalen der nicht essbaren, unreifen Früchte kaltgepresst.

AFFIRMATION

Ich sage Ja zum Licht und zum Leben. Mein Herz ist voller Freude und Wärme. Ich vertraue mir.

Heilwirkung auf den Körper

Viele Entzündungen, ob im Mund, im Hals, in der Blase oder in der Scheide, lassen sich mit der Essenz hervorragend behandeln. Weitere Anwendungsgebiete sind Fieber, Appetitmangel, Magersucht, Blähungen, Darmkoliken und Darmparasiten. Zudem wirkt Bergamotteessenz konzentrations- und verdauungsfördernd und entkrampfend.

Heilwirkung auf die Seele

Der angenehme, frische und warme Duft der Essenz ist ein echter Stimmungsaufheller. Bei Angst, (Winter-)Depressionen und Stressüberlastung bringt er Lichtblicke ins Leben. Die angstlösende und nervenentspannende Wirkung wurde von dem Mailänder Aromatherapeuten Professor Rovesti sogar wissenschaftlich belegt.

Ein weiteres Plus der Bergamotte ist ihre ausgleichende Wirkung bei emotionalen Schwankungen: Je nach Situation kann sie beruhigen und entspannen oder anregen und tonisieren. Die Bergamotteessenz wird auch erfolgreich bei der Raucherentwöhnung miteingesetzt.

Harmonie mit anderen Düften

Bergamotte läßt sich gut mit anderen Zitrusölen, aber auch mit Blütendüften und holzigen Noten mischen. Mit Rosmarin, Lemongras oder Verbena wirkt die Essenz geistig erfrischend und anregend, mit Ylang-Ylang oder Jasmin eher sinnlich und mit Zirbelkiefer oder Wacholder »medizinisch«. Daneben mischt sich die Essenz auch gut mit Geranie, Kamille, Koriander, Limette, Neroli, Zeder und Zitrone.

ELEMENTE

Der frische, leichte und belebende Duft der Bergamotte wird dem Luftelement zugeordnet und hat wegen der darin gespeicherten Sonnenkraft auch einen Bezug zum Element Feuer.

Anwendung der Essenz

Anwendungsformen und Zubereitung

- **Duftlampe** Zur Reinigung stark verrauchter Räume.

Zutaten: 5 Tropfen Bergamotte, 4 Tropfen Myrte und 4 Tropfen Lemongras.

Bei Angst, Depression oder emotionalen Schwankungen.

Zutaten: 5 Tropfen Bergamotte, 5 Tropfen Lavendel und 3 Tropfen Neroli.

- **Gurgellotion** Bei Infektionen im Mund- und Rachenraum.

Zutaten: 2 Tropfen Teebaumöl und 2 Tropfen Bergamotte auf 100 ml lauwarmes Wasser (gut umrühren).

- **Bade-, Körper- und Massageöl** Eine sinnliche Mischung.

Zutaten: 4 Tropfen Bergamotte, 2 Tropfen Bay, 1 Tropfen Ylang-Ylang und 3 Tropfen Rose; für ein Bad auf 1 Becher Sahne, als Hautöl auf 50 ml Jojobaöl.

- **Saunaöl** Ein Konzentrat für den Aufguss.

Zutaten: 10 Tropfen Bergamotte, je 5 Tropfen Pfefferminze, Eukalyptus und Myrte; davon 3–5 Tropfen pro Aufguss auf 1 Wasserkelle. Achten Sie darauf, das Fläschchen mit der Ölmischung außerhalb der Sauna zu lagern.

Vorsicht beim Sonnen

Bergamotte erhöht die Lichtempfindlichkeit. Nach Auftragen eines bergamottehaltigen Hautöls sollten Sie deshalb kein Sonnenbad nehmen.

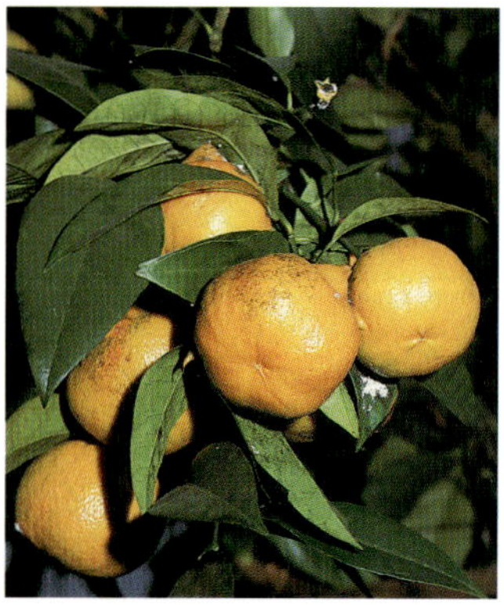

Neben zahlreichen Vitaminen enthält die Bitterorange auch wertvolle Mineralstoffe und Spurenelemente.

Bitterorange

Citrus aurantium

- **Vorkommen** Der Baum aus der Familie der Zitrusfrüchte wächst in Südfrankreich, Süditalien, Algerien, Spanien, Kalifornien, Mexico und Südamerika.
- **Duftrichtung** spritzig, frisch mit herber Note

Wissenswertes

Die Bitterorange ist quasi der Urahn der Orangen: Durch Veredelung entstand aus ihr die süße Orange (Citrus sinensis). Das Bitterorangenöl, auch Pomeranzenöl genannt, gewinnt man durch Kaltpressung der Fruchtschalen. Aus den Blüten des Baumes wird das Neroliöl Bigarade destilliert.

AFFIRMATION
Ich könnte die ganze Welt umarmen und begegne den Menschen mit offenem Herzen.

Heilwirkung auf den Körper

Die Essenz der Bitterorange hat einen harmonisierenden Effekt bei Herzklopfen, chronischem Durchfall sowie bei Schlafstörungen. Zudem beruhigt und stärkt sie Herz und Kreislaufsystem, kann Fieber senken und hilft Nieren- und Blasenleiden zu lindern.

CHAKREN
Die Bitterorange wird dem weiblichen Prinzip (Yin) zugeordnet. Der Duft entspannt und weitet den Geist.

Heilwirkung auf die Seele

Die Bitterorangenessenz vertreibt dunkle Gedanken und öffnet das Herz für die lichtvollen Seiten des Lebens. Sie wirkt erheiternd, harmonisierend sowie erwärmend und hebt die Stimmung.

Anwendung der Essenz

Anwendungsformen und Zubereitung

- **Duftlampe** Bei Nervosität und Stress.

Zutaten: 4 Tropfen Bitterorange, 3 Tropfen Gewürznelke und 2 Tropfen Palmarosa.

Bei Angst, Kummer und Kopflastigkeit.

Zutaten: 5 Tropfen Bitterorange, 3 Tropfen Neroli und 3 Tropfen Geranie.

Blutorange

Citrus sinensis

- **Vorkommen** Die ursprüngliche Heimat der Blutorange ist Westindien. Heute ist sie jedoch in allen subtropischen Gebieten anzutreffen.
- **Duftrichtung** süß, fruchtig

Frisch gepresst sind Blutorangen ein ausgesprochen vitaminreiches, gesundes Erfrischungsgetränk.

Wissenswertes

Die Blutorange duftet noch süßer und fruchtiger als die Süßorange, hat aber die gleichen Eigenschaften und Wirkungen. Das Öl wird durch Auspressen der Schale gewonnen.

Heilwirkung auf den Körper

Auf körperlicher Ebene wirkt das ätherische Öl der Blutorange desinfizierend, beispielsweise in einer Gurgellösung bei Zahnfleischentzündungen.

Affirmation

Meine inneren Spannungen lösen sich auf. Heiter und gelassen gehe ich durchs Leben.

Heilwirkung auf die Seele

Die Essenz der Blutorange kann zugleich beruhigen und beleben: Sie harmonisiert bei seelischen Schwankungen oder negativer, gereizter Stimmung und kann innere Unruhe ausgleichen. Zudem eignet sie sich für ein sinnliches Massageöl.

Anwendung der Essenz

Anwendungsformen und Zubereitung

- **Duftlampe** Der Duft der Blutorange gleicht durch seine erwärmende Wirkung Stimmungen aus, beispielsweise bei seelischen Tiefs und Winterdepressionen.
Zutaten: 5 Tropfen Blutorange, 3 Tropfen Vanille und 2 Tropfen Bergamotte.
- **Badezusatz** Dieses Bad stärkt und baut auf.
Zutaten: 4 Tropfen Blutorange, 3 Tropfen Zypresse und 2 Tropfen Wacholder.
- **Massageöl** Tip für Anfänger: Probieren Sie Blutorange pur.
Zutaten: 2–3 Tropfen Blutorange auf 1 EL Mandelöl.

Sternzeichen und Element

Die Blutorange ist ein Duft für Löwe-Menschen. Ihre wärmende Feuerkomponente bringt die heitere, sonnige Energie des Südens in die Herzen.

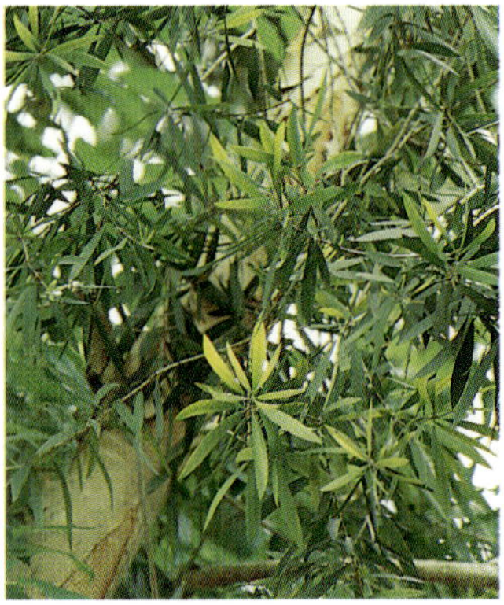

Cajeputöl eignet sich hervorragend zur Behandlung von Erkältungen.

Cajeput

Melaleuca cajuputi

- **Vorkommen** Der Cajeputbaum wächst in Malaysia, auf den Philippinen und den Molukken sowie in weiten Gegenden Australiens.
- **Duftrichtung** frisch, krautig, eukalyptusartig

Wissenswertes

Das dünnflüssige, klare Öl wird durch Destillation der Blätter und Zweigspitzen gewonnen. Sein Duft erinnert ein wenig an Eukalyptus, ist aber etwas milder und süßer.

Heilwirkung auf den Körper

Cajeputöl gilt als eines der stärksten keimtötenden Mittel pflanzlichen Ursprungs. Es ähnelt von daher sehr dem Teebaumöl und ist deshalb ebenso wie dieses besonders hilfreich bei Atemwegserkrankungen und grippalen Infekten. Weitere Anwendungsbereiche sind Insektenstiche, Zahn- und Ohrenschmerzen, Kehlkopfentzündung, aber auch Infektionen der Harnwege und des Darms sowie Magenkrämpfe. Auch bei Akne und Psoriasis wird die Essenz angewandt. Für Frauen in den Wechseljahren ist die östrogenähnliche Wirkung dieser Pflanze bedeutsam.

AFFIRMATION
Ich bin innerlich stark und in jeder Situation in der Lage, mich für den richtigen Weg zu entscheiden.

Heilwirkung auf die Seele

Der erfrischende Duft verleiht Energie, vermag verletzte Seelen zu heilen und hilft, auch in schwierigeren Situationen aus der eigenen Mitte heraus zu handeln. Cajeputöl ist ein Nerventonikum, das Klarheit ins Denken bringt.

Harmonie mit anderen Düften

Cajeput verträgt sich gut mit Zitrone, Eukalyptus, Lavendel, Palmarosa und allen Nadelholzdüften wie z. B. Zirbelkiefer, Zeder und Zypresse, Douglasia und Tannen oder auch Tannenzapfenöl.

Anwendung der Essenz

Anwendungsformen und Zubereitung

- **Duftlampe** Cajeputessenz wirkt als Raumduft luftreinigend und anregend. Gleichzeitig stärkt es Geist, Gemüt und Abwehrkräfte und hilft dabei, einen klaren Kopf zu behalten. So kann dieser Duft z.B. sehr gut bei schwierigen Verhandlungen zwischen sich trennenden Ehepaaren oder bei langwierigen Konferenzen eingesetzt werden, in denen es um weitreichende Entscheidungen geht.

Zutaten: 5 Tropfen Cajeput und 5 Tropfen Zitrone.

Cajeput fördert logisches Denken und Durchhaltevermögen. Es unterstützt hervorragend bei geistigen Arbeiten und vor Prüfungen.

- **Einreibung und Wickel** Cajeputöl kann je nach Bedarf in Heilerde, in Salbengrundlage oder in fettem Öl gelöst und für Brust- oder Halswickel sowie zum Einreiben verwendet werden. Bei Ohrenschmerzen können Sie diese Mischung auf einen Wattebausch tröpfeln. Geben Sie diesen dann über Nacht ins Ohr.

Zutaten: 15 Tropfen Cajeput und 10 Tropfen Lavendel vera auf 50 ml Sesamöl.

- **Inhalation** Cajeput ist eine ausgesprochen gut krampf- und schleimlösende Essenz. Das Aromaöl eignet sich sehr gut zur Inhalation bei Erkältungsformen, bei denen festsitzender Schleim gelöst werden soll – z.B. bei Entzündungen der Stirn- und Nasennebenhöhlen sowie bei Bronchitis und krampfartigen Hustenanfällen.

Zutaten: 3–4 Tropfen auf 1–2 l heißes Wasser (5–10 Minuten inhalieren).

Element
Cajeput vereint in sich die Qualitäten des Elements Luft.

- **Badezusatz** Eine äußerst wirkungsvolle Mischung für ein Vollbad bei Erkältungen.

Zutaten: 5 Tropfen Cajeput, 2 Tropfen Teebaum und 2 Tropfen Rosmarin auf 1/2 Becher Sahne oder 3 EL Sesamöl.
Das Ganze ins laufende Wasser geben.

Vorsicht bei der Anwendung

Cajeput eignet sich nicht für Babys und Schwangere in der ersten Schwangerschaftshälfte. Vorsicht bei Kindern mit spastischen Atemwegserkrankungen. Cajeput ist bei richtiger Dosierung ein sehr gut verträgliches und wirksames Anti-Erkältungsöl für Kinder.

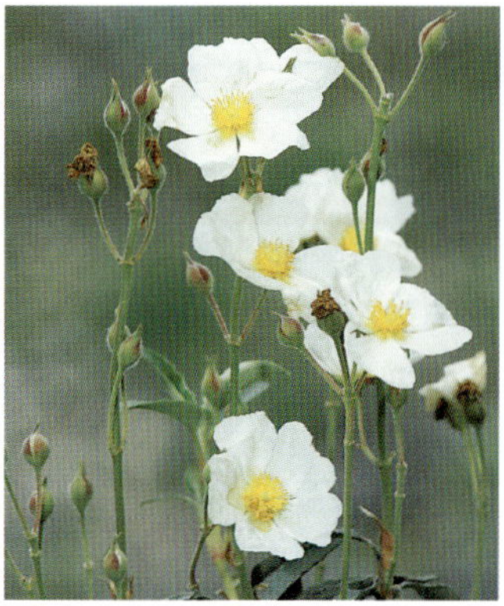

Als Creme oder Hautöl wirkt Cistrose wie Balsam auf die empfindliche oder problematische Haut.

Cistrose

Cistus ladaniferus

- **Vorkommen** Die Cistrose ist überwiegend in Spanien, Portugal und Südfrankreich anzutreffen.
- **Duftrichtung** würzig-balsamisch, ambraartig

Wissenswertes

Die Cistrose ist ein bis zu zweieinhalb Meter hoch werdender Strauch mit großen, zartknittrigen Blüten in Schattierungen von weißlich bis rosa. Die Essenz wird entweder durch Wasserdampfdestillation der dunkelgrünen, klebrigen Blätter und Zweige des Strauchs oder aber aus der harzigen Masse, die an Blättern und Zweigen austritt, gewonnen (Labdanumöl).

Beide Öle vermitteln ein Gefühl von tiefer Wärme und wurden früher auch als Räucherwerk zur inneren Sammlung und Meditation verwendet.

AFFIRMATION

Ich bin ganz bei mir und konzentriere mich auf die Botschaften meiner Seele. Ich lasse es zu, dass die Wunden meiner Seele heilen.

Heilwirkung auf den Körper

Cistrosenöl war schon bei den Ägyptern bekannt für seinen adstringierenden und tonisierenden Effekt auf die Haut. Seine Wirkung bei Hauterkrankungen wie Ekzemen und Psoriasis ist sogar wissenschaftlich bewiesen. Auch bei fetter, unreiner und gestauter Haut und bei schlecht heilenden Wunden empfiehlt es sich als Bestandteil von Cremes und Hautölen. Weiterhin wirkt Cistrosenöl antiseptisch, erwärmend, entkrampfend, anregend und lymphentstauend und hat sich deshalb unter anderem auch bei der sanften Behandlung von Blasenentzündung, krampfartiger Menstruation und Lymphdrüsenschwellung bewährt.

Heilwirkung auf die Seele

In der Atmosphäre des Cistrosenduftes fällt es leichter, sich innerlich zu zentrieren und zu meditieren. Die erwärmende, entspannende Aura der Essenz dringt tief in die Seele und kann

Trauer, seelische Verletzungen, unbewältigte Erlebnisse im Gefühlsbereich und Gefühlskälte auflösen. Sie gilt auch als erotisierend.

Harmonie mit anderen Düften

Der Duft der Cistrose mischt sich gut mit Zitrone, Orange, Mandarine, Neroli, Patschuli, Olibanum und Immortelle.

Anwendung der Essenz

Anwendungsformen und Zubereitung

- **Duftlampe** Je geringer die Dosierung des Cistrosenöls, desto stärker kommt seine feine, blumige Note zum Vorschein. 2–3 Tropfen als nach innen führende Duftnote für besinnliche Stunden oder zur Unterstützung bei der Körpertherapie.

Wenn Sie Mischungen bevorzugen (diese macht die Atmosphäre leichter und beschwingter):

Zutaten: 2 Tropfen Cistrose, 2 Tropfen Tuberose und 4 Tropfen Mandarine.

- **Umschläge** Rezept für schlecht heilende Wunden.

Zutaten: 2–3 Tropfen Cistrosenessenz auf 10 ml Propolistinktur (2–3-mal täglich als Umschlag).

- **Hautöl** Vor allem bei Ekzemen und Schuppenflechten hat sich dieses Rezept bewährt. Die Wirkung der Cistrosenessenz ist sogar in wissenschaftlichen Studien belegt worden.

Zutaten: 20 Tropfen Cistrosenessenz auf 50 ml Wildrosenöl (auf die kranken Hautstellen tupfen oder sanft einmassieren).

- **Massageöl** Speziell zur Lymphdrainage. Wegen seiner hautfreundlichen Eigenschaften kann dieses Rezept sowohl zur Entstauung von Gesichtsödemen als auch für Lymphmassagen des ganzen Körpers verwendet werden. Tip: Fragen Sie Ihre Kosmetikerin oder Ihren Masseur, ob er Aromaöle für seine Arbeit verwendet. Wenn nicht, mischen Sie selbst das Massageöl, und bringen Sie es bei der nächsten Sitzung einfach mit.

Zutaten: Je 5 Tropfen Cistrose und Orange auf 30 ml Mandelöl.

ELEMENT

Die Cistrose gehört zum Element Wasser und wirkt vor allem auf der Gefühlsebene.

Das Labdanumharz der Cistrose wird schon seit dem Altertum für Heilzwecke sowie als Räucherwerk zur Förderung der Meditation eingesetzt.

Vorsicht

Während der Schwangerschaft sollten Sie diese Essenz nicht benutzen.

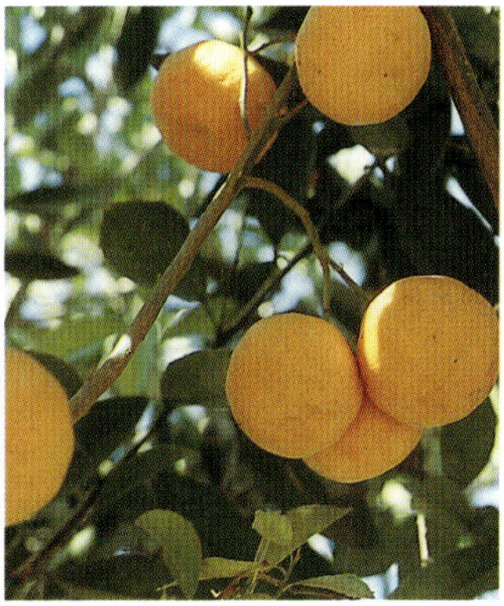

Der Duft der Clementine verwandelt jeden Raum in ein märchenhaftes Paradies.

Clementine

Citrus reticulata/clementinus

- **Vorkommen** Der Clementinenbaum wird vor allem in Südeuropa und Nordafrika gezüchtet.
- **Duftrichtung** fruchtig, süß

Wissenswertes

Der Clementinenbaum gehört zur Familie der Zitrusfrüchte. Die Essenz wird wie bei allen Zitrusölen durch Auspressen der Fruchtschale gewonnen. Der Duft der Clementine verbreitet eine freundliche und fröhliche Atmosphäre. Wegen ihres Aromas eignet sich die Essenz sehr gut zur Herstellung von aromatischen Süßspeisen und Likören.

Affirmation
Ich fühle mich leicht, heiter und unbekümmert wie ein Kind. Ich verbreite gute Laune.

Heilwirkung auf die Seele

Clementinenduft ist der Lieblingsduft vieler Kinder. Er eignet sich zum besseren Einschlafen und zum Wohlfühlen bei Kinderfesten. Auch beim Vorlesen von Geschichten zaubert der wärmende, blumige Duft eine wohlige Atmosphäre.

Element
Die Clementine vereint in sich die Eigenschaften der Elemente Luft und Wasser.

Harmonie mit anderen Düften

Zum Mischen eignen sich alle Zitrusöle wie Bergamotte, Zitrone, Neroli oder Orange. Schöne, wärmende Kombinationen ergeben sich auch mit Honig, Vanille oder Zimt.

Anwendung der Essenz

Anwendungsformen und Zubereitung

- **Duftlampe** Für heitere Stunden.

Zutaten: 4 Tropfen Clementine und 3 Tropfen Honig.
Eine sinnliche Mischung.
Zutaten: 4 Tropfen Clementine, 3 Tropfen Vanille und 2 Tropfen Zimt.

- **Badezusatz** Zum Wohlfühlen nach einem tristen Tag.

Zutaten: 5 Tropfen Clementine und 3 Tropfen Geranie auf 1 EL Honig (ins laufende Wasser geben).

Vorsicht
In hoher Dosierung können Zitrusöle die Haut reizen.

Davana

Artemisia Pallens

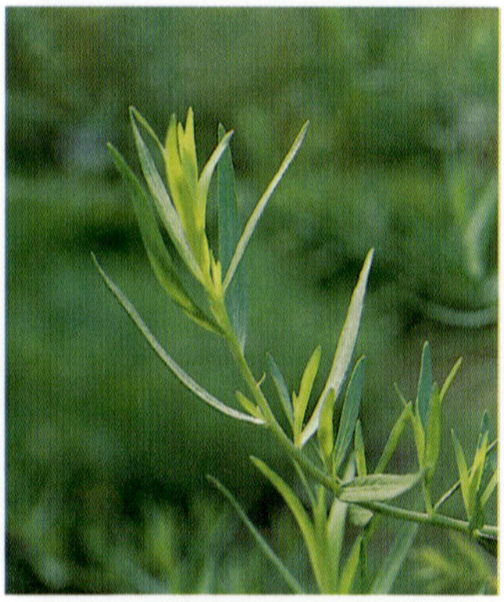

Das Aroma des Davanakrauts erinnert an den Duft reifer Mangos.

- **Vorkommen** Davanakraut stammt aus Südindien.
- **Duftrichtung** warm, süß und mangoartig

Wissenswertes
Dieses Öl wird durch Wasserdampfdestillation aus dem Davanakraut gewonnen. Davana wächst wild, wird aber auch kultiviert und gehört zur Familie der Korbblütler.

Heilwirkung auf die Seele
Davanaöl wirkt beruhigend und aufbauend auf das gesamte Nervensystem. Es kann Stress und Anspannung lösen. Auch in Zeiten seelischer Schwäche ist Davana ein guter Helfer.

Heilwirkung auf den Körper
Die Essenz eignet sich zur Entspannung bei krampfartigen Menstruationsbeschwerden. Wegen seiner durchblutungssteigernden Wirkung mischt man Davanaöl Fußbädern bei.

Anwendung der Essenz

Davanaöl eignet sich gut als sinnlich-warme Komponente in Parfüms und Massageölen.

Anwendungsformen und Zubereitung

- **Duftlampe** Für eine wohlduftende Raumatmosphäre.
Zutaten: 4 Tropfen Davana, 3 Tropfen Bergamotte und 2 Tropfen Bay.
- **Fußbad** Bei Menstruationsbeschwerden und bei kalten, schlecht durchbluteten Füßen. Davanaessenz verstärkt die Blutzirkulation zusätzlich und entkrampft den Unterleib.
Zutaten: 3 Tropfen Davana auf 1 EL Mandelöl.
In eine Fußwanne mit lauwarmem Wasser füllen, nach einigen Minuten etwas wärmeres Wasser dazugeben; solange, bis die Temperatur auf etwa 37 °C gestiegen ist.

Affirmation
Mein Körper ist weich und entspannt. Alle Gliedmaßen sind wohlig warm.

Element
Davana gehört zum Wasserelement und damit in den Bereich der Gefühlswelt.

Vorsicht
bei der Anwendung: Nicht für Kinder und Schwangere. Dieses Öl gilt als neurotoxisch und abortiv.

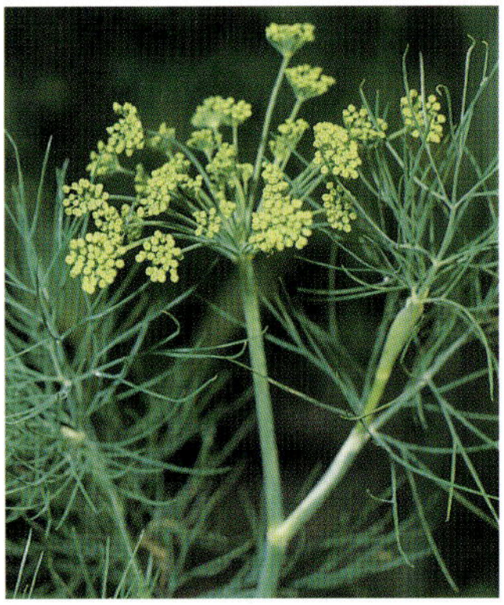

Ein altbewährtes Heil- und Küchengewürz – der Dill.

Dill

Anethum graveolens

- **Vorkommen** Dill zählt zu den kultivierten Pflanzen und kann in jedem Gemüsegarten gezogen werden. In Südeuropa kommt Dill sogar noch wild vor.
- **Duftrichtung** würzig, süß und erfrischend

Wissenswertes

Dill ist eine alte Heilpflanze. Dies dokumentieren Dillzweige, die in den Pharaonengräbern von Theben (1550 v. Chr.) gefunden wurden. Auch die römischen Gladiatoren sollen sich vor ihren Kämpfen mit dem Öl der Pflanze eingerieben haben, und die mittelalterliche Klosterfrau Hildegard von Bingen schätzte das Kraut »zur Unterdrückung sinnlicher Triebe«. Wir nutzen heute Dill hingegen vorwiegend als Küchenkraut. Das Öl wird durch Wasserdampfdestillation aus der Frucht der Pflanze gewonnen.

Heilwirkung auf den Körper

Dillöl wirkt appetitanregend, erwärmend sowie krampfstillend und hilft bei Verdauungsbeschwerden wie Bauchweh und Blähungen. Außerdem entschlackt und entwässert Dill das Gewebe. Weitere körperliche Beschwerden, bei denen Dill eine Heilwirkung entfaltet, sind nervöses Erbrechen, Schluckauf und zäher Schleim in den Bronchien. Teilweise wird Dillöl sogar als Mittel gegen Würmer eingesetzt.

AFFIRMATION
Ich spüre, wie meine Muskeln weich und schwer werden. Ich entspanne mich.

Heilwirkung auf die Seele

Das aus Dill gewonnene ätherische Öl entspannt, stärkt das Gemüt und beruhigt die Nerven. Vor allem zappelige Kinder profitieren von der Wirkung.

Harmonie mit anderen Düften

Die würzige Duftnote des Dills verträgt sich gut mit römischer Kamille.

Anwendung der Essenz

Die Dillpflanze wird als Heil- und Gewürzpflanze hochgeschätzt. Ätherisches Dillöl hingegen spielt in der ganzheitlichen Heilkunde nur eine untergeordnete Rolle.

Anwendungsformen und Zubereitung

- **Aromaküche** Sparsam verwendet kann naturreines, aus ökologischem Anbau gewonnenes ätherisches Dillöl sehr gut zum Würzen und zur Geschmacksverfeinerung in der Küche eingesetzt werden. Würzöl mit Dill kann gut mit anderem Speiseöl gestreckt werden. Es verleiht Salatdressings eine feine Note und wird besonders häufig Saucen und Fischgerichten zugesetzt. Auch in der Vollwertküche hat Dillöl einen festen Platz, beispielsweise bei der Zubereitung von Getreidebratlingen. Dieses vielseitige Öl gibt es übrigens auch fertig zu kaufen.
Zutaten: 6 Tropfen Dill auf 100 ml (etwa 10 EL) Speiseöl (einige Tage ziehen lassen).
- **Sitzbad** Bei Magen-Darm-Koliken und Menstruationsbeschwerden kann ein warmes Sitzbad Linderung bringen.
Zutaten: 3 Tropfen Dill und 3 Tropfen Lavendel vera auf 1 EL Sesamöl (als Zusatz ins Wasser).

Frischer Dill, aber auch Dillöl, ist ein hervorragender Appetitanreger. Dill sollte daher möglichst oft auch als Garnitur von Speisen verwendet werden.

Dill als Küchen- und Heilgewürz

Dill eignet sich sehr gut als Küchenkraut für den eigenen Garten. Sie können es sogar im Topf anbauen. Da es sich nicht so lange hält, sollten Sie mehrmals aussäen, um immer frischen Nachschub zu haben. Die Dillspitzen und das Dillkraut sind ein hervorragendes Würzmittel für Salate, Gemüse, Quarkspeisen, Fisch, Suppen und Saucen. Sie sollten das Kraut aber nie mitkochen, da es sonst sein Aroma verliert. Dillsamen sind eine gute Zutat für Weißkrautsalat, Sauerkraut und zum Einlegen von Gurken und Essiggemüse.
Getrocknete Dillfrüchte werden in der Naturheilkunde für Aufgüsse gegen dyspeptische Beschwerden benutzt.

Vorsicht

Ätherisches Dillöl ist nicht für Babys, Kinder und schwangere Frauen geeignet.

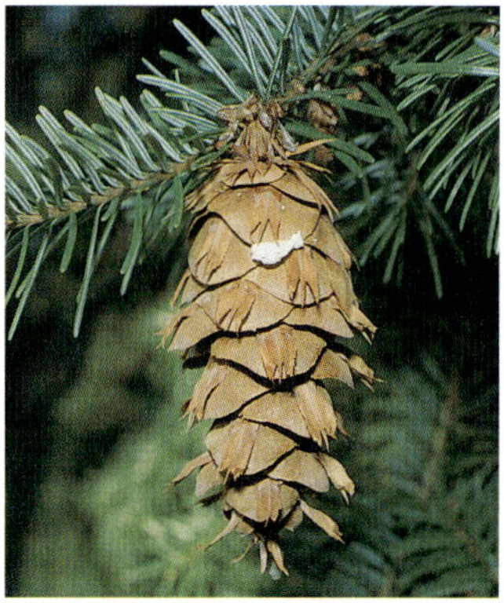

Der frische Duft der Douglastanne lässt Sie wieder unbeschwert durchatmen.

Douglasia

Pseudotsuga douglasii

Weiterer Name: Douglastanne

- **Vorkommen** Die Douglasia ist in Nordwest- und in Nordamerika und in Kanada heimisch.
- **Duftrichtung** waldig, frisch

Wissenswertes

Die Douglasia gehört zu den Nadelbäumen und wird bei uns gerne in Gärten und Parks als Zierbaum angepflanzt. Das ätherische Öl dieser Tannenart gewinnt man durch Wasserdampfdestillation der nadeltragenden Zweige. Der Duft der Douglasia wird als einer der edelsten Nadeldüfte geschätzt. Er ist etwas süßlicher und weicher als die anderen Tannenöle und passt gut in herbere Parfüms und Rasierwässer.

Heilwirkung auf den Körper

Douglasiaöl reinigt und erfrischt die Raumluft und wirkt ausgesprochen wohltuend auf die Atemwege.

AFFIRMATION

Endlich kann ich frei durchatmen. Würzige Luft erfüllt meine Lungen und durchströmt meinen Körper.

Heilwirkung auf die Seele

Dieser Essenz öffnet das Herz für den Reichtum der Gefühle.

Anwendung der Essenz

Anwendungsformen und Zubereitung

- **Duftlampe** Wenn Sie nach einem Streit oder einer schlaflosen Nacht die Energie eines Raumes anheben wollen.

Zutaten: 5 Tropfen Douglasia, 2 Tropfen Lavendel und 2 Tropfen Grapefruit; vorher lüften Sie 10 Minuten.

- **Sauna** Ein idealer Duft zum Durchatmen.

Zutaten: 3 Tropfen Douglasia pro Kelle und pro Aufguss. Geben Sie auch bei Mischungen insgesamt höchstens 3–5 Tropfen ätherisches Öl in die Kelle. Tropfen Sie niemals ätherisches Öl direkt aus der Aromaflasche auf die heißen Saunasteine, denn das Öl könnte Feuer fangen.

ELEMENTE UND CHAKRA

Die Douglasia vereint in sich die Eigenschaften der Elemente Luft und Wasser. Ihr Aroma wirkt vor allem auf das Herzchakra.

Eichenmoos

Evernia prunastri

Weiterer Name: Mousse de chène

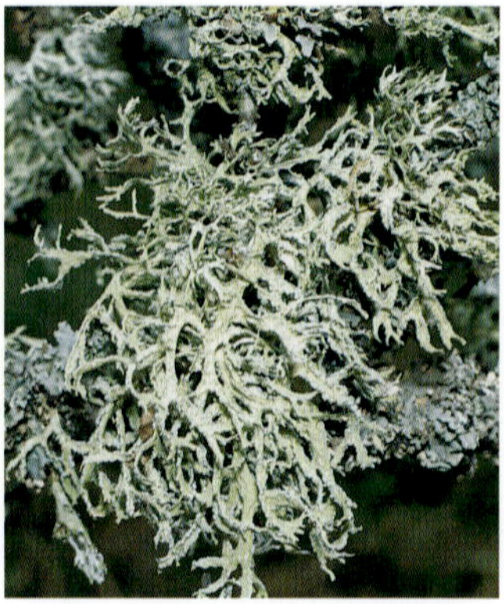

Eichenmoos ist mancherorts auch unter dem Namen Pflaumen-Flecht bekannt.

- **Vorkommen** Eichenmoos findet man in Frankreich, Marokko und im ehemaligen Jugoslawien.
- **Duftrichtung** waldig-moosig, weich, erdig und leicht rauchig

Wissenswertes

Eichenmoos ist eine sogenannte Strauchflechte: ein moosartiges Gewächs, das auf Eichen gedeiht. Das ätherische Öl wird aus der Pflanze extrahiert. Es handelt sich um ein Absolue von zäher, klebriger Konsistenz, das man in reinem Weingeist lösen muss, um es gebrauchsfähig zu machen.

Heilwirkung auf die Seele

Eichenmoos wirkt leicht aphrodisierend und entspannend.

Affirmation
Ich habe den Mut zum Ungewöhnlichen. Ich experimentiere gerne mit meiner Sinnlichkeit.

Harmonie mit anderen Düften

Eine gute Ergänzung ist Douglasia oder Zeder.

Anwendung der Essenz

Der Geruch von Eichenmoos ist sehr intensiv und sollte deshalb sehr sparsam dosiert werden. Vor Gebrauch gut schütteln.

Anwendungsformen und Zubereitung

- **Duftlampe** Probieren Sie diesen ungewöhnlichen Duft zunächst pur: 3 Tropfen genügen. Zur Hervorhebung der aphrodisierenden Note können Sie mit Zedernöl mischen.
Zutaten: 3 Tropfen Eichenmoos und 5 Tropfen Zeder.

Element
Eichenmoos gehört zum Element Erde. Es bringt uns dem Thema Verwurzelung näher.

Vorsicht bei der Anwendung

Eichenmoos sollte wie alle Absolues nicht innerlich eingenommen werden, da es während des Gewinnungsprozesses mit Lösungsmitteln in Berührung gekommen ist.

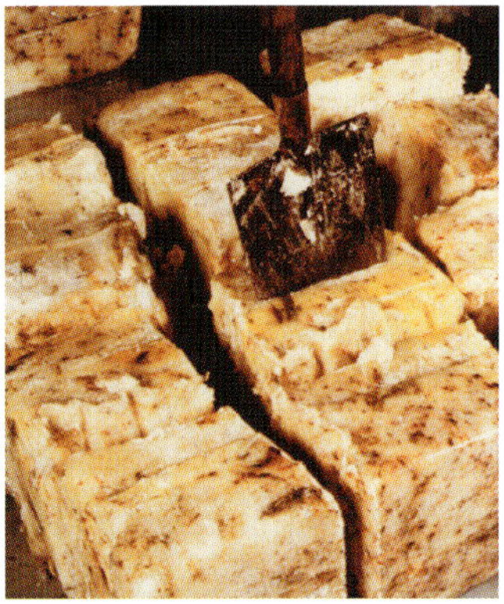

Mit dem würzigen Duft von Elemi können Sie Ihren Räumen ein geistig-meditatives Ambiente verleihen.

Elemi

Canarium luzonikum

- **Vorkommen** Der Balsambaum, aus dem dieses Öl gewonnen wird, wächst auf den Philippinen und in anderen Gegenden Südostasiens.
- **Duftrichtung** erdig, würzig, hell, waldig und zitronig

Wissenswertes

Zur Gewinnung ritzt man die Rinde der Balsambäume an und sammelt den aus dem Stammholz austretenden Harzsaft. Bei der Extraktion entsteht ein Resinoid, aus dem durch Wasserdampfdestillation das ätherische Öl gewonnen wird.

Heilwirkung auf Körper und Seele

Die antiseptischen und wundheilenden Eigenschaften der Essenz kommen bei der Behandlung von Wunden und Abszessen sowie zur Vorbeugung von Narbenbildung zum Tragen. In der Duftlampe wirkt Elemi mild schleimlösend. Auf psychischer Ebene kann das Öl bei Instabilität, Irritationen, Schwäche und emotionaler Verhärtung ausgleichen. Der milde, helle Duft wirkt auch antidepressiv.

AFFIRMATION
Ich schließe die Augen und öffne den Blick in meine Innenwelt. Ich reise durch die Landschaften meiner Seele.

Anwendung der Essenz

Elemi ist das Aroma zur inneren Sammlung. Als Raumduft wirkt es harmonisierend, aufbauend und inspirierend. Es distanziert vom Alltag. Nutzen Sie die mystische Energie dieser Pflanze für Meditationen, spirituelle Sitzungen und Trancereisen.

ELEMENT
Elemi ist dem Erdhaften zugeordnet. Sein Duft erdet den Menschen und öffnet ihn gleichzeitig für die geistige Welt.

Anwendungsformen und Zubereitung

- **Duftlampe** Für meditative Stunden.

Zutaten: 5 Tropfen Elemi und 2 Tropfen Olibanum.

- **Auflagen** Zur Behandlung und Nachbehandlung von Wunden und Abszessen.

Zutaten: Je 5 Tropfen Elemi und Narde, 3 Tropfen Neroli und 6 Tropfen Geranie auf 50 ml Hagebuttenkernöl.

Estragon

Artemisia dracunculus

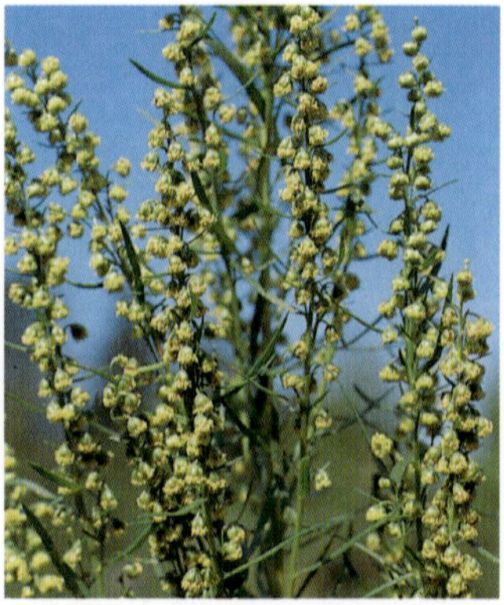

- **Vorkommen** Estragon wächst in vielen Kräutergärten Europas.
- **Duftrichtung** würzig, frisch, krautig und süßlich

Wissenswertes
Estragon kam wahrscheinlich durch die Einfälle der Mongolen im 13. Jahrhundert zu uns ins Abendland und spielt heute vor allem in der französischen Küche eine große Rolle. Das dünnflüssige, klare Estragonöl entsteht durch Destillation des Krauts.

Heilwirkung auf den Körper
Estragon stärkt den Magen, fördert die Verdauung und die Blutzirkulation, wärmt, regt den Appetit an und reguliert die Menstruation. Es ist ein stärkendes und aufbauendes Mittel bei allen körperlichen und geistigen Schwächezuständen. Wegen seiner durchblutungsfördernden und erwärmenden Kraft verwendet man Estragonessenz gerne im Verbund mit anderen Aromen zu Einreibungen bei Rheuma.

AFFIRMATION
Ich spüre meine innere Kraft. Die Tage der Schwäche sind vorbei, Körper und Seele haben sich regeneriert.

Anwendung der Essenz

Anwendungsformen und Zubereitung

- **Badezusatz** Wenn Sie müde und erschöpft sind oder bei Magen-Darm-Problemen.

Zutaten: 4 Tropfen Estragon auf 1/2 Becher Sahne.

ELEMENT
Estragon trägt die Kraft des Feuers in sich. Es verleiht Vitalität und Lebensenergie.

Vorsicht bei der Anwendung

Schwangere dürfen Estragonöl nicht benutzen. Zu hoch dosiert und bei langfristigem Gebrauch kann es giftig wirken.
Estragon enthält Methylchavigol, welches als kanzerogen eingestuft wurde. Deshalb wird von einer innerlichen Einnahme abgeraten.

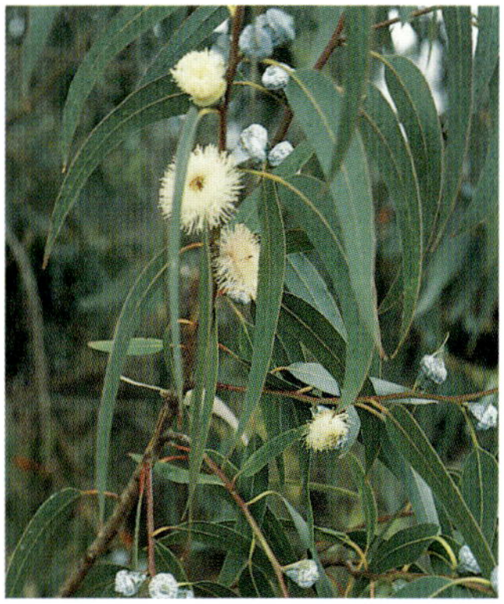

Der intensive Duft des Eukalyptus erhellt den erschöpften Geist und belebt die Sinne.

Eukalyptus

Eucalyptus globulus, Eucalyptus citriodora und Eucalyptus radiata

Weiterer Name: Fieberbaum

- **Vorkommen** Die ursprüngliche Heimat der Eukalyptusbäume liegt in Australien; inzwischen sind die insgesamt 600 Arten jedoch auch in ganz Asien, Arabien und Europa verbreitet. Allein im Mittelmeerraum gibt es fünfzig Sorten.
- **Duftrichtung** Eucalyptus globulus scharf-stechend und frisch; Eucalyptus citriodora zitronig-mild, frisch und blumig; Eucalyptus radiata krautig-frisch

Wissenswertes

Eukalyptus ist eines der bekanntesten, beliebtesten und von Schulmedizinern am häufigsten verwendeten Heilöle. Zur Gewinnung der Essenz werden die blaugrünen Blätter und die Äste des Baumes mit Wasserdampf destilliert. Das Öl des Eukalyptusbaumes gehört zu den Aromen mit der stärksten antiseptischen Wirkung, die sogar so weit reicht, Keime wie Staphylokokken abzutöten.

AFFIRMATION

Ich fühle mich frisch, lebendig und voller Tatendrang. Ich kann mich ganz auf meine Arbeit konzentrieren.

Heilwirkung auf Körper und Seele

Eukalyptusöl aktiviert und unterstützt die Atmung. Es kann die Atemwege reinigen und wird daher vor allem bei Husten, Heiserkeit und Erkältung verordnet. Die Verdunstung von ätherischem Eukalyptusöl verhindert die Ausbreitung von Keimen in der Raumluft und ist deshalb ein guter Schutz vor ansteckenden Krankheiten wie beispielsweise Grippe. Außerdem fördert es die Sauerstoffversorgung aller Zellen unseres Körpergewebes. Früher war die Essenz aus dem Fieberbaum ein traditionelles Mittel zur Behandlung von Malaria; daher ist die heutige Verwendung als fiebersenkendes Mittel abgeleitet. Eukalyptus hat eine starke psychisch-geistige Wirkung. Es ist anregend, konzentrationsfördernd und aufmunternd bei Lethargie.

Harmonie mit anderen Düften

Eukalyptus verträgt sich mit Cajeput, Niaouli, Myrte und Nadelölen wie Zirbelkiefer oder Fichtennadel, außerdem mit Ysop, Thymian, Zitrone, Lemongras und Litsea cubeba.

Elemente und Sternzeichen
Eukalyptus hat einen Bezug zu den Elementen Luft und Feuer. Das zu dieser Pflanze passende Sternzeichen ist der Wassermann, dem die geistig anregende Wirkung am besten zugute kommt.

Anwendung der Essenz

Der bekannteste Duft ist der von Eucalyptus globulus, den wir aus Zahnpasten, Mundwässern und aus vielen Erkältungsmitteln kennen. Dieses Aroma wird wegen seiner Intensität zur Reinigung der Raumluft und zur Behandlung von Erkältungen im akuten Stadium empfohlen. Eucalyptus radiata ist milder, weniger hautreizend und eignet sich für aromatherapeutische Anwendungen, vor allem bei chronischen Erkältungen und zur Abwehrstärkung. Eucalyptus citriodora ist mild mit zitronigem Duft und kann zur Vertreibung von Insekten eingesetzt werden.

Anwendungsformen und Zubereitung

- **Duftlampe** Bei Husten, Stirnhöhlenentzündungen, Asthma und Bronchitis.

Zutaten: 8 Tropfen Eucalyptus globulus.

Bei Lethargie, Trägkeit und Lustlosigkeit kann Eukalyptus beleben und motivieren. Seine konzentrationssteigernden Eigenschaften unterstützen geistige Arbeit.

Zutaten: 5 Tropfen Eukalyptus und 5 Tropfen Grapefruit.

Wenn Sie Raumluft reinigen oder desinfizieren wollen, benutzen Sie Eukalyptusöl pur, etwa 7 Tropfen.

- **Inhalation** Fast alle Formen der Erkältung sprechen auf diese alte Heilmethode an.

Zutaten: 4 Tropfen Eucalyptus radiata und 2 Tropfen Thymian auf 2 l heißes Wasser.

- **Bade- und Massageöl** Kann bei Muskel- und rheumatischen Schmerzen einmassiert werden; auch zur Schmerzlinderung bei Neuralgien.

Zutaten: 2 Tropfen Eucalyptus radiata auf 1 EL Trägeröl.

- **Sauna** Für einen Aufguss eignet sich die Essenz des Eucalyptus globulus am besten.

Zutaten: 2–4 Tropfen auf die mit Wasser gefüllte Kelle. Oder mischen Sie je nach Geschmack mit einer der genannten, harmonierenden Duftnoten.

Vorsicht
Eukalyptus ist nichts für Kleinkinder und Asthmatiker, denn bei ihnen kann das Öl zum Atemstillstand führen. Halten Sie sich stets an die Anwendungsvorschriften, denn zu hohe Dosierungen können Kopfschmerzen und Benommenheit auslösen. Auch allergische Reaktionen sind möglich.

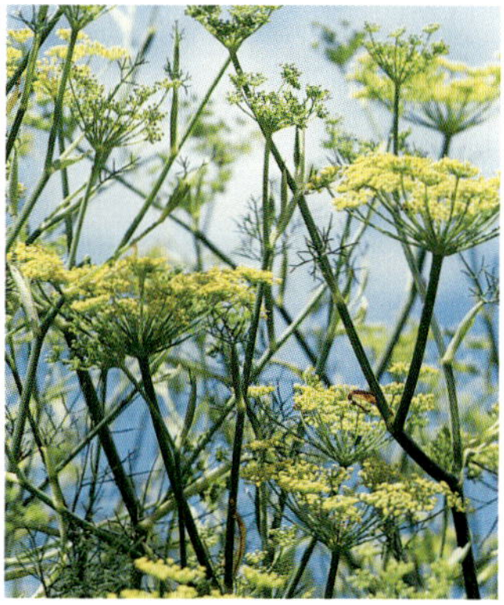

Fenchel beruhigt die Nerven und wirkt gegen Schlaflosigkeit.

Fenchel

Foeniculum vulgare (bitteres Fenchelöl)
Foeniculum vulgare var. dulce (süßes Fenchelöl)

- **Vorkommen** Wild wächst der Fenchel hauptsächlich an den Küsten des Mittelmeers. Er wird jedoch auch überall in Europa kultiviert.
- **Duftrichtung** mild, warm und süßlich-würzig

Wissenswertes

Fenchel ist eine bis zu zwei Meter hohe Staude. Schon die Römer kannten ihre Heilkraft. Fenchelöl erhält man durch Destillation der zerquetschten Früchte aus den gelben Blütendolden. Das bittere Fenchelöl enthält etwa 20 Prozent Bitterstoffe und ist preiswerter als das süße, das manchmal mit Sternanisöl gestreckt wird. Der Duft des Fenchelöls aktiviert die mütterlichen Instinkte im Menschen.

AFFIRMATION
Ich fühle mich sicher und geborgen und kann mir erlauben, meine Gefühle zu zeigen

Heilwirkung auf Körper und Seele

Die Haupteigenschaften des Fenchelöls sind magenstärkend, krampflösend, blähungswidrig, milchbildend, schleimlösend, antibakteriell und entschlackend. Fenchelöl hilft auch jungen und werdenden Müttern: Vor allem die bittere Variante fördert die Milchbildung in der Stillphase und erleichtert die Geburt. Ein Anwendungsgebiet beider Sorten sind Verdauungsbeschwerden – von Bauchschmerzen über Blähungen bis hin zu Verstopfung und Schluckauf. Außerdem unterstützt Fenchel die Entschlackung und Entgiftung des Körpers, beispielsweise nach einer alkoholreichen Nacht. Das Öl normalisiert auch den Menstruationszyklus und lindert wegen seiner östrogenähnlichen Wirkung prämenstruelle Beschwerden. Als Raumduft wirkt Fenchelöl wie ein Nerventonikum. Es kann bei psychischer Instabilität ausgleichen und stärken, bei Verlassenheitsgefühlen, mangelndem Selbstbewusstsein und Nervosität baut es auf. Gefühlskalte Menschen werden dazu ermutigt, sich zu öffnen und aufzutauen.

Harmonie mit anderen Düften
Die Wirkung des Fenchelöls wird verstärkt, wenn man es mit Anis, Kümmel und Koriander mischt. Weitere Kombinationsmöglichkeiten bestehen mit Melisse, Minze und Rose.

Anwendung der Essenz

Anwendungsformen und Zutaten

- **Duftlampe** Der angenehme Duft verbreitet eine Aura von Geborgenheit, die angestrengte Nerven beruhigt und Gefühle fließen läßt. Husten, Heiserkeit oder Bronchitis werden durch die krampf- und schleimlösende Wirkung der Essenz gemildert.
Zutaten: 6 Tropfen Fenchel, jeweils 2 Tropfen Pfefferminze und Eukalyptus.
- **Fenchelwasser** Gibt es fertig in der Apotheke zu kaufen; für Augenbäder bei Augenentzündungen und als feuchtwarmer Wickel auf Abszessen. Bei Stauungen des Milchflusses in den Brüsten helfen warme Kompressen aus Fenchelwasser.
- **Aromabad** Eine äußerst entspannende Mischung bei Stress, Nervosität und nach einem anstrengenden Tag.
Zutaten: 3 Tropfen Fenchel, 2 Tropfen Rose und 3 Tropfen Geranie auf 1/2 Becher Sahne (ins laufende Wasser geben).
- **Massageöl** Ein wunderbares Heilmittel bei Blähungen sind Bauchmassagen mit Fenchelöl.
Zutaten: 2–3 Tropfen auf 1 EL Mandelöl; bei Kindern die Hälfte. Massieren Sie mit sanften, kreisenden Bewegungen im Uhrzeigersinn.
- **Fencheltee** Hilft bei jeder Form von Verdauungsstörung, auch bei der Ausscheidung von Giftstoffen nach reichlich Alkohol und Zigaretten. Verwenden Sie dafür jedoch nicht die Essenz, sondern Teebeutel, oder bereiten Sie sich selbst einen Aufguss aus zerstoßenen Früchten.
Zutaten: 1 TL Fenchelfrüchte auf eine Tasse.

Element und Psyche
Fenchel gehört zum Wasserelement und unterstützt die Heilung von gefühlsbedingten Problemen, die sich häufig im Verdauungssystem somatisieren.

Vorsicht bei der Anwendung

Fenchelöl, ob süßes oder bitteres, darf während der Schwangerschaft und bei Epilepsie nicht benutzt werden. Die Essenz des Foeniculum vulgare sollte generell nicht innerlich eingenommen werden – wie alle anderen Aromaöle auch.

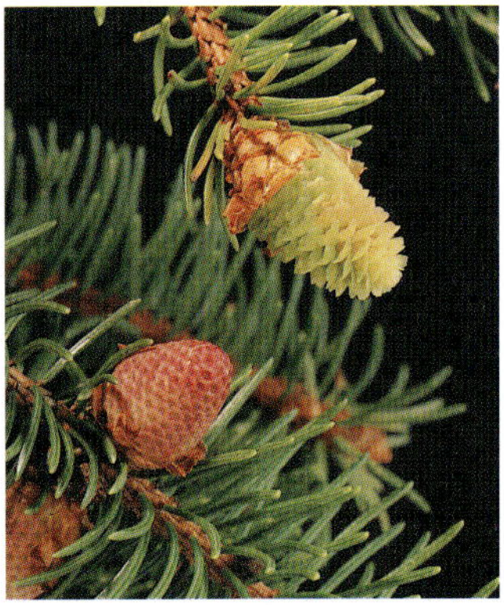

Im Sommer bildet die gemeine Fichte ihre jungen Zapfen.

Fichtennadel

Abies sibirica

- **Vorkommen** Die Fichte wächst in allen gemäßigten Klimaregionen der Erde.
- **Duftrichtung** balsamisch, würzig-frisch

Wissenswertes

Die Fichte ist in unseren Breiten der häufigste Nadelbaum. Bei Waldspaziergängen durchströmt der würzige Duft der Tannenzapfen und des Holzes unsere Lungen. Ähnlich wie beim Begehen eines Nadelwaldes wirkt auch das aus den Nadeln und Sprossen der Fichte gewonnene ätherische Öl mit seinem Duft reinigend und wohltuend auf die Luftwege und erleichtert das Atmen.

Heilwirkung auf den Körper

Fichtennadelöl wirkt antiseptisch, tonisierend, desodorierend und regt ähnlich wie Eukalyptus die Atmung an und befreit die Luftwege. Bei rheumatischen Beschwerden, Gicht und Durchblutungsstörungen werden Bäder mit Fichtennadelessenz empfohlen.

AFFIRMATION

Ich bin mit mir im Reinen. Ich habe mich innerlich gereinigt und genieße das Gefühl der Weite.

Heilwirkung auf die Seele

Bei Stress, Nervosität und Erschöpfung ist Fichtennadel ein klassisches, natürliches Relaxans. Als Raumduft erfrischt das Öl die Luft von Räumen, in denen sich viele Menschen aufhalten. Zudem vermag die Essenz eine negative Lebenshaltung und Passivität in ihr postives Pendant zu verwandeln und kann auch aphrodisierend wirken.

Harmonie mit anderen Düften

Fichtennadel verträgt sich gut mit Eukalyptus, Thymian und Lavendel. Wenn Sie die aphrodisierenden Eigenschaften der Essenz verstärken wollen, mischen Sie weiche Aromadüfte hinzu wie z. B. Sandelholz, Jasmin oder Ylang-Ylang.

Anwendung der Essenz

Der balsamische Duft der Fichtennadel ist uns von Schaumbädern, Badesalzen und Saunazusätzen sehr vertraut und allseits beliebt.

Anwendungsformen und Zubereitung

• **Inhalation** Bei Grippe und Erkältung können Sie folgende Mischung zubereiten.
Zutaten: 2 Tropfen Fichtennadel und 2 Tropfen Thymian, 1 Tropfen Lavendel. Träufeln Sie die Öle auf ein Taschentuch, und atmen Sie den Duft tief ein. Oder Sie lösen die Mixtur mit 1 EL Honig in einem Topf mit 2 l heißem Wasser auf. Legen Sie ein großes Handtuch über den Kopf, schließen Sie die Augen und atmen Sie tief ein und aus.

ELEMENT
Die Fichte ist ein luftiges Gewächs. Ihr Duft beflügelt und weckt die Lebensgeister.

• **Badezusatz** Ein Vollbad in Fichtennadelöl entspannt und erfrischt zugleich nach einem stressigen, hektischen Tag. Es durchblutet, regt den Stoffwechsel an und beruhigt die Nerven.
Zutaten: 8 Tropfen Fichtennadel auf 1 EL Honig.
Bei Rheuma, Gicht und Muskelkater kann man 6–8 Tropfen der Inhalationsmischung in 1 EL Speiseöl oder Milch lösen und ins Badewasser geben.

• **Duftlampe** Fichtennadelöl erzeugt eine frische, reinigende Atmosphäre, die man gut in Räumen mit viel Publikumsverkehr nutzen kann. Die gleiche Mischung eignet sich auch zur Desinfektion von Krankenzimmern.
Zutaten: 10 Tropfen Fichtennadel und 2 Tropfen Eukalyptus.

• **Omas Hausmittel**
Ein altbekannter Heiltee aus Fichtennadeln, den unsere Großmütter für Erkältungen jedweder Art und sogar bei Blasenverkühlung verwendeten, ist der sogenannte Fichtenwipferltee. Er enthält sehr viele heilende Bestandteile und sogar Vitamin C, weshalb er heute noch als einfaches und wohlschmeckendes Hausmittel bei Grippe, Frühjahrsmüdigkeit und zur Abwehrstärkung bei Erkältungsgefahr eingesetzt wird.
Das Rezept: Sammeln Sie im Frühjahr die frischen Triebe und Knospen der Fichte, und geben Sie etwa 7 TL davon in eine Kanne, die Sie mit heißem, aber nicht kochendem Wasser aufgießen. Zum Süßen können Sie Honig, Ahornsirup oder Zuckerrübensirup verwenden.

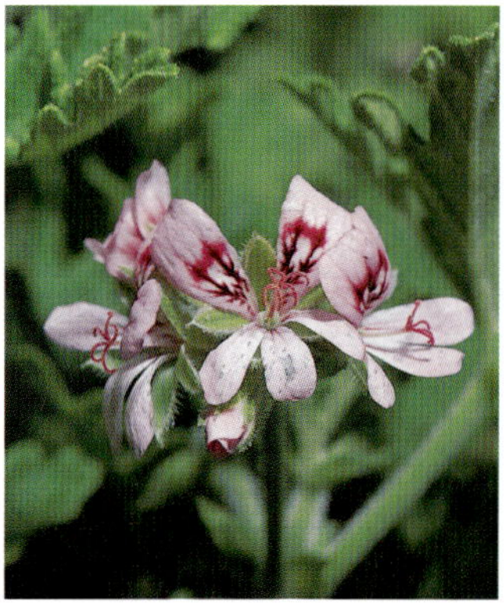

Der blumige Duft des Pelargonium odorantissimum wirkt sich positiv auf die Stimmung aus.

Geranium

Pelargonium capitatum, Pelargonium odorantissimum, Pelargonium graveolens

- **Vorkommen** Die Geranie stammt aus Marokko.
- **Duftrichtung** süß-rosenartig, blumig und frisch

Wissenswertes

Es gibt etwa zweihundert Geranienarten. Die häufigsten in der Aromatologie verwendeten sind die Rosengeranie (Pelargonium graveolens) und die Zitronenpelargonie (Pelargonium odorantissimum). Das Geranienöl wird durch Destillation aus den Blättern der Geranie gewonnen. Sowohl das Öl der Rosengeranie als auch das Öl der Zitronenpelargonie sind wegen ihres Aromas in der Parfüm- und Seifenproduktion sehr begehrt.

Heilwirkung auf den Körper

AFFIRMATION

Ich bin ausgeglichen und zufrieden mit mir und der Welt.

Geranienöl gilt als antiseptisch und reinigend, erfrischend und adstringierend. Es lindert Entzündungen, Akne und trockene Ekzeme. Außerdem fördert es die Wundheilung und verhindert die Bildung von Narben. Weitere Anwendungsgebiete sind Erkältungen, Hals- und Mundschleimhautentzündungen. Die tonisierende Wirkung regt die Ausscheidung von Schlackenstoffen an; auch Zellulite soll sich dadurch bessern.

Die Essenz der Geranie reguliert auch die Hormonproduktion. Sie empfiehlt sich daher besonders bei prämenstruellen Störungen, Zyklusschwankungen und Wechseljahresbeschwerden.

Heilwirkung auf die Seele

Als Raumduft gleicht die Essenz Menschen aus, die starken Gefühlsbelastungen ausgesetzt sind und sich unausgeglichen fühlen. Bei Unzufriedenheit, Angstzuständen, Niedergeschlagenheit und Lethargie kann der Duft aufmuntern, die Stimmung heben und Stressfolgen ausgleichen.

Harmonie mit anderen Düften
Geranie verbindet sich gut mit Rose, Basilikum und allen Zitrusölen. In sehr geringer Dosis hilft es anderen Düften, miteinander zu verschmelzen.

Anwendung der Essenz

Geranienöl besitzt insektizide Wirkung. Da es außerdem sehr hautfreundlich und für alle Hauttypen geeignet ist, verwendet man es gerne in Bade- und Massageölen.

Anwendungsformen und Zubereitung

• **Duftlampe** Bei Erschöpfung und Depression anregend, bei Stress, Ärger und Aufregung beruhigend.
Zutaten: 5 Tropfen Geranie und 2–3 Tropfen eines Zitrusöls.
Mit dem Öl der Rosengeranie bieten sich vor allem rosenartige Duftkompositionen an.
Zutaten: 2 Tropfen Rose, 4 Tropfen Geranie und 3 Tropfen Linaloeholz.
Zur Insektenabwehr.
Zutaten: 3 Tropfen Geranie, je 2 Tropfen Zeder und Lavendel.

• **Bade- und Massageöl** Vor allem die Essenz der Rosengeranie ist ein wunderbar harmonisierender Wirkstoff für Aromamassagen, wohltuende Vollbäder und ein wahrer Balsam für das Nervenkostüm – Hautpflege gleich mitgeliefert.
Zutaten: Je 4 Tropfen Geranie und Sandelholz, 2 Tropfen Rose auf 2 EL Mandelöl (in langen Streichbewegungen massieren).

• **Narbenbehandlung** Da Geranie die Regeneration der Hautzellen unterstützt und heilend wirkt, eignet es sich gut zur Behandlung von Narben.
Zutaten: 8 Tropfen Geranie, 4 Tropfen Narde, je 3 Tropfen Myrrhe und Immortelle auf 50 ml Hagebuttenkernöl (gut mischen und die betreffenden Gewebestellen immer wieder sanft damit betupfen).

ELEMENT UND CHAKRA
Das zur Geranie gehörende Element ist das Wasser. Die Pflanze ergänzt die feurigen Eigenschaften des Widders und wirkt vor allem auf das Herzchakra.

Vorsicht bei empfindlicher Haut

Manche Menschen reagieren allergisch auf Geranienessenz. Wenn Sie zu Allergien neigen, sollten Sie einen Tropfen Massageöl probehalber auf einer kleinen Hautstelle auftragen.

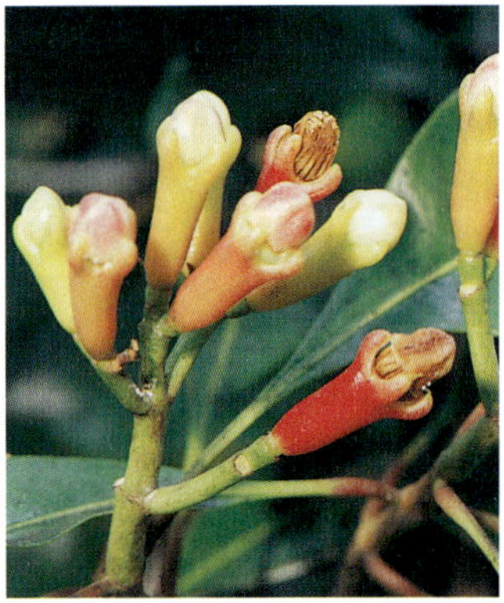

Ob als Gewürz zum Backen und Kochen oder auch als Aromaöl verbreiten Nelken eine weihnachtliche Atmosphäre.

Gewürznelke

Syzygium aromaticum

- **Vorkommen** Gewürznelken wachsen in Malaysia, Indonesien, auf Madagaskar, auf den Philippinen und Molukken sowie auf Sri Lanka.
- **Duftrichtung** würzig-erdig, warm und süß

Wissenswertes

Gewürznelken zählten in früheren Zeiten zu den teuersten Gewürzen und wurden zum Teil als Wunderheilmittel gehandelt. Die Essenz wird durch Wasserdampfdestillation der Blüten oder Blätter des Gewürznelkenbaums gewonnen. Das Gewürznelkenknospenöl ist etwas teurer, hat jedoch einen wärmeren Duft, während das Öl aus den Blättern krautiger riecht. Beide Essenzen entfalten die gleiche Wirkung.

Heilwirkung auf den Körper

AFFIRMATION
Ich spüre mein inneres Feuer, das mir Kraft und Vitalität verleiht.

Gewürznelkenessenz wirkt stark antiseptisch, krampflösend, stärkend, stimulierend und blähungswidrig. Das bekannteste Anwendungsgebiet der Gewürznelke sind jedoch Zahnschmerzen und Zahnfleischschwellungen, weshalb Gewürznelkenöl oft in Mundwässern und Zahnpasten zu finden ist. Auf der Haut wirkt das Öl desinfizierend, außerdem hilft es bei Magen-Darm-Beschwerden, Durchfall und Blähungen. Wegen ihrer gebärmutteranregenden Wirkung wurde Gewürznelkenessenz früher in der Geburtshilfe und bei ausbleibender Menstruation verwendet. Auch auf der Haut zeigt die Gewürznelke, etwa bei Krätze, Hautabschürfungen, Insektenstichen, Warzen und eitrigen Wunden, gute Wirkung.

Heilwirkung auf die Seele

Gewürznelkenessenz stimuliert das Gehirn und unterstützt das Konzentrationsvermögen. Viele Menschen schätzen diese stärkende Wirkung nach längerer geistiger Arbeit und bei nachlassender Denkfähigkeit.

Harmonie mit anderen Düften

Gewürznelkenessenz läßt sich vor allem mit Anis, Fenchel, Kümmel, Basilikum, Kardamon und vor allem mit Ingwer kombinieren. Für wärmere Duftkompositionen mischen Sie mit Orange, Zimt, Eukalyptus und Mandarine.

Anwendung der Essenz

Die meisten von uns assoziieren mit dem Duft der Gewürznelke etwas Unangenehmes: einen Zahnarztbesuch. Und in der Tat, Dentisten benutzen die Essenz wegen der stark antiseptischen und zugleich schmerzstillenden Eigenschaften des darin enthaltenen Wirkstoffs Eugenol.

Anwendungsformen und Zubereitung

- **Zahn- und Mundpflege** Gewürznelkenöl ist ein traditionelles Heilmittel bei Zahnschmerzen: Tränken Sie einen Wattebausch mit dem Öl und legen ihn auf den schmerzenden Zahn.
Zutaten für Mundwasser: 2 Tropfen Gewürznelke auf 1 Tasse Wasser (gut umrühren, damit sich die Essenz mit dem Wasser verbindet).
- **Duftlampe** Wenn Sie eine weihnachtliche Stimmung in Ihr Heim zaubern wollen, gehört der wärmende Duft des Gewürznelkenöls auf jeden Fall mit dazu.
Zutaten: 5 Tropfen Orange, 3 Tropfen Zimt und 5 Tropfen Gewürznelke.
- **Insektenschutz** Ein guter Tip für Sonnenanbeter: Mischen Sie 1–3 Tropfen Gewürznelke in Ihr Sonnenöl – keine Mücke sticht mehr…
- **Hautpflege** Zur Desinfektion bei Hautverletzungen und Schnittwunden durchs Rasieren.
Zutaten: 1–2 Tropfen Gewürznelke in die After-Shave-Lotion.

STERNZEICHEN
Die Gewürznelke wird dem Widder zugeordnet. Sie unterstützt die feurigen Qualitäten dieser Menschen.

Vorsicht bei Gewürznelkenknospenöl

Die Essenz aus der Gewürznelkenknospe reizt die Haut. Für die äußere Anwendung muss man sie daher äußerst sparsam dosieren. Beide Öle der Gewürznelke dürfen nicht innerlich eingenommen werden. Außerdem sind sie weder für Schwangere noch für Kinder geeignet.

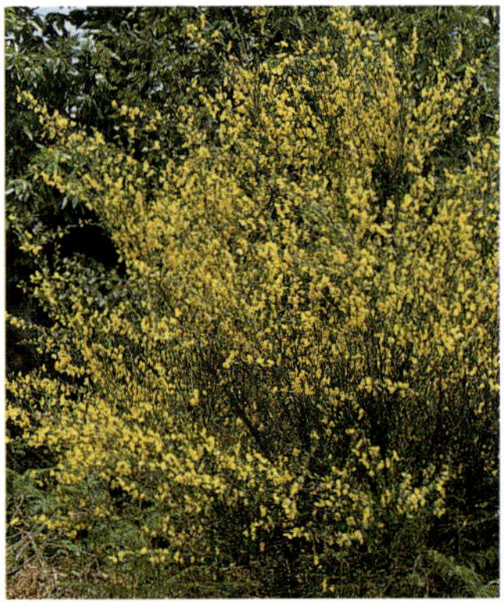

Ginster gilt als trostspendender Begleiter in schweren Stunden.

Ginster

Spartium junceum

- **Vorkommen** Ginster ist in den südeuropäischen Ländern und in Nordafrika weit verbreitet. Kultiviert findet man ihn vor allem in Frankreich oder Marokko.
- **Duftrichtung** blumig, süßlich und sonnig-warm

Wissenswertes

Der Ginsterstrauch stammt aus der Familie der Schmetterlingsblütler. Die Essenz wird durch Extraktion der Blüten gewonnen. Es handelt sich um ein Absolue, das erst in der Verdünnung mit fünfzigprozentigem Weingeist sein volles Aroma entfaltet.

Heilwirkung auf die Seele

Ginster wirkt vor allem auf psychischer Ebene. Sein Duft führt nach innen und stimmt still. Die Essenz lindert seelische Verletzungen, Schmerz, Trauer und tiefsitzende Ängste. Auch bei Instabilität und mangelndem Selbstvertrauen wirkt sie aufbauend und stärkend. Ginster entspannt und versetzt in eine träumerisch-sinnliche Stimmung: Man fühlt sich warm und geborgen. Weil die Ginsteressenz auch das Loslassen ermöglicht, kann sie als Raumduft in der Sterbehilfe eingesetzt werden.

AFFIRMATION
Ich fühle mich sicher und geborgen und kann daher meine Aufmerksamkeit auf meine inneren Räume richten. Ich spüre meine alten Wunden und Narben. Gleichzeitig spüre ich, wie sie heil werden wollen.

Anwendung der Essenz

Ginster hat eine ausgesprochen starke Wirkung und muss deshalb sparsam dosiert werden. Das gilt vor allem für Mischungen, da sonst alle anderen Duftnoten in den Hintergrund treten.

Anwendungsformen und Zubereitung

- **Duftlampe** Das Öl ist eine gute Basis für Blütenmischungen.

Zutaten: 2 Tropfen Ginster, 3 Tropfen Limette, 3 Tropfen Jasmin und 3 Tropfen Tonka.

- **Badezusatz** Wenn Sie sich tief entspannen wollen.

Zutaten: Je 3 Tropfen Ginster und Rose auf 1 EL Honig.

CHAKREN
Ginster öffnet das Herz- und das Wurzelchakra. Sein Aroma verbindet Liebe und Vitalität.

Grapefruit

Citrus paradisi

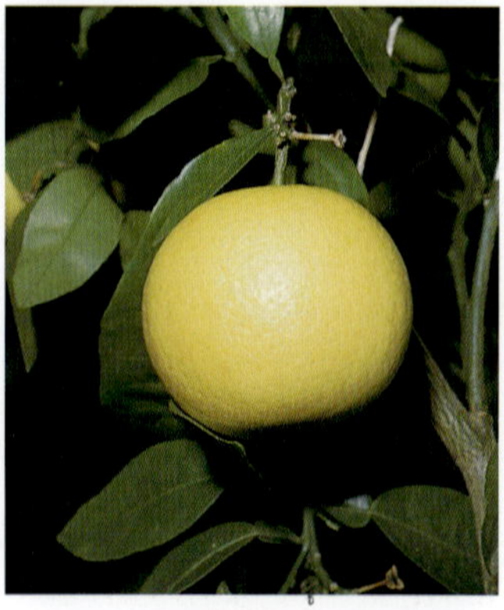

Der Extrakt des Grapefruitsamens enthält u.a. antibakterielle Wirkstoffe.

- **Vorkommen** Die Grapefruit ist in allen suptropischen und tropischen Gebieten beheimatet.
- **Duftrichtung** frisch, hell und etwas herb

Wissenswertes
Das Öl der Grapefruit wird durch Auspressen der Fruchtschale gewonnen. Grapefruit complet enthält sowohl das gepreßte Schalen- als auch das destillierte Fruchtöl. Sein Duft ist vollfruchtig, saftig und rund.

Heilwirkung auf Körper und Seele
Grapefruitessenz fördert die Durchblutung, regt das Lymphsystem an und unterstützt die Entgiftung und Ausscheidung von Schlackenstoffen. Auch die Haut wird gestrafft und besser durchblutet. Das vitalisierende Aroma regt die Lebensgeister und die Kreativität an, beflügelt die Gefühle und kann sogar ein wenig euphorisieren.

Affirmation
Ich bin ganz leicht und sprühe vor Lebenslust. Meine Lebensgeister tanzen.

Anwendung der Essenz

Anwendungsformen und Zubereitung

- **Aromaküche** Grapefruitöl eignet sich sehr gut zum Aromatisieren von Speisen und Getränken.

Zutaten: 150 g Joghurt, 1 Tropfen Grapefruit, 1 Tropfen Vanille und 1 TL Honig. Alles miteinander verrühren und frisch servieren.

- **Duftlampe, Badezusatz und Körperöl** Dieses Rezept können Sie als erfrischenden Badezusatz und als Körperöl für eine Aromamassage verwenden. Für die Duftlampe nehmen Sie die gleiche Mischung, lassen jedoch das Mandelöl weg.

Zutaten: 3 Tropfen Grapefruit, 2 Tropfen Vanille und 1 Tropfen Tonkabohne auf 2 EL Mandelöl.

- **Tip** Einem Hautöl oder einer Hautcreme gegen Zellulite geben 1–2 Tropfen Grapefruitöl eine frische Note.

Elemente und Sternzeichen
Grapefruit ist ein Duft für den Schützen und passt gut zu den Elementen Feuer und Luft.

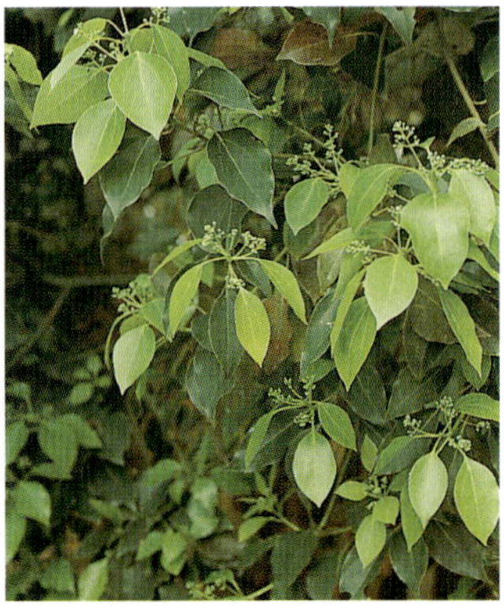

Die Ho-Blätter des Shiu-Baumes enthalten pflegende und antibakterielle Substanzen.

Ho-Blätter

Cinnamomum camphora

- **Vorkommen** Der Shiu-Baum ist in China beheimatet.
- **Duftrichtung** rosig, holzig, süß-würzig

Wissenswertes

Dieses Öl wird aus den frischen Blättern des Shiu-Baumes gewonnen. Es ist schon allein aufgrund der Ähnlichkeit des Duftes eine willkommene Alternative zum Rosenholzöl, das man aus ökologischen Gründen eigentlich nicht mehr kaufen sollte. Der Rosenholzbaum aus dem Amazonasgebiet ist beispielsweise schon stark dezimiert und sollte deshalb nicht mehr geschlagen werden. Ho-Blätter-Öl ist eine schöne Parfümnote für Bade- und Hautpflegemittel. Auch in Herrenparfüms ist es sehr beliebt.

Heilwirkung auf den Körper

Ho-Essenz wirkt antibakteriell, desodorierend, entspannend und beruhigend. Auf die Haut aufgetragen, entfaltet sie pflegende Eigenschaften und stärkt das Bindegewebe.

AFFIRMATION

Ich fühle mich sinnlich und entspannt. Ich stehe der Welt offen gegenüber.

Harmonie mit anderen Düften

Sehr feine Kombinationen erhalten Sie mit Sandelholz, Zitrus- und Blütendüften.

Anwendung der Essenz

Anwendungsformen und Zubereitung

- **Duftlampe** Ho-Blätter-Öl kann bei kulturellen Abenden oder beim Musizieren die Kreativität unterstützen.
Zutaten: 4 Tropfen Ho-Blätter, 3 Tropfen Orange und 2 Tropfen Sandelholz.
- **Badezusatz** Wenn Sie sich in eine wohltuende, hautpflegende Duftwolke hüllen möchten.
Zutaten: 3 Tropfen Ho-Blätter, je 2 Tropfen Grapefruit und Rosengeranie auf 1/2 Becher Sahne.

ELEMENTE

Ho-Blätter passen gut zu den Elementen Erde und Wasser. Ihr Duft lässt die Gefühle fließen.

Honig

Mel

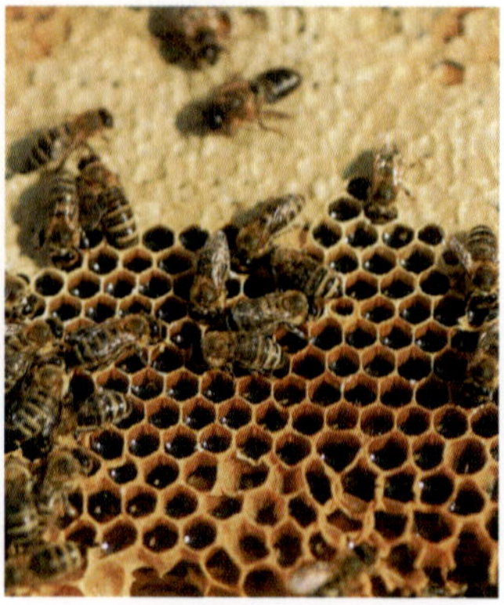

Honig ist wegen seiner entzündungslindernden Wirkung in zahlreichen Heil- und Pflegemitteln enthalten.

- **Vorkommen** in Bienenwachswaben
- **Duftrichtung** süßlich, warm

Wissenswertes
Honigessenz ist ein Absolue von mittlerer Konsistenz, das durch Extraktion von Bienenwachswaben gewonnen wird. Bestes Lösungs- und Verdünnungsmittel ist Alkohol.

Heilwirkung auf den Körper
Honigessenz besänftigt empfindliche und entzündete Haut.

Heilwirkung auf die Seele
Der Duft gleicht seelisch aus und vermittelt ein Gefühl von Wärme und Sanftheit. Zugleich beruhigt und entspannt Honigessenz die Nerven.

Harmonie mit anderen Düften
Kinder mögen diesen Duft gerne mit Mandarinenöl oder Clementinenöl gemischt. Auch mit Vanille ergibt Honigessenz eine sanfte, beruhigende Note.

Anwendung der Essenz

Vor allem in Bädern, Massageölen und Duftlampen ist Honig eine wohltuende Aromabeimischung.

Anwendungsformen und Zubereitung
- **Duftlampe** Vor allem bei Kinderfesten ist diese Mischung empfehlenswert.
Zutaten: 5 Tropfen Honig, 2 Tropfen Vanille und 2 Tropfen Mandarine.
- **Aromabad** Für ein entspannendes und hautpflegendes Bad.
Zutaten: Je 3 Tropfen Honig, Linaloeholz, 2 Tropfen Vanille.

AFFIRMATION
Ich bin sanft gestimmt und fühle die Zartheit meiner Haut.

ELEMENT
Honig gehört zum Element Wasser. Die Essenz erzeugt warme Gefühle.

VORSICHT
Bei einer Allergie gegen Propolis dürfen Sie Honigessenz nicht benutzen.

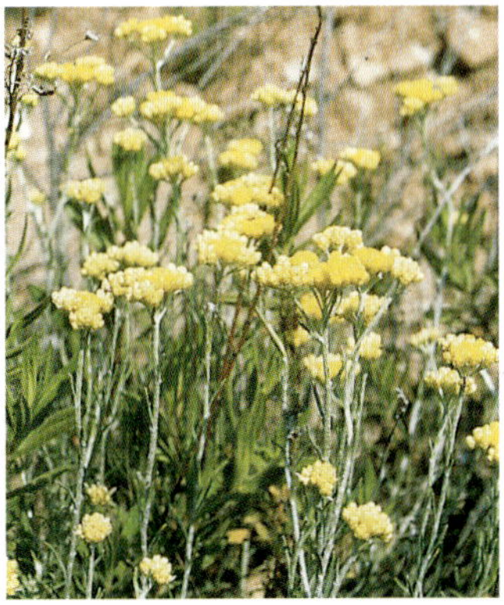

Immortelle

Helichrysum angustifolium

Weiterer Name: Italienische Strohblume

- **Vorkommen** Die Immortelle ist fast im ganzen Mittelmeerraum verbreitet. Sie ist sehr genügsam und wächst sogar auf Geröllhalden und an Straßenrändern.
- **Duftrichtung** blumig, würzig, warm, vielschichtig

Immortelle wirkt antiseptisch, hustenbekämpfend und fiebersenkend.

Wissenswertes

Die Immortelle ist eine mehrjährige Staude, die bis zu einem halben Meter hoch wird und sich mit kugelförmigen goldgelben Blüten schmückt. Die Destillation der Blüten ergibt eine dünnflüssige, klare oder leicht gelbliche Essenz. Ihr Duft erdet, jedoch ohne schwer und träge zu machen. Er ähnelt in der Wirkung dem Duft von Zypresse, Angelikawurzel oder Vetiver.

Heilwirkung auf den Körper

Immortelle gilt als sehr entzündungshemmend (sogar stärker als die Blaue Kamille), antiviral und gewebestraffend. Daneben wirkt sie entgiftend, schleimlösend und sogar antiallergisch.

Affirmation
Ich befreie mich von allem, was meinen Körper belastet und meine Seele vergiftet. Ich erkenne meine Ängste und lasse sie los.

Heilwirkung auf die Seele

Dieses Blütenöl hilft, Probleme aus dem inneren Zentrum heraus gelassen zu betrachten und befreit Körper, Geist und Seele von unnötigem Ballast. Immortelle ist gut auch für Menschen, die sich schwer tun, zu innerer Ruhe zu finden.

Harmonie mit anderen Düften

Immortelle passt gut zu allen Zitrusdüften sowie zu Lavendel, Ylang-Ylang, Cistrose, Verbena und Zypresse.

Anwendung der Essenz

In der Kosmetik wird Immortelle in Cremes und Hautölen zur Behandlung unreiner Haut eingesetzt. Als Bestandteil von Sonnenöl gibt es der Haut einen leichten Sonnenschutz.

Anwendungsformen und Zubereitung

- **Duftlampe** Der Duft der Immortelle ist erdend und kann die Tür zum Unbewussten öffnen. Hier eine Mischung für Trancen, Phantasiereisen und psychotherapeutische Sitzungen.
Zutaten: 4 Tropfen Immortelle, 3 Tropfen Cistrose und 2 Tropfen Grapefruit.
Bei Husten, Heiserkeit und Bronchitis können Sie die schleimlösenden, entzündungshemmenden Eigenschaften der Immortelle ebenso in dieser Form nützen.
Zutaten: 4 Tropfen Immortelle, 4 Tropfen Zypresse und 3 Tropfen Bergamotte.
- **Massageöl** Während einer guten Massage kommen oft verdrängte Trauergefühle und Ängste hoch, die sich in Muskelverspannungen somatisiert haben. Ein Massageöl mit Immortelle kann solche Prozesse der Problemlösung fördern und die Seele entlasten. Auf körperlicher Ebene regen Massagen mit diesem Öl den Lymphfluß und die Entgiftung über Leber und Niere an.
Zutaten: 3 Tropfen Immortelle auf 1 EL Mandel- oder Jojobaöl. Massieren Sie sanft mit langen, langsam streichenden Bewegungen.
- **Waschungen und Kompressen** Bei Akne, unreiner und entzündeter Haut können Sie einige Tropfen Immortelle in Alkohol lösen und mit Wasser verdünnt auf die befallenen Stellen tupfen. Eine andere Möglichkeit: Kombinieren Sie mit anderen, gegen Akne geeigneten Ölen wie Kamille oder Schafgarbe.
- **Bei Sonnenbrand**
Zutaten: 8 Tropfen Immortelle und 20 Tropfen Lavendel auf 50 ml Johanniskrautöl und 50 ml Aloe-vera-Öl. Gut mischen und auf die betroffene Hautstelle auftragen.

ELEMENT UND STERNZEICHEN
Immortelle hat eine stark erdende Wirkung. Fischezeichen, die sich manchmal in geistigen Höheflügen verirren, schwimmen mit diesem Duft auf den Boden der Realität zurück.

Vorsicht

Immortellenessenz eignet sich nicht zur innerlichen Einnahme. Es gibt die Essenz auch als Absolue. Diese Form eignet sich aber nicht für die Anwendung in der Aromatherapie. Wenn Sie Immortelle als Raumduft benutzen, sollten Sie sich an die Dosierungsvorschriften halten. Überdosiert kann die stark wirksame Essenz die Stimmung dämpfen.

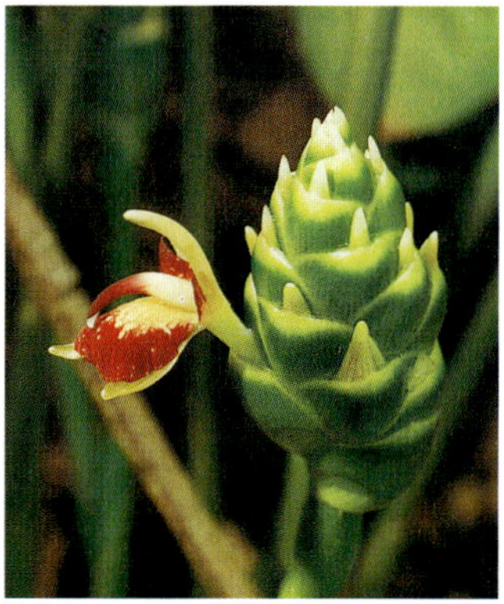

Im Mittelalter verwendete man Ingwer als Prophylaxe gegen Skorbut und Pest.

Ingwer

Zingiber officinale

- **Vorkommen** Ingwer ist in ganz Asien heimisch.
- **Duftrichtung** frisch-würzig, kräftig, holzig

Wissenswertes

Die Ingwerwurzel gilt in Asien nicht nur als geschätztes Gewürz, sondern auch als Heilmittel. Das bei uns erhältliche Ingweröl kommt meistens aus Indien.

Heilwirkung auf Körper und Seele

Ingweröl regt den Appetit an, stärkt den Magen und fördert die Verdauung. Es wirkt antiseptisch und hilft bei allen Leiden, die durch Feuchtigkeit und Kälte entstehen – allen voran Erkältungskrankheiten, Kopfschmerzen und Muskelverspannung. Auch als naturheilkundlicher Geheimtip gegen Reisekrankheit hat sich Ingweröl einen Namen gemacht. Auf seelisch-geistiger Ebene wirkt Ingweressenz klärend, stärkend, stabilisierend und wärmend. Sie hilft bei starken psychischen Verletzungen, mentaler Irritation und Verwirrung. Ingweröl wirkt vor allem auf Männer aphrodisierend.

Affirmation

Meine Energien fließen frei durch meinen Körper. Ich bin im Vollbesitz meiner lebendigen Kräfte.

Anwendung der Essenz

Anwendungsformen und Zubereitung

- **Duftlampe** Diese Mischung zaubert eine orientalische Atmosphäre in den Raum und schützt gleichzeitig vor Ansteckung durch (Erkältungs-)Krankheiten.

Zutaten: Je 4 Tropfen Ingwer und Kardamon, 3 Tropfen Zimt.

- **Aromabad und Massageöl** Ein Bad oder eine Körpermassage mit einigen Tropfen Ingweröl auf 1 EL Mandelöl fördert die Durchblutung und macht warm.
- **Aromaküche** Ein altes Hausmittel zur Abwehr von Erkältungen ist heißes Ingwerwasser. Dazu schälen Sie 1/2 Ingwerwurzel, schneiden sie in Stücke und kochen das Ganze in 1 l Wasser.

Elemente

Ingweressenz wird sowohl dem Feuer, also der Lebenskraft, als auch der Luft und damit dem Geist und der Lebendigkeit zugeordnet.

Iriswurzel

Iris pallida / Iris florentina

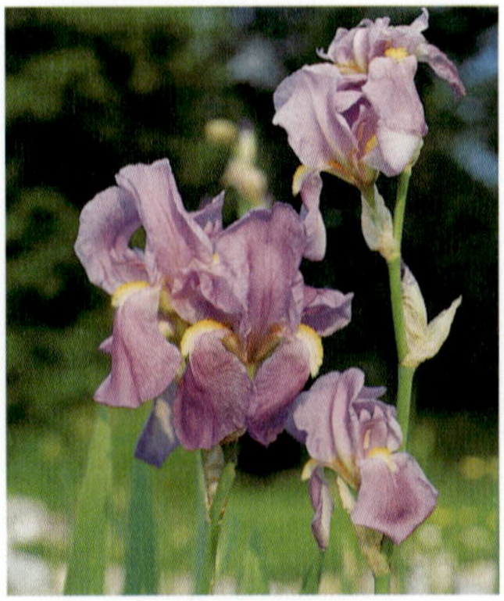

Der Duft der Iriswurzel regt Geist und Phantasie an.

- **Vorkommen** Die Iris (Schwertlilie) findet sich wildwachsend in ganz Europa. Kultiviert wird sie in der Toskana, in Marokko, Russland und Südfrankreich.
- **Duftrichtung** mild, süß, veilchenartig, leicht erdig und warm

Wissenswertes
Aufgrund der sehr geringen Ausbeute bei der aufwendigen Gewinnung durch Fermentation ist Irisöl sehr teuer und selten. Echtes Iriswurzelöl kostet pro Milliliter ca. 140 Euro. Daher wird es meist als 1%ige in Weingeist gelöste Verdünnung zum Verkauf angeboten.

Heilwirkung auf Körper und Seele
Auf körperlicher Ebene kann Irisöl schleimlösend, blutreinigend und diuretisch wirken. Die Hauptwirkung von Irisöl liegt im geistig-seelischen Bereich: Es harmonisiert, hilft, seelische Wunden zu heilen und alte Blockaden zu lösen. Darüber hinaus regt dieses Öl die schöpferischen Kräfte an und verstärkt Intuition sowie Liebesfähigkeit.

AFFIRMATION
Aus meinem Herzen strömt ein von Liebe durchdrungenes Gefühl. Ich fühle mich frei und erlöst.

Anwendung der Essenz

Schon wenige Tropfen dieser kostbaren Essenz verzaubern eine simple Lotion in einen luxuriösen Parfümbalsam.

Anwendungsformen und Zubereitung
- **Duftlampe** Hier eines der schönsten, aber leider auch teuersten Rezepte zur Heilung gebrochener Herzen.
Zutaten: 3 Tropfen Iris (1% in Weingeist) und 2 Tropfen Rose.
- **Parfüm** Diese Duftmischung ist eine wahre Kostbarkeit.
Zutaten: Je 4 Tropfen Iris (1% in Weingeist) und Sandelholz, 2 Tropfen Rose, 1 Tropfen Jasmin auf 10 ml Jojobaöl. Gut mischen; der Duft ist nach etwa 2 Wochen ausgereift.

ELEMENTE UND STERNZEICHEN
Als pure Essenz wird Irisöl der Erde zugeordnet. In starker Verdünnung passt es zum Wasserelement und zum gefühlsbetonten Sternzeichen Krebs.

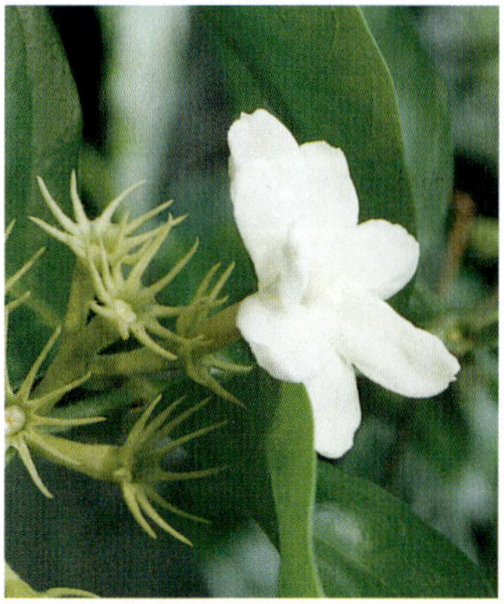

Das Jasminaroma verkörpert das lieblich Weibliche.

Jasmin

Jasminum grandiflorum, Jasminum sambac

- **Vorkommen** Die Jasminpflanze stammt ursprünglich aus Ostasien (vermutlich Indien) und wird heute in China, Indien, Ägypten, Algerien, Marokko, Spanien und Frankreich kultiviert. Jasminum sambac wächst vorwiegend in der heiligen Stadt Ghazipur in Indien.
- **Duftrichtung** blütig-süß, sinnlich-weich, exotisch

Wissenswertes

Jasminöl ist einer der kostbarsten und feinsten Düfte. Deswegen wird das Öl oft gefälscht. Doch nur das echte hat die vielgepriesene Wirkung, die unter anderem die Ausstrahlungskraft ihres Trägers enorm verstärken kann. Von den insgesamt 350 verschiedenen Jasminarten werden vor allem Jasminum grandiflorum, Jasminum sambac und Jasminum officinale zur Ölgewinnung verwendet. In Indien dienen die Blüten des Jasminum sambac auch für religiöse Zeremonien und zum Schmücken heiliger Statuen sowie zum Bereiten von Jasmintee.

Heilwirkung auf den Körper

AFFIRMATION

Ich erkenne die Schönheit und die Poesie meines Wesens. Ich öffne mich für die intuitive Weisheit.

Die leichte, beschwingende Wirkung des Jasmins kann auch körperliche Beschwerden positiv beeinflussen; beispielsweise das prämenstruelle Syndrom, Kopfschmerzen, Nervosität und Hautentzündungen. Jasminessenz eignet sich auch zur Behandlung von psychosomatisch bedingten Hautproblemen. Geradezu legendär ist die Wirkung von Jasminöl auf die weiblichen Geschlechtsorgane: Jedwede Gebärmutterprobleme und Menstruationsstörungen werden gelindert. Wegen seines lösenden und entspannenden Effektes wird Jasminöl auch häufig in der Geburtshilfe eingesetzt.

Heilwirkung auf die Seele

Die Essenz von Jasmin duftet kräftig und warm und wirkt in erster Linie auf der emotionalen Ebene. Dem Jasmin sagt man

nach, dass es das Herz öffnet, die Nerven beruhigt und die Stimmung hebt, indem es positive Gefühle wie Optimismus, Vertrauen und Euphorie erzeugt.
Jasmin öffnet die Tore für sinnliches Erleben, löst Blockaden und erleichtert den Umgang mit Ängsten. Es ist vor allem ein Duft für Paare, da es besonders auf die Sexualität Einfluss nimmt und nicht zuletzt eines der besten Aphrodisiaka ist, die man in der Aromatherapie kennt.

Sternzeichen, Steine und Chakren

Die magisch faszinierende Jasminessenz wird dem Sternzeichen Krebs zugeordnet. Der dazugehörige Stein ist der Mondstein, der ebenso wie das Öl die Intuition fördert. Jasmin wirkt gleichzeitig auf das Bauch-, das Herz- und das Kronenchakra ein.

Harmonie mit anderen Düften

Jasminöl verbindet sich hervorragend mit Rose, Zitrusölen und exotischen Gewürzdüften wie Kardamom und Zimt.

Anwendung der Essenz

In der Aromatherapie wird Jasminöl wegen seiner starken Wirkung auf Psyche und Gemüt hochgeschätzt. Ein Geheimtip für Liebende ist vor allem das Öl von Jasminum sambac.

Anwendungsformen und Zubereitung

- **Duftlampe** Die Königin der Nacht, wie Jasmin in Indien genannt wird, regt die Sinnlichkeit an. Lassen Sie Ihre Phantasie von diesem leichten, beschwingenden Duft beflügeln und verwandeln Sie Ihr Schlafzimmer in einen Liebestempel.
Zutaten: 2 Tropfen Jasmin, 2 Tropfen Rose und 4 Tropfen Linaloeholz.
Bei Niedergeschlagenheit, Angst und nervöser Erschöpfung steigert Jasmin das Selbstvertrauen, macht optimistisch und löst seelische Verkrampfungen.
Zutaten: 3 Tropfen Jasmin, 2 Tropfen Iris und 3 Tropfen Bergamotte.
- **Massageöl** Für ein sinnliches Massageöl genügen bereits 2 Tropfen Jasmin sambac auf 50 ml Basisöl. Ein weiteres Rezept für die Sinne ist dieses:
Zutaten: 2 Tropfen Jasmin sambac, 2 Tropfen Rose, 2 Tropfen Bergamotte und 6 Tropfen Sandelholz auf 50 ml Basisöl.
- **Badezusatz** Bei depressiven Verstimmungen, Teilnahmslosigkeit und Antriebsschwäche.
Zutaten: 3 Tropfen Jasmin, 3 Tropfen Zedernholz und 3 Tropfen Grapefruit auf 2 TL Mandel- oder Jojobaöl.

Vorsicht

Jasminöl dürfen Sie auf keinen Fall innerlich einnehmen. Es handelt sich um ein Absolue, welches bedingt durch den speziellen Gewinnungsprozess Spuren von Lösungsmitteln enthalten kann.

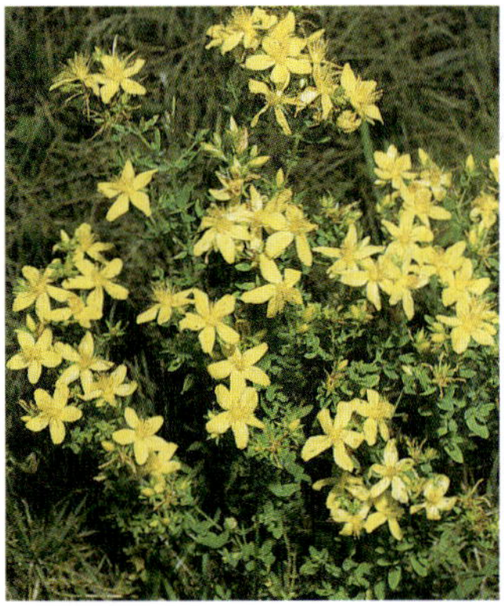

Besonders zu empfehlen bei schwachen Nerven – Johanniskraut.

Johanniskraut

Hypericum perforatum

Weitere Namen: Hexenkraut, Teufelsfluch, Sonnwendkraut, Liebfrauenbettstroh

- **Vorkommen** Johanniskraut ist in Mitteleuropa weit verbeitet.
- **Duftnote** erdig, krautig-würzig und heuartig

Wissenswertes

Im Volksglauben gilt die Johanniskrautpflanze als Lichtblume, die alles Böse fernzuhalten vermag. Dieser Ruf hat sich über Jahrtausende erhalten. Hildegard von Bingen und Paracelsus erklärten Johanniskraut zu ihrem Liebling. Die Pflanze mit den kleinen, leuchtend gelben Blütenblättern blüht im Juni um die Zeit der Sommersonnenwende (daher ihr zweiter Name). Die seit alters bekannte, gute Wirkung gegen depressive Verstimmungen ist inzwischen durch zahlreiche Untersuchungen auch wissenschaftlich belegt.

HEILWIRKUNG AUF DIE SEELE

Die in den Johanniskrautblüten enthaltene rote Substanz Hypericin (sie steckt in den roten Sprenkeln der gelben Blüten) gilt als verantwortlich für die berühmten lichtbringenden, angstlösenden und antidepressiven Eigenschaften dieser Pflanze. Fertigpräparate aus Johanniskraut sind meistens Trockenextrakte, die Hypericin in hochdosierter, konzentrierter Form enthalten.

Heilwirkung auf den Körper

In der Volksmedizin gilt Johanniskraut – äußerlich in Form des sogenannten Rotöls – als bewährtes Mittel gegen Rheuma, Gicht und zur Wundheilung. Rotöl, ein Auszug der Johanniskrautblüten in Oliven-, Sesam- oder Mandelöl, wirkt entzündungshemmend, schmerzstillend, wärmend, entkrampfend und nervenstärkend. Es wird außer bei den genannten Beschwerden auch bei Muskel- und Nervenschmerzen, Durchblutungsstörungen, Krämpfen und Ischias eingesetzt.

Anwendung der Essenz

Im ätherischen Öl des Johanniskrauts, das durch Destillation der Pflanze gewonnen wird, ist kein Hypericin enthalten. Trotzdem besitzt es einige sehr wertvolle Substanzen mit einer stark antidepressiven, angstlösenden, beruhigenden, herzstärkenden und antibakteriellen Wirkung.

Anwendungsformen und Zubereitung

- **Rotöl**

Rotöl ist einfach selbst herzustellen und nicht nur ein gutes Mittel für die Hausapotheke, sondern stellt auch ein schönes Geschenk dar.

Zutaten: 25 g Blütenblätter und 500 ml Olivenöl

Sammeln Sie die Johanniskrautblüten in der Zeit um die Sommersonnenwende, pulverisieren diese in einem Mörser und geben den Brei mit dem Olivenöl in ein Glas, das Sie verschließen. Dieses Gemisch lassen Sie vierzig Tage in der Sonne stehen, filtrieren dann das Öl ab und füllen es in eine dunkle Flasche. Rotöl ist etwa ein Jahr lang haltbar.

- **Ätherisches Johanniskrautöl** Diese Essenz wird eingesetzt bei depressiven Verstimmungen, Menstruations- und Wechseljahresbeschwerden, bei Erschöpfungszuständen, Unruhe, Nervosität, Ängsten, Schlafstörungen, Migräne, Wetterfühligkeit und Bettnässen.
- **Ätherisches Öl und Mazerat** Die Wirkung des ätherischen Johanniskrautöls wird sehr gut ergänzt und verstärkt durch Zugabe des Rotöls.
- **Grundrezept** Diese Mixtur ist äußerlich angewandt sehr wirkungsvoll bei Rheuma, Gicht, Hexenschuss, Prellungen, Quetschungen und Wunden.

Zutaten: 100 ml Rotöl und 15 Tropfen ätherisches Johanniskrautöl. Gut mischen und mehrmals täglich auf die betreffenden Partien auftragen bzw. einmassieren.

- **Innerliche Anwendung** Die Einnahme empfiehlt sich bei depressiven Zuständen, Schlafstörungen und Nervosität sowie bei Schleimhautentzündungen des Darms.

Zutaten: 200 ml Rotöl und 20 Tropfen ätherisches Johanniskrautöl. Gut mischen und 2-mal täglich 1 TL einnehmen.

Anmerkung: Normalerweise wird die innere Einnahme ätherischer Öle nicht empfohlen. Bei diesem Rezept wird die Essenz jedoch mit einem fetten Öl extrem verdünnt und kann in der angegebenen Dosierung unbedenklich von Erwachsenen eingenommen werden.

- **Duftlampe** Bei Winterdepression und Erschöpfung.

Zutaten: 3 Tropfen ätherisches Johanniskrautöl und 3 Tropfen Bergamotte.

AFFIRMATION

Mein Gemüt ist leicht und unbeschwert. Ich bin optimistisch und voller Licht.

ELEMENT

Johanniskraut gehört zum Element Erde.

VORSICHT

Johanniskrautöl erhöht die Lichtempfindlichkeit der Haut gegenüber der Sonne. Vor allem wenn Sie Rotöl auf die Haut aufgetragen haben, sollten Sie nicht in die Sonne gehen, denn Sie riskieren damit einen gehörigen Sonnenbrand.

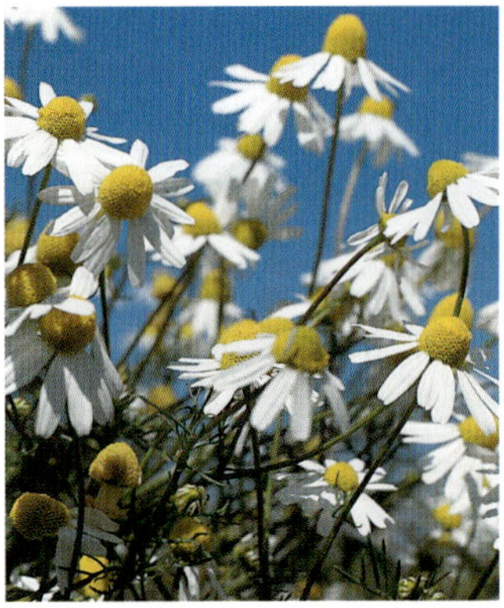

Kamille, blau

Matricaria chamomilla

Weitere Namen: Deutsche Kamille, Echte Kamille

- **Vorkommen** Die Kamille ist in ganz Europa heimisch.
- **Duftrichtung** krautig, durchdringend süß

Die Echte Kamille ist aromatischer und wirksamer als alle mit ihr verwandten Kamillenarten.

AFFIRMATION
Ich ruhe in meiner Mitte.

HARMONIE MIT ANDEREN DÜFTEN
Je nach erwünschtem Effekt lässt sich die Essenz mit anderen Blütenölen mischen. Achtung: Der Duft der blauen Kamille ist sehr intensiv. Wenn Sie ihn mit anderen Essenzen mischen wollen, müssen Sie sehr sparsam dosieren, sonst übertönt er alle anderen Noten.

Wissenswertes

Unter den fast 200 Kamillearten ist das blaue Öl besonders heilkräftig. Der Grund hierfür ist der hohe Gehalt an Azulen. Kamillenöl wird durch Destillation der Blüten gewonnen.

Heilwirkung auf Körper und Seele

Das ätherische Öl der Kamille ist bekannt für seine entzündungshemmende, krampflösende und beruhigende Wirkung. Es hilft bei Geschwüren der Haut, bei Verletzungen, bei der Wundheilung, bei Sonnenbrand, bei Psoriasis und Neurodermitis. Auch bei Menstruations- und Kopfschmerzen hat sich das milde Öl bewährt, das gut für Kinder geeignet ist. Auf geistig-seelischer Ebene wirkt der Duft dieser Blüte stark entspannend. Er kann bei allen Formen von Nervosität eingesetzt werden.

Anwendung der Essenz

Der Duft der blauen Kamille hilft bei der Loslösung der Gedanken vom Körper. Sie können ihn auch einsetzen, wenn Sie sich von alten Wertvorstellungen oder aus einer zu egozentrischen Lebenshaltung lösen möchten.

Anwendungsformen und Zubereitung

- **Duftlampe** 5 Tropfen sind die ideale Dosierung für eine Trancereise oder eine Hypnosesitzung.
- **Einreibungen und Kompressen** Bei Wunden und Hautentzündungen, auch bei trockener und gereizter Haut sind Kamillenkompressen oder -einreibungen ein ideales Heilmittel.

Zutaten: 2–3 Tropfen Kamille blau auf 1 EL süßes Mandelöl.

Kamille, römisch

Anthemis nobilis

Weitere Namen: Gelbe Kamille, Badekamille

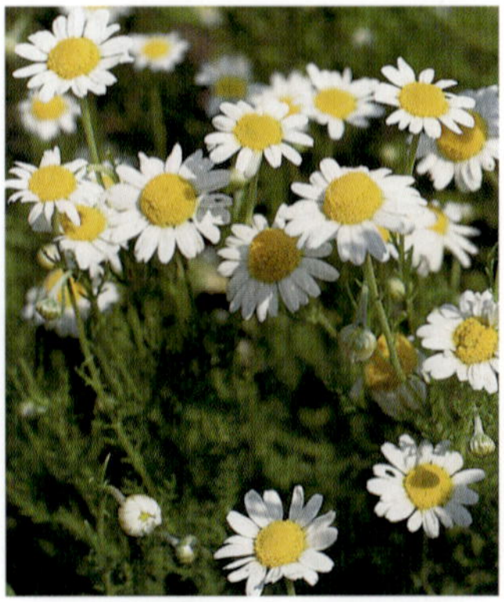

Im Gegensatz zu der größeren Echten Kamille ist die Römische Kamille nur 10 bis 30 Zentimeter hoch.

- **Vorkommen** Diese Kamillenart ist in ganz Europa anzutreffen.
- **Duftrichtung** krautig, würzig und nach Heu duftend

Wissenswertes
Das Öl der römischen Kamille wird durch Destillation der Blüten und der ganzen Pflanze gewonnen.

Heilwirkung auf Körper und Seele
Kamillenöl ist ein ideales Allergie-, Infektions- und Schmerzmittel für Haut, Schleimhäute und Atemwege. Auch bei Schorf auf der Kopfhaut, Magenverstimmung, Blähungen, Koliken, Menstruationsbeschwerden, Muskelschmerzen und Rheuma bewährt sich diese Essenz. Kamille heilt außerdem Nerven und Seele.

Anwendung der Essenz

Anwendungsformen und Zubereitung

- **Inhalation** Das Kamillendampfbad ist ein altes Hausmittel bei Schnupfen, Entzündungen der Nasennebenhöhlen und der Stirnhöhle sowie bei Bronchialinfekten.

Zutaten: 3–5 Tropfen Kamille römisch auf 2 l siedendes Wasser. Legen Sie sich ein Handtuch über den Kopf, und atmen Sie den heißen Dampf tief ein.
Folgendes Rezept hilft gegen Akne und fettige, unreine Haut.
Zutaten: 3 Tropfen Kamille römisch und 3 Tropfen Zitrone auf 2 l siedendes Wasser.

- **Duftlampe** Aufgeregte, hypermotorische Kleinkinder beruhigen sich sehr schnell mit diesem Raumduft.

Zutaten: 2–3 Tropfen Kamille römisch.
Als Einschlafhilfe und gegen Alpträume.
Zutaten: 2 Tropfen Kamille und 2 Tropfen Neroli.

AFFIRMATION
Ich bin sanft gestimmt. Meine Gedanken und Gefühle sind mild und weich wie Samt auf der Haut.

PLANET, ENERGIE UND ELEMENT
Die Kamille ist die Heilpflanze des Mondes. Sie hat eine starke weibliche Energie und symbolisiert das Sanfte, Heilende, Mütterliche. Das dazugehörige Element ist das Wasser, das für Gefühlsbezogenheit steht.

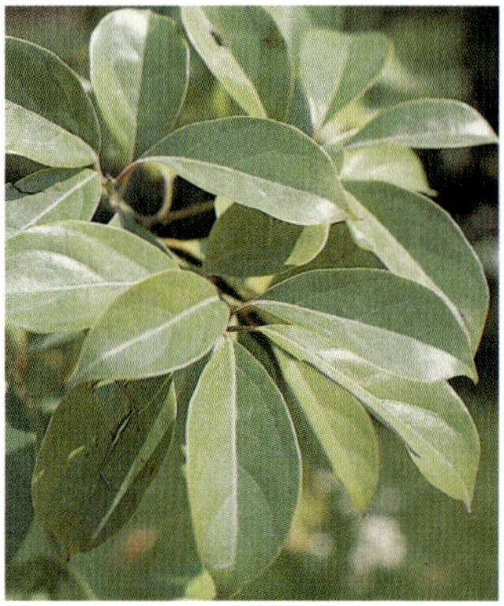

Kampfer

Cinnamomum camphora, Camphora officinarum

- **Vorkommen** Die Bäume, aus denen der Kampferwirkstoff gewonnen wird, wachsen in Japan, China und auf Formosa.
- **Duftrichtung** streng, scharf, medizinisch, an Eukalyptus erinnernd

Erst wenn er etwa 25 Jahre alt ist, produziert der Kampferbaum den wertvollen Wirkstoff im Holz.

Wissenswertes

Die über 25 Meter hohen, immergrünen Bäume gehören zur Familie der Lorbeergewächse. Der Wirkstoff Kampfer bildet sich erst, wenn der Baum etwa 50 Jahre alt ist. Die Essenz entsteht durch Destillation des Holzes und der Blätter.

AFFIRMATION
Ich fühle mich frisch und kraftvoll.

ELEMENTE
Kampfer hat einen Bezug zu den Elementen Luft und Feuer.

VORSICHT
Kampferöl darf nie innerlich genommen oder in größeren Mengen inhaliert werden. Für Schwangere, Kinder und während einer homöopathischen Behandlung ist Kampferöl nicht geeignet.

Heilwirkung auf Körper und Seele

Kampferessenz wirkt kräftigend und anregend bei körperlicher Schwäche und Erkältungen. Als Einreibung kann sie auch rheumatische Schmerzen, Muskelverspannungen und Verstauchungen lindern. Darüber hinaus wirkt dieses Öl stark antiseptisch, entzündungshemmend und krampflösend. Kampfer stärkt die Nerven und gibt neue Lebenskraft.

Anwendung der Essenz

Anwendungsformen und Zubereitung

- **Hautpflege** Kampferessenz ist ein gutes Mittel bei schlecht durchbluteter, unreiner und fetter Haut sowie bei Akne. Zur Reinigung und zur Hautpflege müssen Sie die Essenz jedoch unbedingt mit Basisöl oder Alkohol verdünnen.
- **Duftlampe** Bei einem angegriffenen Nervenkostüm, Abgespanntheit und Erkältung wirken einige Tropfen Kampfer belebend, erwärmend und entzündungshemmend. Zudem löst sich der Schleim in den Atemwegen besser.
- **Taschentuch** Bei Schock und Kreislaufversagen träufeln Sie 1–2 Tropfen Kampfer auf ein Taschentuch und riechen daran. Der Duft regt Herz und Atmung an.

Kanuka

Kunzea ericoides, Leptospermum ericoides

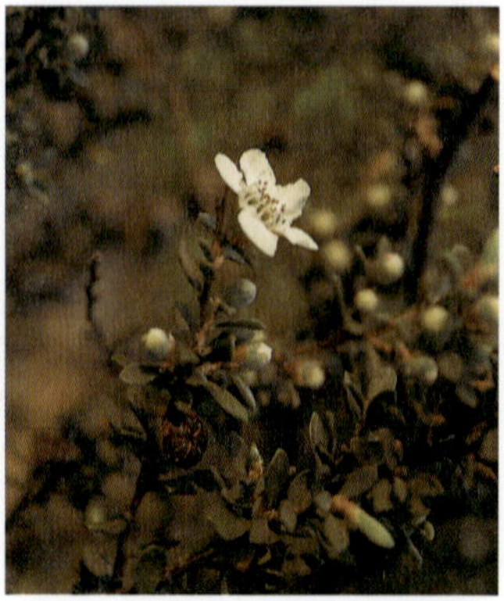

Die Zweige und Blätter des Kanukabaums enthalten antiseptische und entzündungshemmende Extrakte.

- **Vorkommen** Die Kanukabäume besiedeln weite Buschflächen in Neuseeland.
- **Duftrichtung** erdig, krautig und etwas streng

Wissenswertes

Kanukabäume, die bis zu 15 Meter hoch werden können, haben lange, weiche Blätter und tragen im Sommer unzählige kleine, weiße Blüten. Kanukaöl, ein traditionelles Heilmittel in Neuseeland, wird durch Wasserdampfdestillation aus den Zweigen und Blättern gewonnen.

Heilwirkung auf Körper und Seele

Kanukaöl ist keimtötend, entzündungshemmend, schmerzlindernd, antirheumatisch und antiallergisch. Außerdem leistet es gute Dienste bei Erkältungen, Bindegewebsschwäche, Krampfadern, Abwehrschwäche, blasser Haut, Akne. Auf der geistig-seelischen Ebene gibt Kanuka Stärke und Energie, fördert das Selbstbewusstsein und das Durchsetzungsvermögen, klärt die Gedanken und erhellt die Stimmung.

Anwendung der Essenz

Anwendungsformen und Zubereitung

- **Massageöl** Eine Mischung bei Rheuma und Muskelverspannungen.

Zutaten: 8 Tropfen Kanuka, 4 Tropfen Manuka, 4 Tropfen Teebaum und 6 Tropfen Lavendel auf 50 ml Johanniskrautöl. Mehrmals täglich einmassieren.

- **Duftlampe** Eine Mischung bei Schnupfen und Husten.

Zutaten: 4 Tropfen Kanuka, 2 Tropfen Manuka und 2 Tropfen Zitrone.

- **Inhalation**

Zutaten: 2 Tropfen Kanuka, 1 Tropfen Manuka und 1 Tropfen Cajeput auf 2 l heißes Wasser. Den Dampf tief einatmen.

AFFIRMATION

Ich bin frei von Angst und gehe mutig meinen Weg.

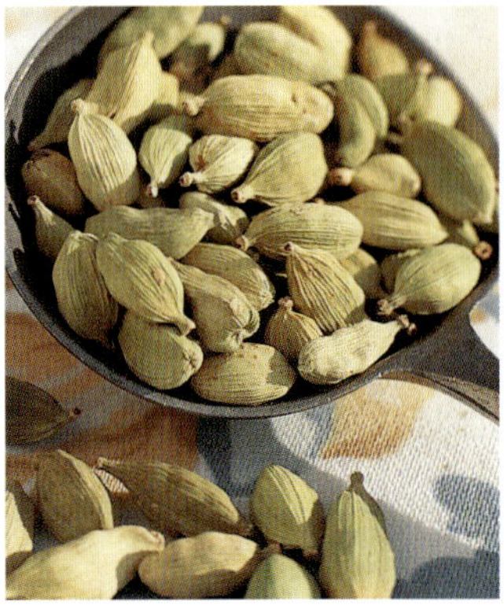

Die Früchte des Kardamom enthalten einen enorm wirksamen Samen.

Kardamom

Elettaria cardamomum

- **Vorkommen** Kardamom stammt ursprünglich aus dem südwestlichen Vorderindien. Heute ist er jedoch auch in Java, Sri Lanka und in anderen Tropengebieten anzutreffen.
- **Duftrichtung** exotisch-würzig, frisch und holzig

Wissenswertes

Kardamom ist ein sehr wichtiges Gewürz in der indischen und arabischen Küche. Wenn man die Samen nach dem Essen zerkaut, wird die Verdauung angeregt und der Atem erfrischt.

Heilwirkung auf Körper und Seele

AFFIRMATION
Ich fühle mich leichtfüßig und voller Temperament wie eine orientalische Bauchtänzerin.

Kardamom fördert die Durchblutung im Kopf und hilft bei Spannungskopfschmerz. Zudem kann man das Öl bei allen Formen von Verdauungsstörungen wie Sodbrennen, Übelkeit und Blähungen sowie bei Unterleibskoliken und körperlichen Schwächezuständen anwenden. Der angenehme, süße und würzige Duft des Kardamomöls wirkt erwärmend und stimmungshebend. Er erfrischt und stimuliert das Gehirn bei geistiger Erschöpfung.

ENERGIE
Kardamom hat die feurige Energie der Menschen aus Fernost.

Anwendung der Essenz

Anwendungsformen und Zubereitung

- **Duftlampe** Wenn Sie sich nach viel geistiger Arbeit erschöpft fühlen oder wenn Sie Ihre Gedanken klären wollen.
Zutaten: 5 Tropfen Kardamom und 5 Tropfen Orange.
- **Bade- und Körperöl** Ein erfrischendes, anregendes Badeöl mit exotischem Flair.
Zutaten: 4 Tropfen Kardamom, 4 Tropfen Geranie und 2 Tropfen Bergamotte auf 1/2 Becher Sahne oder 2 EL Pflanzenöl.
- **Kopf- und Nackenmassage**
Zutaten: 2 Tropfen Kardamom und 2 Tropfen Majoran auf 1 EL Mandelöl.

Karottensamen

Daucus carota

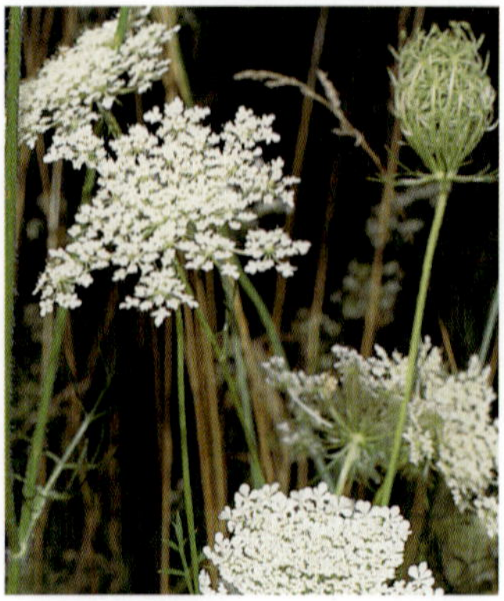

Aus den Samen der wilden Karotten wird der Wirkstoff Karotin gewonnen.

- **Vorkommen** Karotten wachsen weltweit in Kulturen oder auch wild.
- **Duftrichtung** sehr erdig und waldig

Wissenswertes
Das gelborangefarbene Öl der Karottensamen wird durch Wasserdampfdestillation der zerkleinerten Karottensamen gewonnen. Da es die Haut ausgesprochen gut pflegt, strafft und verjüngt, ist es Bestandteil vieler Cremes, Masken und Hautöle.

Heilwirkung auf den Körper
Das Öl der Karottensamen wirkt sowohl tonisierend als auch blutbildend und damit auch menstruationsfördernd, reinigend und harntreibend.

AFFIRMATION
Meine Haut ist samtig, glatt und weich.

Heilwirkung auf die Seele
Karottensamenöl gilt auch als leicht aphrodisierend.

ELEMENT
Karottensamenöl wird dem Element Erde zugeordnet.

Harmonie mit anderen Düften
Dieses Öl mischt sich gut mit den Düften von Hölzern und Gewürzen.

Anwendung der Essenz

Anwendungsformen und Zubereitung

- **Hautpflege** In Haut- und Massageölen verbessern ein paar Tropfen Karottensamenöl die hautpflegende Wirkung, vor allem bei reifer, sehr trockener Haut sowie bei Akne und Schuppenflechte. Da Karottensamenöl kein Karotin enthält, besteht nicht die Gefahr, dass sich die Haut orange verfärbt.
- **Duftlampe** Eine beruhigende Mischung gegen Nervosität.

Zutaten: 3 Tropfen Karottensamenöl, 3 Tropfen Zeder und 3 Tropfen Kiefer.

VORSICHT BEI DER ANWENDUNG
Wenn Sie Ihre Haut mit einem Öl behandelt haben, das dieses Öl enthält, sollten Sie sich nicht anschließend in die Sonne legen.

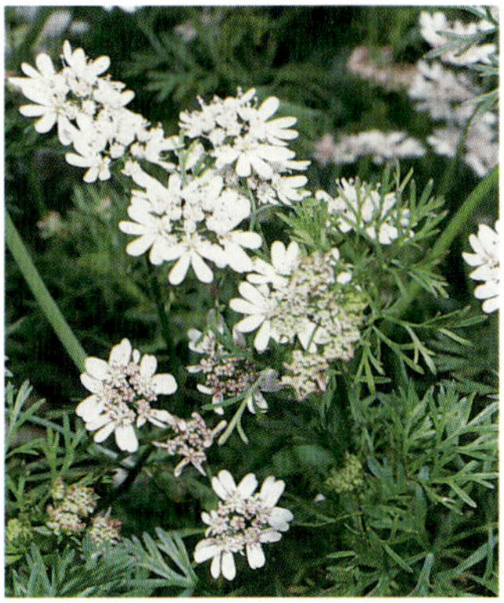

Koriander

Coriandrum sativum

- **Vorkommen** Koriander stammt ursprünglich aus Vorderasien und Nordafrika. Kultiviert wird er in Marokko, Ägypten, Rumänien, Indien, Japan, China sowie in Nordamerika.
- **Duftrichtung** würzig und erfrischend

Die getrockneten Früchte des Korianderstrauchs sind ein beliebtes Brotgewürz.

Wissenswertes

Koriander ist die Frucht einer orientalischen Staude aus der Familie der Doldenblütler. Die Essenz gewinnt man durch Wasserdampfdestillation aus den getrockneten Früchten.

AFFIRMATION
Mein Körper ist warm und locker, mein Geist entspannt.

Heilwirkung auf Körper und Seele

Korianderöl wirkt erwärmend und schmerzstillend und wird deshalb äußerlich bei Rheuma und Gelenkschmerzen eingesetzt. Darüber hinaus ist Koriander blähungstreibend und magenstärkend. Der Duft des Öls entspannt bei Stress und Nervosität und stärkt bei Schwächezuständen und nach langer Krankheit.

Anwendung der Essenz

Anwendungsformen und Zubereitung

ELEMENT
Koriander wird dem Feuer zugeordnet.

- **Bade- und Massageöl** Korianderessenz enthält erotisierende, östrogenähnliche Stoffe. Hier ein Rezept für ein entspannendes, sinnliches Öl:

Zutaten: 3 Tropfen Koriander, 4 Tropfen Sandelholz und 3 Tropfen Rosengeranie auf 2 EL Basisöl.

- **Duftlampe** Bei Angst und nervöser Erschöpfung entspannt Korianderöl.

Zutaten: 5 Tropfen Koriander, 2 Tropfen Zimt und 3 Tropfen Orange.

- **Aromaküche** Nicht nur zum Brotbacken, auch zum Würzen von Reis, Gemüse und Fleisch können Sie 1–3 Tropfen Korianderessenz, in etwas Speiseöl gelöst, verwenden.

Latschenkiefer

Pinus mugho

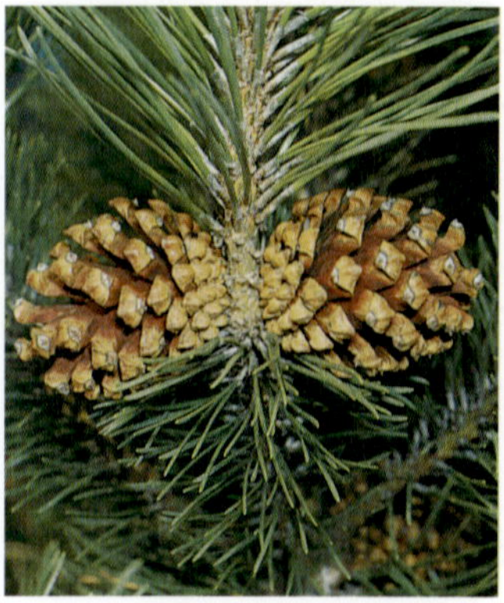

Der frische Duft der Latschenkiefer befreit die Atemwege wohltuend.

- **Vorkommen** Die Latschenkiefer gedeiht in extremen Höhen der Alpenregion.
- **Duftrichtung** mild, waldig und frisch

Wissenswertes
Da die Latsche unter Naturschutz steht, dürfen die Nadeln und Zweigspitzen, aus denen das Öl gewonnen wird, nur mit Sondererlaubnis geschnitten werden.

Heilwirkung auf Körper und Seele
Latschenkiefernöl wirkt antiseptisch und schleimlösend. Es hilft bei Erkältungen, Rheuma, Gicht, Durchblutungsstörungen, Bronchitis und anderen Beschwerden im Brustraum. Bei mangelndem Selbstvertrauen, Verwirrung und seelischer Erschöpfung kann Latschenkiefernöl gute Dienste leisten.

AFFIRMATION
Ich atme durch. Meine Lungen sind weit, jeder Atemzug erfrischt meinen Körper.

Anwendung der Essenz

Anwendungsformen und Zubereitung

- **Inhalation** Besonders bei Erkältung und Schnupfen entfaltet die Latschenkiefer ihre heilkräftige Wirkung.
Zutaten: 3 Tropfen Latschenkiefer und 1 Tropfen Zypresse auf 2 l siedendes Wasser. 5–10 Minuten inhalieren.
- **Duftlampe** Diese Mischung erfrischt und verbessert die Raumluft und regt zu tieferer Atmung an.
Zutaten: 6 Tropfen Latschenkiefer, 2 Tropfen Zitrone und 2 Tropfen Eukalyptus.
- **Einreibungen** Hilft bei Muskel- und Gelenkschmerzen.
Zutaten: 3 Tropfen Latschenkiefer und 3 Tropfen Wacholder auf 1 EL Mandelöl.
- **Sauna** Ein Saunaaufguss mit Latschenkiefer bringt deutliche Erleichterung bei Husten, Heiserkeit, Schnupfen und grippebedingten Muskelschmerzen.
Zutaten: 3–5 Tropfen Latschenkiefer auf 1 Kelle Wasser.

ELEMENT
Latschenkiefer gehört zum luftigen Element.

VORSICHT
Lagern Sie das Fläschchen mit der Essenz immer außerhalb der Sauna, denn ätherische Öle sind leicht entzündlich.

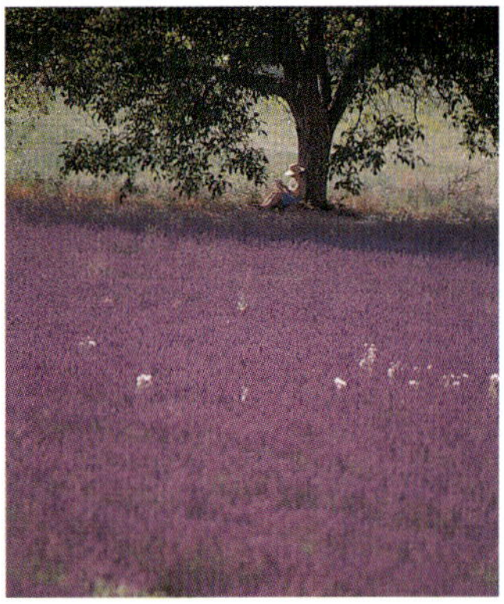

Lavendelfelder prägen das Landschaftsbild der Provence.

Lavandin

Lavandula hybrida

- **Vorkommen** Lavandin wächst in tiefergelegenen Regionen bis fünfhundert Meter Höhe auf groß angelegten Feldern. Sie können leichter bearbeitet werden als die kleinen Parzellen des Lavendel vera in den Bergen.
- **Duftrichtung** frisch, kräuterartig und blumig

Wissenswertes

Lavandin ist eine Kreuzung aus Lavandula vera und Lavandula spica. Es enthält ätherisches Öl, das jedoch nicht so viele Heil- und Inhaltsstoffe bietet wie das seiner »Eltern«. Entsprechend ist es deutlich günstiger als die anderen Lavendelöle. Lavandin eignet sich gut zum Vertreiben von Schädlingen.

Heilwirkung auf Körper und Seele

AFFIRMATION
Ich fühle die Frische meines Geistes.

Wegen seiner stark keimtötenden Wirkung empfiehlt sich Lavandinöl zum Reinigen der Raumluft. In seelisch-geistiger Hinsicht entfaltet dieser Duft eine klärende, erfrischende und zugleich beruhigende Wirkung.

Harmonie mit anderen Düften

ELEMENT UND STERNZEICHEN
Lavandin besitzt die leichte Energie der Luft. Sein Duft unterstützt die Eigenschaften der Jungfrau-Geborenen.

Mischen Sie Lavandin mit Bergamotte, Orange, Zitrone, Geranie, Muskatellersalbei, Kiefer, Neroli und Rose.

Anwendung der Essenz

Anwendungsformen und Zubereitung

- **Duftlampe** Für eine frische und reine Raumatmosphäre.
Zutaten: 7 Tropfen Lavandin und 5 Tropfen Zitrone.
- **Wäscheparfüm** Nutzen Sie den Duft des Lavandin als Wäscheschutz vor Motten: Einige Tropfen des Öls in 2 EL Essig auflösen und in den letzten Spülgang der Waschmaschine geben.
- **Zum Putzen** Zum Reinigen von Bad und Boden geben Sie 5–10 Tropfen Lavandinöl ins Putzwasser.

VORSICHT
Lavandinöl dürfen Sie nicht innerlich anwenden.

Lavendel spica

Lavandula spica, Lavandula latifolia

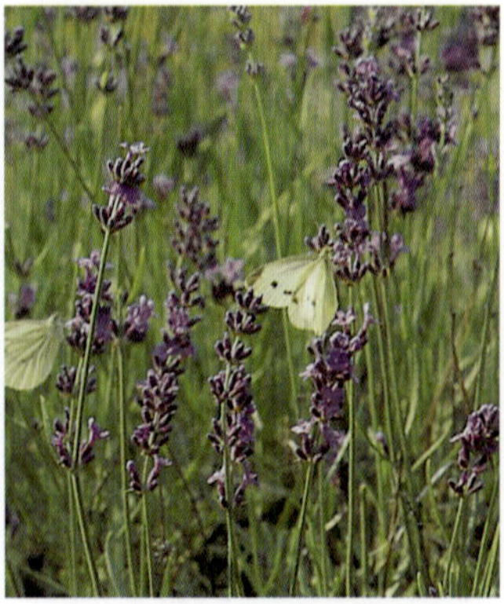

Bei Erkältungskrankheiten ist besonders der Lavendel spica zu empfehlen.

- **Vorkommen** Lavandula spica ist in den französischen und spanischen Kalksteinvorgebirgen in Höhen zwischen zwei- und fünfhundert Metern heimisch.
- **Duftrichtung** leicht kampferartig, frisch und ein wenig strenger als andere Lavendelsorten

Wissenswertes
Lavendel hat die wohl breiteste Wirkungspalette und zählt daher zu den wichtigsten Pflanzen in der Aromatherapie.

Heilwirkung auf Körper und Seele
Speik-Lavendel fördert die Bildung weißer Blutkörperchen und steigert daher die Abwehr. Er wirkt antiseptisch, schleimlösend, schmerzlindernd und krampflösend. Außerdem lindert er Atemwegserkrankungen, desinfiziert die Raumluft und schützt vor Ansteckung. Speik wirkt bei mentaler Erschöpfung wärmend und stärkend.

Anwendung der Essenz

Anwendungsformen und Zubereitung

- **Duftlampe** Lavendel spica reinigt die Luft von Krankheitskeimen und sorgt für erholsamen Schlaf. Hier eine besonders schöne Schlafmischung:
Zutaten: 3 Tropfen Melisse und 4 Tropfen Lavendel spica.
Eine Duftlampenmischung bei Erkältungskrankheiten, Verspannungen und Nervenschmerzen.
Zutaten: 7 Tropfen Lavendel spica und 3 Tropfen Latschenkiefer.
- **Erkältungsbad und -öl** Der »blaue« Duft reinigt die Atemwege, entspannt und erfrischt zugleich, beruhigt die Nerven und lindert Schmerzen und Verspannungen.
Zutaten: 6 Tropfen Speiköl und 2 Tropfen Cajeput auf 1 EL Sahne (ins Badewasser geben).

AFFIRMATION
Ich fühle mich klar, rein und voller Stärke. Ich bin ganz in meiner Mitte.

Weitere Namen des Lavendel spica sind: spanischer Lavendel, Speik-Lavendel, Spiklavendel, Speik

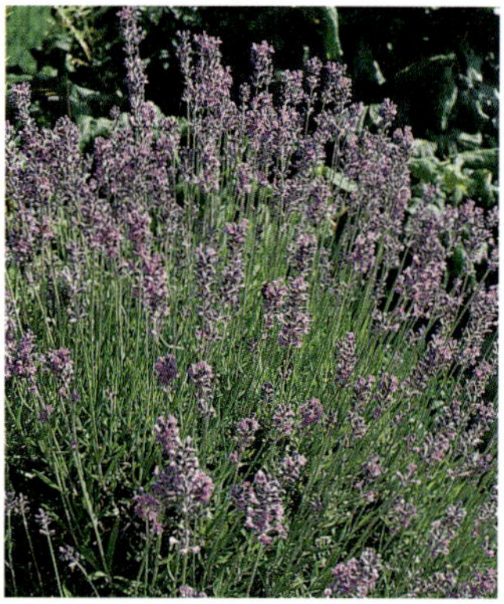

Seine antiseptische und antibakterielle Wirkung macht den Lavendel zu einer wertvollen Heilpflanze.

Lavendel

Lavandula angustifolia, Synomyme: Lavandula vera und Lavandula officinalis

Weitere Namen: Lavendel fein, Lavendel extra

- **Vorkommen** Die besten Anbaugebiete des Lavendel vera liegen in den südlichen Höhenlagen Frankreichs zwischen acht- und zwölfhundert Metern.
- **Duftrichtung** blumig, kräuterartig süß, mild und klar

Wissenswertes

Beim Kauf von Lavendelöl sollten Sie auf die Bezeichnungen »Naturreines ätherisches Öl« und die Namen »Echter Lavendel, Lavendel vera«, »Lavendel fein« oder »Lavandula angustifolia« achten. Denn bei nicht näher gekennzeichneten Lavendelölen handelt es sich möglicherweise um Lavandin, welches weniger für Heilzwecke geeignet ist.

Affirmation
Ich fühle mich innerlich klar. Meine Energien sind ausgeglichen.

Heilwirkung auf den Körper

Lavendelöl gilt als die nützlichste und vielseitigste Essenz in der Aromatherapie und weist zugleich eine sehr geringe Toxizität auf. Auf die Haut wirkt Lavendel vera entzündungshemmend, regenerationsfördernd und verringert die Narbenbildung. Lavendelöl ist deshalb sehr wirkungvoll bei Hautkrankheiten wie Abszessen, Akne, Fisteln, Geschwüren, Dermatitis, Psoriasis und Fußpilz. Auch bei der Behandlung von Scheidenpilz, Augenentzündungen, Wunden, Verbrennungen und Insektenstichen bewährt sich das Öl. Es lindert zudem Ohrenschmerzen, Muskelzerrungen sowie rheumatische Beschwerden und bringt Erleichterung bei Erkältung, Nasennebenhöhlen- und Halsentzündungen. Krampflösend wirkt es bei Asthma und Bronchitis, Migräne und Kopfschmerzen. Im gynäkologischen Bereich gleicht Lavendel prämenstruelle und klimakterische Beschwerden aus. Über das Lymphsystem regt er außerdem die Ausscheidung von Stoffwechselschlacken an, was zur Entgiftung des Körpers beiträgt.

Heilwirkung auf die Seele

Lavendel vera stärkt die Nerven, beruhigt und hilft Spannungen abzubauen. Er wird daher bei Schlaflosigkeit, Reizbarkeit, depressiven Verstimmungen, Unausgeglichenheit, Angstzuständen, Panikattacken, Herzbeklemmungen, nervöser Erschöpfung und Stress empfohlen. Er ist auch eine gute Einschlafhilfe für Kinder und wirkt dem Auftreten von Alpträumen entgegen.

Bei leichten Verbrennungen kann Lavendel vera auch unverdünnt aufgetupft oder aufgesprüht werden. Schwere Verbrennungen müssen Sie jedoch unbedingt ärztlich versorgen lassen.

Anwendung der Essenz

Anwendungformen und Zubereitung

- **Duftlampe** Ein Duft zum Abschalten. Kindern hilft die folgende Duftmischung beim Einschlafen.

Zutaten: 5 Tropfen Lavendel vera, 2 Tropfen Kamille und 1 Tropfen Clemetine.

- **Wundbehandlung** Bei schlecht heilenden Wunden und zur Hautpflege eignen sich Kompressen mit Lavendelöl.

Zutaten: 12 Tropfen Lavendel vera auf 100 ml destilliertes Wasser. Eine sterile Kompresse damit tränken und auf die Haut legen.

Eine wirksames Mittel bei Sonnenbrand.

Zutaten: 40 Tropfen Lavendel vera auf 50 ml Mandelöl. Vorsichtig die Haut betupfen.

- **Badezusatz** Ein Lavendelbad stabilisiert und harmonisiert Nerven und Gefühle und eignet sich außerdem zur Linderung von Menstruationsbeschwerden.

Zutaten: 10 Tropfen Lavendel vera und 3 Tropfen Linaloeholz auf 2 EL Milch.

- **Erste-Hilfe** Ein Hausmittel bei Schock, Angst und Stress.

2–3 Tropfen Lavendel vera auf ein Taschentuch geben und mehrmals tief einatmen, bis eine Beruhigung eintritt.

- **Bei Spannungskopfschmerz**

Zutaten: 10 Tropfen Lavendel vera und 4 Tropfen Pfefferminze auf 10 ml Mandelöl. Die Mischung sanft auf Stirn und Schläfen einmassieren.

- **Bei Herzunruhe** Hier hilft eine warme Kompresse auf der Herzgegend.

Zutaten: 6 Tropfen Lavendel und 2 Tropfen Melisse.

YIN, YANG UND STERNZEICHEN

Bei Lavendel sind die weiblichen und männlichen Kräfte in Harmonie. Das Öl wird dem Sternzeichen Jungfrau zugeordnet.

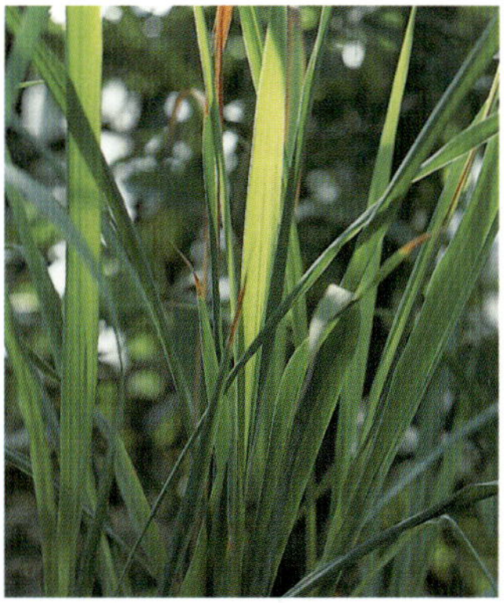

Das aus Lemongras gewonnene Hautöl ist ein ideales Massageöl, das Körper und Geist belebt.

Lemongras

Cymbopogon citratus

- **Vorkommen** Lemongras wächst überwiegend in tropischen Regionen. Anbaugebiete sind Indien, Indonesien, Afrika, die Seychellen und Südamerika.
- **Duftrichtung** starkes Zitronenaroma, frisch und hell spritzig

Wissenswertes

Lemongras ist eines der beliebtesten ätherischen Öle, da es sich wegen seines intensiven Duftes gut zur Raumbeduftung eignet. Es ist ein schlankes Tropengras, dessen Blätter schon beim Zerreiben ihren Duft verströmen. Das ätherische Öl wird durch Wasserdampfdestillation aus dem gehäckselten Gras gewonnen. Cymbopogon citratus wird auch als Küchengewürz verwendet.

Heilwirkung auf den Körper

Lemongras ist ein altes Heilmittel im Ayurveda, der traditionellen indischen Medizin. In der brasilianischen Volksheilkunde wird es seit alters als schmerzlinderndes Mittel eingesetzt. Lemongras stimuliert und entgiftet den Organismus, fördert die Durchblutung, stimuliert das Immunsystem und strafft schwaches Bindegewebe. Es eignet sich daher gut für anregende und stärkende Massagen. Wegen seines hohen Citralgehalts wirkt es antiseptisch und hilft bei so manchen Hautleiden und gegen Fußpilz. Berücksichtigen Sie jedoch stets, dass Lemongrasöl in hohen Konzentrationen hautreizende Eigenschaften entfaltet und in Hautölen immer stark verdünnt werden muss.

AFFIRMATION

Ich fühle mich frisch, aktiv und zu Taten aufgelegt. Ich bin vollkommen optimistisch.

Heilwirkung auf die Seele

Lemongrasöl wirkt so intensiv und rasch wie eine kühle, erfrischende Dusche. Es regt die Tatkraft an, fördert die Konzentration, verstärkt die Ausdauer bei geistigen Arbeiten, macht müde Autofahrer wieder munter und stimmt optimistisch.

Harmonie mit anderen Düften

Lemongras kann mit anderen Zitrusölen zu interessanten Duftmischungen komponiert werden; es harmoniert jedoch auch mit Eukalyptus, Geranie, Latschenkiefer und Lavendel.

Anwendung der Essenz

Lemongrasöl ist ein ausgezeichnetes Mittel zur Verbesserung der Luft sowie zur Desinfektion im Putzwasser.

Anwendungsformen und Zubereitung

- **Raumluft** Zum Erfrischen und Reinigen der Raumluft sowie zum Desinfizieren von Krankenzimmern.
Zutaten: 6–8 Tropfen Lemongras in die Duftlampe oder 1 ml Lemongras auf 2 ml 70prozentigen Alkohol oder 2 ml Essig. In 250 ml Wasser auflösen und in einen Zerstäuber gießen. Gut schütteln und das Zimmer damit aussprühen. Vorsicht: Nicht direkt auf empfindliche Geräte und Kunststoffflächen sprühen.
- **Insektenschutz** Insekten, vor allem Motten, mögen den Geruch gar nicht. Um sie fernzuhalten lösen Sie 10–20 Tropfen Lemongras in Neutralseife und geben dies ins Wischwasser.
- **Aromaküche** Besonders die thailändische Küche ist sehr vom Lemongras geprägt. Lassen Sie sich davon inspirieren …
- **Duftlampe** Hier eine gute Mischung für Morgenmuffel.
Zutaten: 7 Tropfen Lemongras, 2 Tropfen Lavendel und 1 Tropfen Latschenkiefer.
Bei langen Konferenzen oder Vorträgen, bei denen es wichtig ist, sich zu konzentrieren und klare Gedanken zu fassen, schafft Lemongras eine »klare« Atmosphäre. Sie können es hierzu pur verwenden; 10–15 Tropfen genügen.
- **Inhalation** Um Frische und Konzentration zu bewahren, träufeln Sie 2–3 Tropfen Lemongras auf ein Taschentuch, halten es vor die Nase und atmen mehrmals tief ein.

Edelstein und Element

Wegen seiner ebenfalls erfrischenden, anregenden Wirkung wird der Edelstein Citrin dem Lemongras zugeordnet. Das dazugehörige Element ist die Luft.

Vorsicht bei der Anwendung

Lemongras dürfen Sie nie pur auf die Haut bringen, da es sehr aggressiv ist. Wenn Sie eine empfindliche oder zu Allergien neigende Haut haben, kann Lemongrasöl auch als Beimischung in Massageölen zu Irritationen führen.

Limette

Citrus aurantifolia

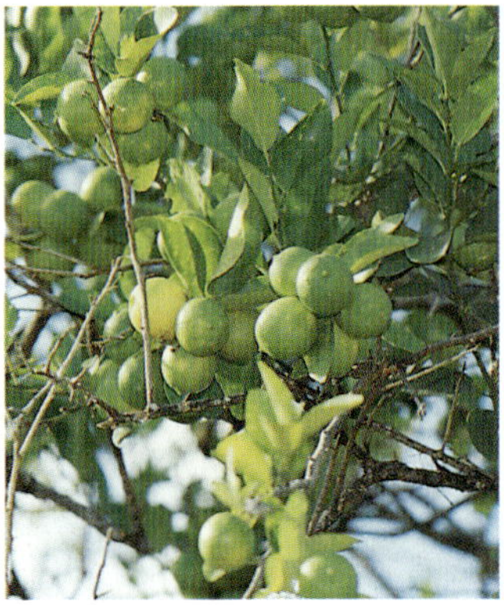

Verleihen Sie Ihrem Zuhause ein spritziges Ambiente – der Duft der Limette macht es möglich.

Affirmation
Ich fühle mich wach und frisch wie ein neuer Morgen.

Element
Die Limette wird dem Element Luft zugeordnet.

Vorsicht
Kaltgepresstes Limettenöl kann die Empfindlichkeit der Haut gegen UV-Strahlen erhöhen. Das durch Destillation gewonnene Öl ruft hingegen keine erhöhte Lichtempfindlichkeit hervor.

- **Vorkommen** Die Limette wächst in Mexiko und im gesamten karibischen Raum.
- **Duftrichtung** intensiv, grün, spritzig und herb-süß

Wissenswertes

Das Öl der Limette gewinnt man durch Kaltpressung der Schalen oder durch Wasserdampfdestillation der gemahlenen Früchte. Kaltgepresstes Öl riecht spritziger als durch Destillation gewonnenes.

Heilwirkung auf Körper und Seele

Wegen seiner desodorierenden Wirkung eignet sich das Öl gut für Duschgels, Deodorants, Körperöle und Mundwässer. Die antiseptischen und antiviralen Eigenschaften beugen Ansteckungskrankheiten vor. Der Duft dieser Zitrusfrucht erheitert und erfrischt bei Mattheit und Müdigkeit, geistiger Erschöpfung, Lethargie und Mangel an Kreativität.

Anwendung der Essenz

Anwendungsformen und Zubereitung

- **Duftlampe** Wenn Sie eine spritzige, prickelnde Atmosphäre herstellen wollen, die Sie über Ihre alltäglichen Sorgen humorvoll lachen lässt, probieren Sie diese aufheiternde Mischung gegen Lustlosigkeit und Müdigkeit.
Zutaten: 6 Tropfen Limette, je 3 Tropfen Grapefruit und Vanille.
- **Desinfektion der Luft** Limettenöl erfrischt und desinfiziert die Raumluft ähnlich gut wie Lemongras.
- **Körperöl** Limette wird gern als Zusatz in erfrischenden Massageölen verwendet. Die folgende Mischung, nach dem Duschen einmassiert, lässt Sie gutgelaunt und frisch in den Tag starten.
Zutaten: 2 Tropfen Limette und 1 Tropfen Rosengeranie auf 1 EL Mandelöl.

Linaloeholz

Bursera delpechiana

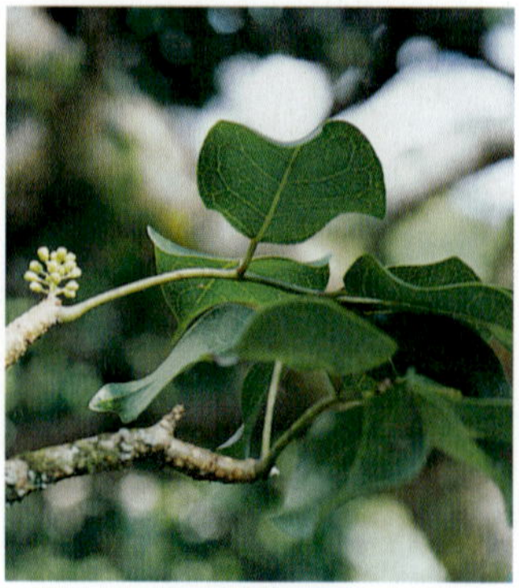

Bei trockener und gereizter Haut ein willkommener Geheimtipp – Linaloeholzöl.

- **Vorkommen** Der Linaloebaum wächst in Mexiko.
- **Duftrichtung** holzig, süßlich und rosenholzartig

Wissenswertes
Das Öl des Linaloeholzes ist eine ökologisch vertretbare Alternative zum Öl des Rosenholzbaumes. Es wird durch Destillation der Rinde und des Holzes gewonnen.

Heilwirkung auf Körper und Seele
In Gesichts- und Körperpflegeölen zeigt Linaloeholz stärkende, schützende und regenerierende Effekte – auch bei trockener und gereizter Haut. Es ist auch in der Kinderheilkunde einsetzbar. Linaloeessenz beruhigt ohne müde zu machen. Sie wirkt schützend und stärkend bei Ängsten und tiefen Emotionen.

Anwendung der Essenz

Anwendungsformen und Zubereitung

- **Duftlampe** Als Raumduft eignet sich Linaloeholz gut zur Entspannung von Körper und Geist.
Zutaten: 6 Tropfen Linaloeholz, 2 Tropfen Ylang-Ylang und 1 Tropfen Zimt.
- **Badeöl** Mit folgender Mischung zaubern Sie ein Luxusbadeöl.
Zutaten: 4 Tropfen Linaloeholz, 1 Tropfen Rose und 2 Tropfen Vanille auf 2 EL süßes Mandelöl.
- **Gesichtspflegeöl**
Zutaten: 8 Tropfen Linaloeholz und 3 Tropfen echtes Rosenöl auf 50 ml Hagebuttenkernöl. Sanft in die Haut einmassieren.
- **Massageöl** Kindern mit Einschlafschwierigkeiten hilft folgendes Rezept.
Zutaten: 5 Tropfen Linaloeholz und 5 Tropfen Lavendel auf 50 ml Johanniskrautöl. Abends die Füße des Kindes damit sanft massieren.

AFFIRMATION
Ich fühle mich angenehm entspannt und gebe mich schönen Gedanken hin.

ELEMENTE
Linaloeholz gehört zum Element Wasser und Erde. Es bringt angenehme Gefühle zum Fließen.

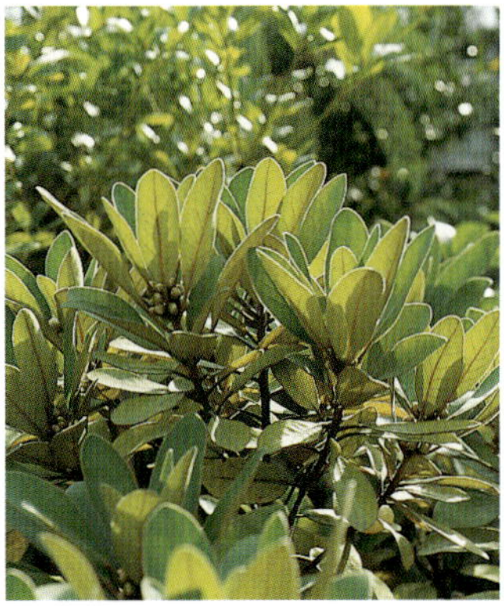

Die artverwandte Licea japonica enthält ebenfalls belebende Wirkstoffe.

Litsea cubeba

Litsea cubeba

- **Vorkommen** Litsea cubeba wächst in China und in Indochina.
- **Duftrichtung** frisch-fruchtig und zitronenartig

Wissenswertes

Litsea-cubeba-Öl wird durch Wasserdampfdestillation aus den reifen Früchten des in China auch May Chang genannten Baumes gewonnen.

Heilwirkung auf Körper und Seele

Litsea-cubeba-Öl ist tonisierend, antiseptisch, pilztötend, herzwirksam und luftreinigend. Stark verdünnt kann es gegen den Schimmelpilz Aspergillus eingesetzt werden. Im seelisch-geistigen Bereich wirkt das Öl erfrischend und anregend.

AFFIRMATION
Ich fühle mich von innen heraus sauber und gereinigt.

Anwendung der Essenz

Anwendungsformen und Zubereitung

- **Duftlampe** Dieses Öl reinigt die Luft in öffentlich zugänglichen Räumen, aber auch in Küche und Bad.

Zutaten: 7 Tropfen Litsea und 3 Tropfen Eukalyptus.
Bei mentaler Erschöpfung und Konzentrationsmangel empfiehlt sich diese Mischung.
Zutaten: 4 Tropfen Litsea und 4 Tropfen Limette.

- **Saunaaufguss** Eine angenehm-würzige Duftmischung, die auch bei Husten wirkt.

Zutaten: 1 Tropfen Litsea und 1 Tropfen Eukalyptus auf 1 Kelle Wasser.

ELEMENT
Litsea wird dem Luftelement zugeordnet. Sein Duft belebt die Sinne und erfrischt den Geist.

Vorsicht bei der Anwendung

Litseaöl reizt die Haut und ist besonders unverdünnt angewandt sehr aggressiv: Es greift sogar Kunststoffe an. Deshalb sollten Sie dieses Öl nur in Duftlampen oder als Saunaaufguss anwenden.

Lorbeer

Laurus nobilis

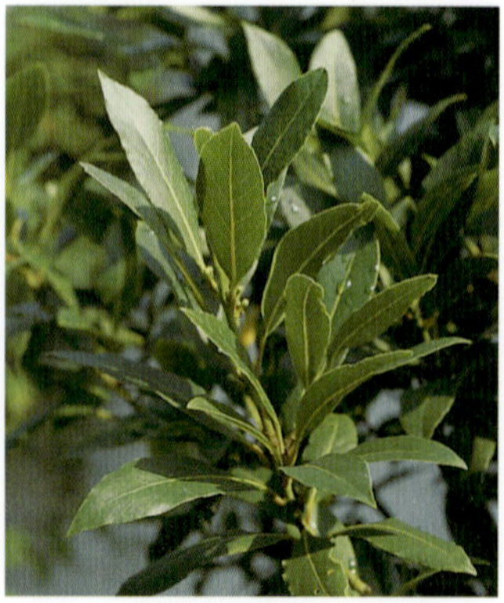

Der Lorbeerstrauch oder -baum erreicht bis zu 10 Meter Höhe.

- **Vorkommen** Lorbeersträucher und -bäume sind im gesamten Mittelmeerraum heimisch.
- **Duftrichtung** würzig, warm, mit herber Note und eukalyptusähnlich

Wissenswertes

Der echte Lorbeer besitzt eine schwarzgrüne Rinde und immergrüne, lederartige Blätter, aus denen durch Wasserdampfdestillation das grüngelbe, ätherische Öl gewonnen wird.

Heilwirkung auf Körper und Seele

Das Öl des Lorbeers wirkt antiseptisch, magenstärkend und verdauungsfördernd. Man setzt es gegen Schuppen und Haarausfall, Muskelschmerzen, Rheuma und Verstauchungen ein. Auf seelischer Ebene wirkt es stimulierend, aufheiternd und erwärmend. Es hilft zudem bei Unklarheit und Verwirrung.

AFFIRMATION
Ich spüre meine Klarheit. Meine innere Stimme spricht zu mir.

Anwendung der Essenz

Anwendungsformen und Zubereitung

- **Badeöl** Bei rheumatischen Schmerzen und Gelenkbeschwerden gibt es ein altes Rezept.

Zutaten: 6 Tropfen Lorbeer und 4 Tropfen Lavendel auf 1 EL Olivenöl. In ein heißes Bad geben und darin entspannen.

- **Massageöl** Rheuma, Verspannungen und Muskelschmerzen können mehrmals täglich mit diesem Öl behandelt werden.

Zutaten: 6 Tropfen Lorbeer, 4 Tropfen Wacholder, 4 Tropfen Rosmarin und 3 Tropfen Ingwer auf 50 ml Johanniskrautöl (Rotöl).

- **Insektenschutz** Lorbeeröl vertreibt Insekten. Legen Sie dazu Lorbeerblätter oder ein mit 1 Tropfen Lorbeeröl getränktes Tüchlein in den Wäscheschrank oder auf den Tisch.
- **Duftlampe** Nutzen Sie die spirituelle Energie des Lorbeer: 8 Tropfen genügen als Raumduft für eine meditative Sitzung.

ELEMENT
Lorbeer gehört zum Element Luft. Das Öl weckt die geistigen Energien und Kräfte im Menschen.

VORSICHT
Lorbeeröl kann hautreizend sein oder allergisierend wirken, deshalb vorsichtig dosieren.

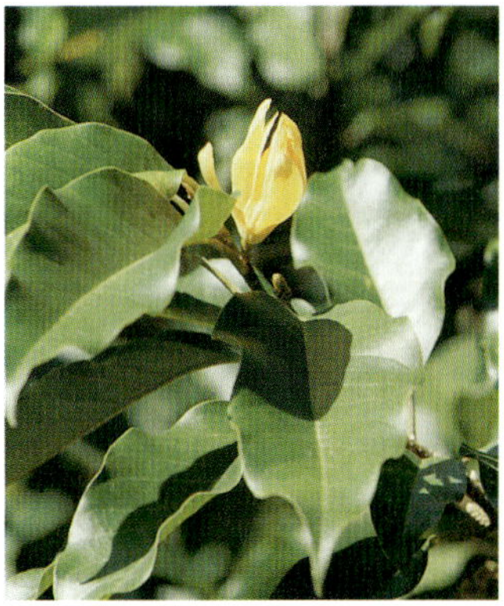

Das blütenmilde Aroma der Magnolie erinnert an die Frühlingstage eines Jahres. Neben der weißen Magnolie gibt es die gelbblühende Michelia champaca.

Magnolienblüte

Michelia alba

- **Vorkommen** Der Magnolienbaum wird heute in allen mediterranen und subtropischen sowie auch in den gemäßigten Regionen kultiviert.
- **Duftrichtung** blumig, intensiv blütig, leicht würzig-frisch, mit milder Honignote

Wissenswertes

Das ätherische Öl der Magnolienblüte wird in China durch Wasserdampfdestillation gewonnen.

Heilwirkung auf die Seele

Magnolienblütenöl löst festgefahrene Gefühle, versetzt in eine sinnliche Stimmung und öffnet das Herz. Dieser Blütenduft beruhigt Nerven und Herz und entspannt auch erhitzte Gemüter. Er beflügelt die Phantasie und regt zum kreativen Arbeiten und künstlerischen Schaffen an.

AFFIRMATION
Meine Sinne sind angeregt. Ich bin bereit, mein Herz zu öffnen und positive Energien zu empfangen.

Anwendung der Essenz

Anwendungsformen und Zubereitung

- **Badezusatz** Für ein ebenso wohlduftendes wie luxuriöses Bad können Sie folgende Mischung ausprobieren.

Zutaten: 4 Tropfen Magnolienblüte, 3 Tropfen Sandelholz und 2 Tropfen Rose auf 1 Becher Sahne. Nach dem Bad sollten Sie sich (am besten noch feucht) im Bademantel ins Bett legen und etwas nachruhen.

- **Parfüm** Ein Rezept für ein exklusives Parfüm mit einer edlen, blumig-süßen Note.

Zutaten: 6 Tropfen Magnolienblüte, 3 Tropfen Linaloeholz, je 2 Tropfen Jasmin und Zedernholz auf 10 ml Jojobaöl.

- **Duftlampe** Magnolienblüte hat einen verzaubernden Duft, der zu tiefer innerer Ruhe verhelfen kann und eine besinnliche Stimmung erzeugt.

Zutaten: 5 Tropfen Magnolienblüte und 2 Tropfen Ylang-Ylang.

Majoran

Origanum majorana

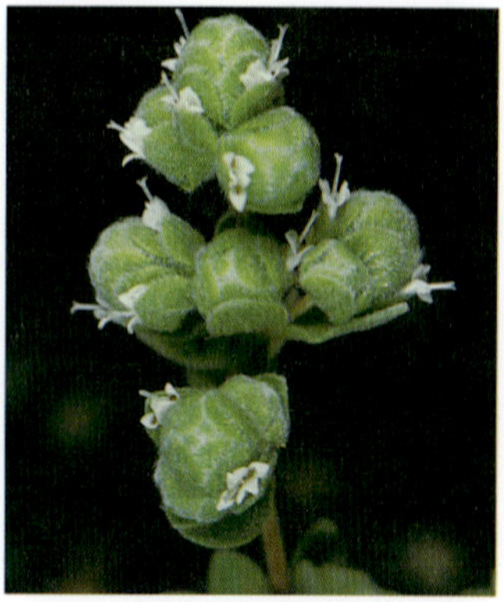

Als Küchengewürz ist er in Europa unentbehrlich geworden – der Majoran.

- **Vorkommen** Majoran wächst fast überall in Europa.
- **Duftrichtung** weich-würzig, an Kampfer erinnernd

Wissenswertes
Majoranöl wird aus den oberen Abschnitten des blühenden Krauts durch Destillation gewonnen.

Heilwirkung auf Körper und Seele
Majoranöl wirkt entspannend und entkrampfend bei Verdauungs- und Menstruationsbeschwerden, Muskelschmerzen, Verstauchungen und steifen Gelenken. In Sesamöl verdünnt erhält man ein gutes Massageöl gegen Muskelkater, Verstauchungen und Verrenkungen. Majoran beruhigt bei Schaflosigkeit, Angst und Nervosität. Er wirkt anaphrodisisch und kann den Geschlechtstrieb dämpfen.

Anwendung der Essenz

Anwendungsformen und Zubereitung

- **Badezusatz** Bei Schlaflosigkeit und nervöser Erschöpfung empfiehlt sich diese Mischung für ein abendliches Bad.
Zutaten: 5 Tropfen Majoran, 2 Tropfen Orange und 3 Tropfen Lavendel auf 10 ml Sesamöl.
- **Körperöl** Diese Ölmischung bringt Entspannung rundum.
Zutaten: 4 Tropfen Majoran, 2 Tropfen Lavendel und 2 Tropfen Geranie auf 2 EL Sesamöl.
- **Inhalation** Eine andere Hilfe bei Einschlafschwierigkeiten ist ein Taschentuch, das Sie mit 1 Tropfen Majoran und 1 Tropfen Orange tränken und auf das Kopfkissen legen.
- **Gurgellösung** Bei Soor, Zahnfleisch- oder anderen Entzündungen im Mund und Rachen hilft folgende Lösung.
Zutaten: 2 Tropfen Majoran mit etwas Essig mischen und dann in 250 ml Wasser geben. Umrühren und mehrmals gurgeln.
Vorsicht: Nicht für Kinder und Schwangere geeignet.

Affirmation
Ich lasse los und entspanne vollkommen.

Element
Majoran wirkt sehr stark auf der Gefühlsebene und gehört deshalb zum gefühlsbetonten Element Wasser.

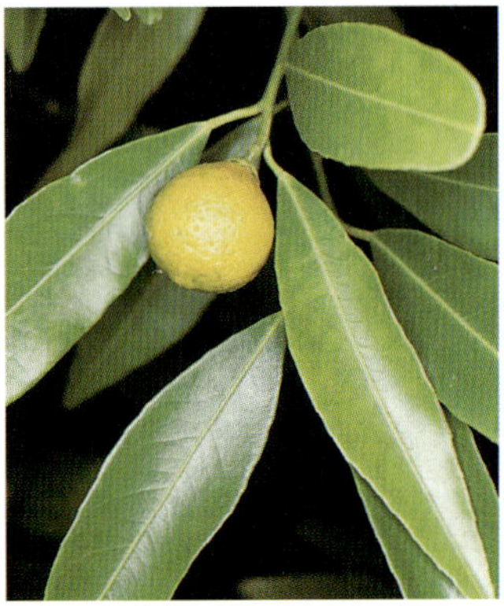

Die großporigen Schalen der Mandarinen enthalten wertvolle Wirkstoffe.

Mandarine

Citrus reticulata

- **Vorkommen** Mandarinen sind in allen mediterranen und subtropischen Regionen heimisch.
- **Duftrichtung** frisch, spritzig, fruchtig mit süßer Note

Wissenswertes

Das Öl wird durch Kaltpressung der Fruchtschalen oder durch Destillation gewonnen und eignet sich besonders gut für empfindliche Menschen, ältere Leute, Kinder und Schwangere.

Heilwirkung auf Körper und Seele

Das ätherische Öl der Mandarine besitzt kräftigende und stimulierende Energien. Es regt den Appetit an und fördert die Verdauung. Mandarinenöl wirkt entspannend und antidepressiv, stimmt heiter und unternehmungslustig. Zudem hilft es bei nervösen Erregungszuständen und Schlaflosigkeit. Für unruhige, ängstliche Kinder ist Mandarine ein wirksamer Raumduft.

AFFIRMATION
Ich bin heiter und voller Unternehmungsgeist. Ich lasse mich gerne zu kreativem Tun inspirieren.

Anwendung der Essenz

Anwendungsformen und Zubereitung

- **Duftlampe** Mandarine macht der Langeweile den Garaus und inspiriert, baut auf und erheitert.
- **Massageöl** Wenn Kinder Bauchweh haben, mischen Sie 2 Tropfen Mandarine auf 1 EL Mandelöl und massieren damit den Bauch sanft im Uhrzeigersinn.
- **Vorbeugung gegen Schwangerschaftsstreifen** Probieren Sie folgendes Rezept.

Zutaten: 5 Tropfen Mandarine, 10 Tropfen Lavendel und 5 Tropfen Neroli auf 40 ml Mandelöl und 10 ml Weizenkeimöl. 1–3mal täglich auf dem Bauch einmassieren.

- **Aromaküche** Sparsam dosiert können Sie Mandarinenöl zum Aromatisieren von Limonaden, Kuchen und Pudding verwenden.

VORSICHT
Berücksichtigen Sie bei der Anwendung, dass Mandarinenöl leicht hautreizend und phototoxisch ist.

ELEMENT
Mandarinenöl gehört zu den gefühlsbetonten Düften und wird dem Wasser zugeordnet.

Mandarinenholz

Cinnamomum sintok

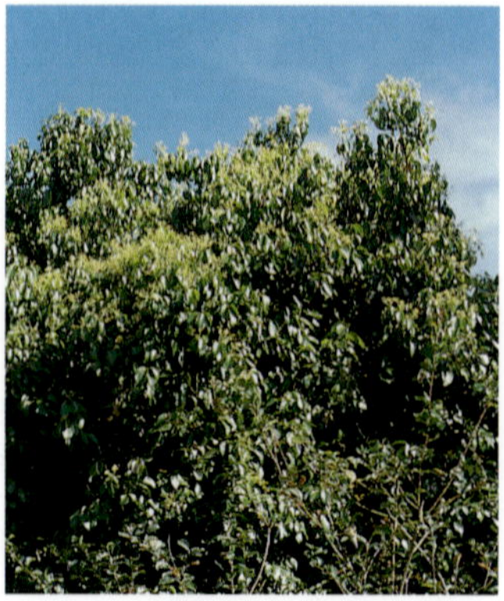

Das Mandarinenholzöl eignet sich besonders gut als Baustein für selbst hergestellte Parfums.

- **Vorkommen** Der dem Zimt verwandte Baum wächst in Indonesien.
- **Duftrichtung** warm, leicht holzig und fruchtig-süß

Wissenwertes
Der Baum, aus dem Mandarinenholzöl gewonnen wird, hat nichts mit dem Mandarinenbaum zu tun. Er ist eher mit dem Zimtbaum verwandt. Das Öl enthält wie Zimtöl Eugenol.

Heilwirkung auf Körper und Seele
Mandarinenholzöl stärkt bei körperlichen und geistigen Schwächezuständen.

Harmonie mit anderen Düften
Der Duft des Mandarinenholzes ergibt in Mischungen mit Sandelholz, Mandarine, Clementine, Orange, Honig, Gewürznelke und Zimt angenehme Nuancen.

AFFIRMATION
Ich fühle mich innerlich und äußerlich gestärkt. Mir geht es gut.

Anwendung der Essenz

Anwendungsformen und Zubereitung

- **Duftlampe** Als Stimulans bei mentalen Schwächezuständen.

Zutaten: 5 Tropfen Mandarinenholz, 2 Tropfen Mandarine und 1 Tropfen Zimt.

- **Massageöl** Wenn Sie sich körperlich nicht fit fühlen und eine aufbauende Massage brauchen.

Zutaten: 2 Tropfen Mandarinenholz und 1 Tropfen Mandarine auf 1 EL Mandelöl. Massieren Sie mit langen, streichenden Bewegungen, damit die ätherischen Öle gleichzeitig über die Haut und über die Atemwege aufgenommen werden.

- **Badezusatz**

Zutaten: 5 Tropfen Mandarinenholz, 2 Tropfen Orange und 1 Tropfen Ingwer auf 1 EL Sesamöl.

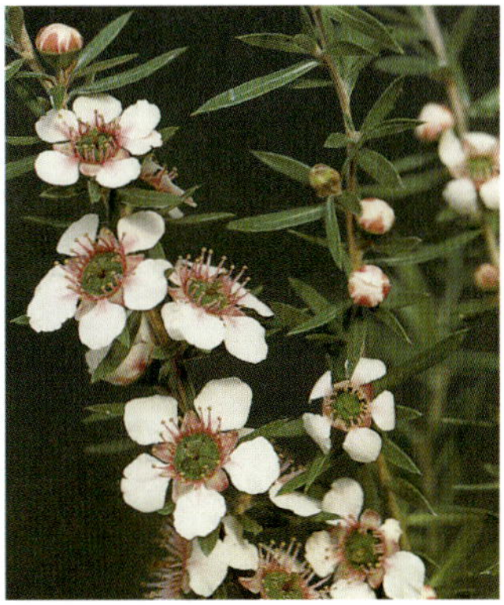

Bereits die Ureinwohner Neuseelands wussten um die enorme Heilkraft des Manukas.

Manuka

Leptospermum scoparium

Weitere Namen: Echter Teebaum, Red Manuka (Roter Manuka)

- **Vorkommen** Manukabäume sind vor allem im Norden Neuseelands weitverbreitet.
- **Duftrichtung** angenehm warm, erdig, würzig und krautig

Wissenswertes

Manuka ist eine traditionelle, neuseeländische Heilpflanze aus der Familie der Teebäume, zu der neben Tea-Tree auch Cajeput, Niaouli und Kanuka zählen. Manukaöl wurde bei uns erst im Zuge des Booms um das Teebaumöl bekannt. Es zeichnet sich durch seine ungeheure Widerstandskraft und Robustheit und durch seine starke keimtötende Wirkung gegen Bakterien, Viren und Pilze aus. Bei den Ureinwohnern Neuseelands wird Manuka – ein Busch mit kleinen, spitzen Blättern und zarten Blüten – schon seit Jahrhunderten als Heilmittel geschätzt. Das ätherische Öl wird durch Wasserdampfdestillation aus den Blättern und dünnen Zweigen gewonnen.

Heilwirkung auf den Körper

Affirmation
Ich spüre meine seelische Stärke. Ich bin wie ein Fels in der Brandung.

Manukaöl besitzt eine enorm starke antimikrobielle Wirkung gegen eine Vielzahl von Bakterien, Viren und Pilzen. Die Krankheitserreger Staphylokokken und Streptokokken bekämpft Manuka sogar noch stärker als das Teebaumöl. Manuka und Tea-Tree zusammen ergeben ein pflanzliches Antibiotikum mit äußerst breitem Wirkspektrum.

Auf der Haut und den Schleimhäuten ist Manukaöl sehr gut verträglich. Es wirkt stabilisierend und regenerierend und unterstützt die Heilung bakterieller Infektionen und Pilzerkrankungen. Sehr empfehlenswert ist es auch bei Akne, Juckreiz, Ekzemen, Zahnfleischentzündungen, Schuppenflechte sowie bei allergischen und rheumatischen Beschwerden.

Heilwirkung auf die Seele

Auf der psychisch-geistigen Ebene stärkt Manuka Menschen mit sehr empfindlichem vegetativem Nervensystem. Durch diese Stabilisierung eignet es sich zur Behandlung aller psychosomatischen Beschwerden, die auf Stress und innere Instabilität zurückzuführen sind. Insgesamt bietet Manukaöl Schutz und Stabilität bei Hektik und Überforderung.

Harmonie mit anderen Düften

Manukaöl verträgt sich gut mit Blütendüften wie Ylang-Ylang, Rose, Geranie sowie mit allen Zitrusdüften.

ELEMENTE
Manuka ist von den Elementen her sehr ausgewogen. Es enthält gleich viele Bestandteile der Elemente Wasser, Erde, Feuer und Luft.

Anwendung der Essenz

Manukaöl ist ein wunderbarer Helfer bei allen entzündlichen Hautproblemen. Es macht aber nicht nur sensible Haut und Schleimhäute robuster, sondern hilft auch, die körpereigenen Abwehrkräfte zu steigern.

Anwendungsformen und Zubereitung

- **Immunstärkendes Körperöl** Zur täglichen Pflege des ganzen Körpers und zur abwehrstärkenden Vorbeugung gegen Grippe können Sie sich folgendes Körperöl mischen.
Zutaten: 7 Tropfen Manuka, 7 Tropfen Kanuka und 6 Tropfen Zitrone auf 50 ml Macadamianussöl und 50 ml Wildrosenöl. Cremen Sie damit täglich nach dem Duschen den ganzen Körper ein und massieren Sie dabei Arme, Beine, Rücken und Bauch.
- **Inhalation** Bei Erkältung und Schnupfen gibt ein Kopfdampfbad mit Manuka dem geschwächten Körper einen kräftigen Heilschub.
Zutaten: Jeweils 1 Tropfen Manuka, Cajeput und Teebaum in 2 l heißes Wasser. In den ersten Tagen der Erkältung inhalieren Sie 2-mal, danach 1-mal täglich, jeweils 5 Minuten.
- **Fußbad** Wenn es im Hals kratzt, die Nase läuft und der ganze Körper friert, kann ein Manuka-Fußbad Wunder wirken.
Zutaten: Je 1 Tropfen Manuka, Kanuka und Niaouli auf 1 EL Meersalz oder Olivenöl. In eine Waschschüssel oder Fußbadewanne geben und 37 °C warmes Wasser dazufüllen. Das Wasser soll bis zu den Waden reichen. Baden Sie Ihre Füße 2-mal täglich für 10 Minuten.

HINWEIS
Manukaöl gehört zu den wenigen ätherischen Ölen, die weder Haut noch Schleimhäute reizen, denn der für Hautirritationen verantwortliche Cineolgehalt ist in diesem Öl verschwindend gering. Er liegt bei unter 0,5 Prozent. Sie können Manukaöl also getrost auch bei sehr empfindlicher Haut benutzen.

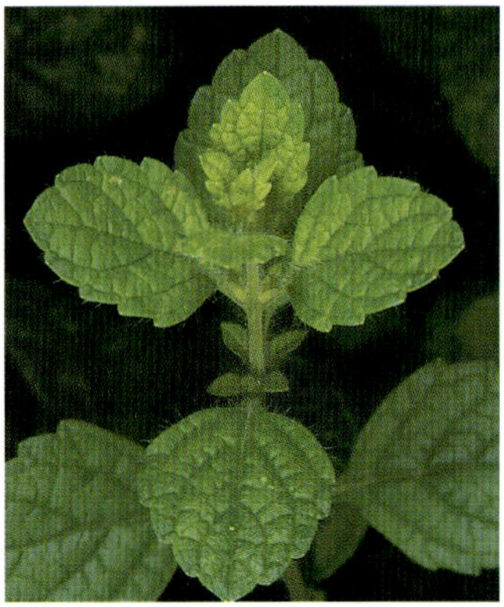

Die Zitronenmelisse eignet sich hervorragend als Zimmerpflanze.

Melisse

Melissa officinalis

Weitere Namen: Zitronenmelisse, Zitronenkraut

- **Vorkommen** Ursprünglich stammt die Melisse aus dem östlichen Mittelmeergebiet und dem Orient. Heute ist die Melisse in ganz Europa verbreitet und wegen ihrer Vielseitigkeit eines der Lieblingskräuter in unseren Gärten.
- **Duftrichtung** frisch, hell, leicht, zitronig, spritzig und sonnig-warm

Wissenwertes

Melissenöl wird durch Wasserdampfdestillation der ganzen Pflanze gewonnen. Echtes Öl ist sehr teuer, da man zur Gewinnung von nur einem Liter bis zu 7000 Kilo Pflanzenmaterial benötigt. Die meisten im Handel befindlichen Öle und Zubereitungen enthalten kein echtes Melissenöl, sondern preiswertere Ersatzöle, die zwar ähnlich duften, aber ganz anders wirken. Achten Sie deshalb beim Kauf darauf, dass Sie tatsächlich echtes Melissenöl bekommen.

Heilwirkung auf den Körper

AFFIRMATION
Ich bin gelassen mit einem Herzen voller Freude und Zuversicht. Ich fühle die Weisheit meines Herzens.

Vor allem bei stressverursachten Magen-Darm-Beschwerden hat ätherisches Melissenöl eine gute Heilwirkung. Wegen seiner stark krampflösenden Eigenschaften gilt es auch als bewährtes Mittel bei Menstruationskrämpfen. Melisse weist eine antivirale Wirkung auf, vor allem auf die durch Herpesviren verursachten Fieberbläschen. Darüber hinaus hat sich diese Heilpflanze bei Herzbeschwerden ohne organische Ursache, nervösem Herzklopfen und bei zu hohem Blutdruck sehr bewährt. Typisch weibliche Anwendungsgebiete sind psychische Spannungen während der Wechseljahre und vor der Menstruation. Auch Wetterfühligkeit, Migräne und Kopfschmerzen sowie Allergien wie Heuschnupfen und Asthma lassen sich mit Melisse gut behandeln.

Heilwirkung auf die Seele

Im Mittelalter war die Melisse als Herzenströster bekannt. Auch heute noch benutzt man das Melissenöl gerne bei schweren Gedanken, starken Gefühlsschwankungen und bei Alpträumen. Denn der Duft von Melisse sorgt für eine ausgeglichene und gelassene Stimmung, stimmt heiter und öffnet das Herz. Bekannt und wissenschaftlich anerkannt ist die nervenberuhigende Wirkung des Öls. Menschen, die nicht zur Ruhe kommen und unter Schlaflosigkeit leiden, profitieren sehr davon.

Element und Chakra
Die Melisse ist dem Element Luft zugeordnet. Ihr Öl beflügelt den Geist, befreit von schweren Gedanken und wird dem Herzchakra zugeordnet.

Harmonie mit anderen Düften

Melissenöl wird zusammen mit dem Öl der römischen Kamille gegen Allergien eingesetzt. Es mischt sich auch gut mit Rose, Neroli, Geranie, Lavendel und Myrte.

Anwendung der Essenz

Echtes Melissenöl ist sehr duftintensiv und hat einen warmen Unterton. Sie benötigen nur sehr geringe Mengen davon.

Anwendungsformen und Zubereitung

- **Massageöl** Eine sehr hilfreiche Mischung, um zur Quelle von Mitgefühl und Heilung zurückzufinden.
Zutaten: 2 Tropfen Melisse auf 1 EL Jojobaöl. Reiben Sie damit Ihre Herzgegend ein.
Die gleiche Mischung wirkt auch gegen Spannung, Stress, Angst, Schlafstörungen und Alpträume. Nehmen Sie dafür die doppelte Menge und massieren Sie vor allem Rücken, Nacken und Schultern.
- **Melissengeist** In Alkohol gelöst ergibt die Essenz der echten Melisse eine wirksame Tinktur, die sich zur Einnahme gegen nervöse Beschwerden, Unruhe und Schlafstörungen und als belebende Einreibung bei Kopfschmerzen bewährt.
- **Badezusatz**
Zutaten: 5 Tropfen Melisse auf 2 EL Olivenöl.
- **Duftlampe** Echtes Melissenöl ist sehr duftintensiv. 4–5 Tropfen in der Duftlampe genügen, um einen kleineren Raum zu beduften. Nehmen Sie Melissenöl, um eine Atmosphäre der Geborgenheit und Leichtigkeit zu schaffen, alles Bedrückende hinter sich zu lassen und wieder Ihre Mitte zu spüren.

Vorsicht
Melissenöl kann sehr sensible Haut irritieren. Nicht anwenden sollten Sie es während der Schwangerschaft und bei homöopathischer Behandlung.

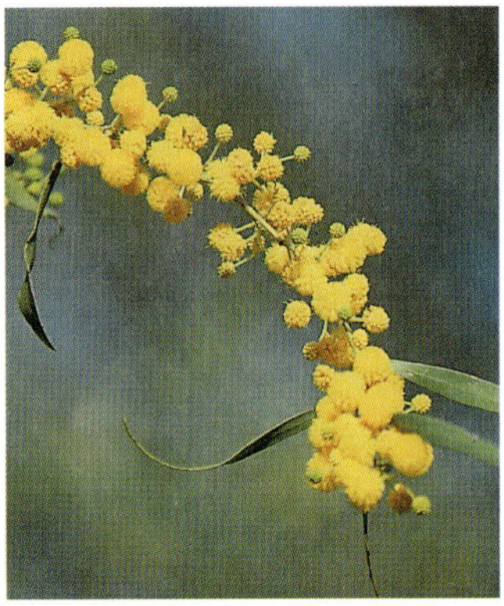

Die stärkende Wirkung der Mimose ist alles andere als ihr Name vermuten lässt.

Mimose

Acacia decurrens

- **Vorkommen** Die Mimose ist in den Tropen und Subtropen heimisch, findet sich heute jedoch kultiviert in allen wärmeren Gebieten der Erde.
- **Duftrichtung** sanft, süß und weich

Wissenswertes

Mimosenessenz ist ein Absolue von zäher, honigartiger Konsistenz, das in Weingeist gelöst angeboten wird und in dieser Form gebrauchsfertig ist. Gewonnen wird es durch Lösungsmittelextraktion der Blüten.

AFFIRMATION
Meine Seele bekommt Nahrung und Schutz.

ELEMENT
Das Absolue der Mimose wird dem gefühlsbetonten Element Wasser zugeordnet. Es ist das Aroma für zartbeseelte Naturen.

VORSICHT
Mimosenabsolue sollten Sie nie innerlich anwenden, denn durch den Herstellungsprozess können Spuren von Lösungsmitteln enthalten sein.

Heilwirkung auf den Körper

Mimosenabsolue wirkt entzündungshemmend, beruhigend, hautpflegend, blutreinigend und stärkend auf Leber und Galle.

Heilwirkung auf die Seele

Der Duft beruhigt und verhilft zu gutem Schlaf. Er wirkt wie Balsam für zartbesaitete Menschen und gibt besonders Frauen vor und während der Menstruation Trost und Halt, wenn sie sich verletzlich fühlen. Auch bei Unruhe, Angst, Trauer, Sorgen, Verschlossenheit und seelischer Verhärtung bringt die Mimose Weichheit und veranlasst zum Loslassen und Vertrauen.

Anwendung der Essenz

Anwendungsformen und Zubereitung

- **Duftlampe** Die blumige Note des Mimosenabsolue kann extreme Gefühlsschwankungen harmonisieren und sogar leicht aphrodisieren.

Zutaten: 3 Tropfen Mimose, 2 Tropfen Sandelholz und 1 Tropfen Ylang-Ylang.

Der besänftigende Duft der Mimose kann auch helfen, nach einem Streit mit dem Partner die Gefühlswogen wieder zu glätten und ein übererregtes Nervensystem zu beruhigen.

Minzen

Gattung Mentha

- **Vorkommen** Die etwa 20 Arten der Gattung Mentha sind auf der ganzen Welt heimisch.
- **Duftrichtung** frisch, grün bis scharf und intensivminzig

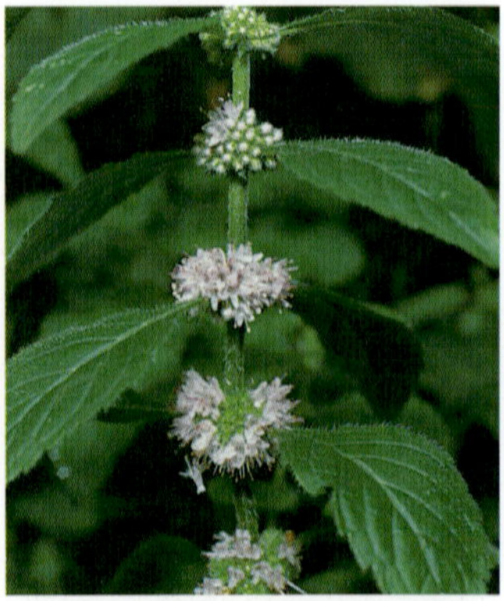

Wer ohnehin zu übermäßiger Nervosität neigt, sollte den Duft der Minze eher meiden.

Wissenswertes

Minzöl wird durch Destillation des ganzen Krauts gewonnen. Die Ackerminze löst den Schleim in den Atemwegen und regt den Geist an. Fruchtiger duftet die Bergamotte-Minze. Das Öl der Nana-Minze duftet fein, mild und klar und hat eine starke psychische Wirksamkeit bei Niedergeschlagenheit, Angst und Unruhe.

Heilwirkung auf Körper und Seele

Alle Minzsorten stimulieren das Nervensystem. Sie sind magenwirksam, verdauungsfördernd, antiseptisch, lymphwirksam und schleimlösend. Sie helfen bei Magenschmerzen, Übelkeit, Blähungen, Menstruationsstörungen, Husten, Schnupfen und Bronchitis und lindern Kopfschmerzen und Migräne ebenso wie Muskelkater, Prellungen und Gelenkbeschwerden. Minzen haben sowohl belebende und erfrischende als auch wärmende und beruhigende Effekte auf die Seele.

Anwendung der Essenz

Anwendungsformen und Zubereitung

- **Inhalation** Einige Tropfen Minzöl auf ein Taschentuch geträufelt schaffen schnell Abhilfe bei Schwindel, Schwächezuständen und drohender Ohnmacht.
- **Kopfschmerzmittel** Bei Kopfschmerzen massieren Sie 1–2 Tropfen pures, unverdünntes Öl in Stirn und Schläfen ein. Für eine Massage bei Muskelschmerzen muss die Minze in einem fetten Öl sehr stark verdünnt werden. Die Dosis sollte dabei 10 Tropfen auf 100 ml Basisöl nicht überschreiten.

AFFIRMATION

Mein Geist ist kristallklar, wach und konzentriert.

ELEMENT

Minze stärkt die Geisteskraft und vereint in sich die Frische des Elements Luft.

VORSICHT

Minzöle sind für Kinder unter sechs Jahren nicht geeignet, ebensowenig für schwangere Frauen, bei Epilepsie und während einer homöopathischen Behandlung. Minzöle sind besonders haut- und schleimhautreizend.

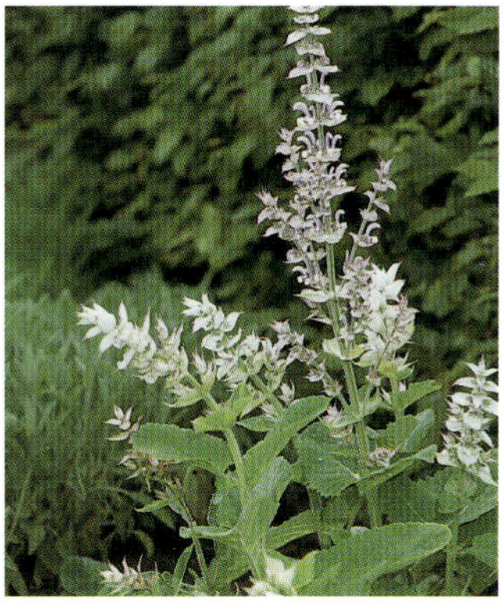

Das Aroma des Muskatellersalbeis ist für seine antidepressive Wirkung bekannt.

Muskatellersalbei

Salvia sclarea

- **Vorkommen** Muskatellersalbei wächst wild im gesamten Mittelmeerraum und in England. Kultiviert findet man ihn in Russland, Frankreich, Italien und auch in Spanien.
- **Duftrichtung** würzig, süß-herb, nussartig mit leicht blumiger Note

Wissenswertes

Seit dem Mittelalter ist der Muskatellersalbei eine beliebte Heilpflanze – nicht nur wegen der medizinischen Wirkung, sondern auch wegen des berauschenden Effekts. Das Öl erhält man durch Destillation aus den Blüten.

Heilwirkung auf den Körper

AFFIRMATION
Ich bin offen und gelassen. Die Tore zu meinem Unbewussten öffnen sich.

Das Öl des Muskatellersalbeis ist beruhigend, entspannend und krampflösend, etwa bei Verdauungsbeschwerden und Menstruationskrämpfen. Nach einer Grippe kann das Öl aufbauen und tonisieren. Es ist zudem antiseptisch und blutdrucksenkend. Durch seine östrogenähnliche Wirkung ist Muskatellersalbei sehr hilfreich für den weiblichen Organismus, denn es harmonisiert den biologischen Rythmus und mildert Reizbarkeit und Hitzewallungen im Klimakterium. Weitere Anwendungsgebiete sind Bronchitis, Asthma und Keuchhusten sowie die Pflege von trockener und entzündeter Haut.

Heilwirkung auf die Seele

Dieser Duft ist sehr beruhigend und entspannend und kann euphorische Gefühle und wundervolle Träume bewirken. Muskatellersalbeiöl ist hilfreich bei kreativem Arbeiten, da es den Geist öffnet, die Phantasie anregt und ermutigt, ungewöhnliche Wege zu gehen. Muskatellersalbei ist auch empfehlenswert bei negativer Lebenseinstellung, geistigen Blockaden, Melancholie, Angstzuständen und Stress.

Harmonie mit anderen Düften
Das Öl harmoniert besonders gut mit Lavendel, Bergamotte, Sandelholz, Geranie und anderen Blütendüften.

Anwendung der Essenz

Muskatellersalbei ist ein ganz besonderes Aromaöl mit einem sehr ungewöhnlichen Duft, der einen fast hypnotischen, euphorisierenden Effekt auf die Psyche besitzt.

Anwendungsformen und Zubereitung

- **Liebesöl** Paare, die großen Alltagsbelastungen ausgesetzt sind und sich ein wenig auseinandergelebt haben, können versuchen, mit Hilfe dieses Duftes wieder zueinander zu finden. Lassen Sie die entspannende und aphrodisierende Wirkung dieser ätherischen Substanz für sich arbeiten – in der Duftlampe, als Bestandteil eines Massageöls oder als Badezusatz.
- **Massageöl** zum Verwöhnen.
Zutaten: 8 Tropfen Muskatellersalbei, 2 Tropfen Rose und 5 Tropfen Sandelholz auf 50 ml Macadamianussöl.
- **Duftlampe** Das Öl eignet sich gut für Traumreisen, Trancesitzungen und Hypnotherapie; 7 Tropfen genügen.
- **Badezusatz** Hier eine Mischung für ein entspannendes und gleichzeitig erheiterndes, befreiendes Bad.
Zutaten: 5 Tropfen Muskatellersalbei, 3 Tropfen Grapefruit und 3 Tropfen Rosengeranie auf 1 EL Mandelöl.
- **Haarspülung** Menschen mit fettigem, schuppigem Haar sollten nach der Haarwäsche der Haarspülung einige Tropfen Muskatellersalbei zugeben.
- **Kompressen** Bei Kopfschmerzen, Migräne und Menstruationsbeschwerden können Kompressen mit dem Öl von Muskatellersalbei Erleichterung bringen. Hier ein Rezept für eine heiße Kompresse bei Menstruationsbeschwerden:
Zutaten: 5 Tropfen Muskatellersalbei und 3 Tropfen Majoran.

ELEMENTE
Im Muskatellersalbei vereinen sich die Eigenschaften der Elemente Luft, Wasser und Erde.

Vorsicht bei der Anwendung

Muskatellersalbeiöl sollte immer sparsam dosiert werden, weil es leicht halluzinogen wirkt. Nicht in der Schwangerschaft anwenden und nicht bei starker Menstruation.

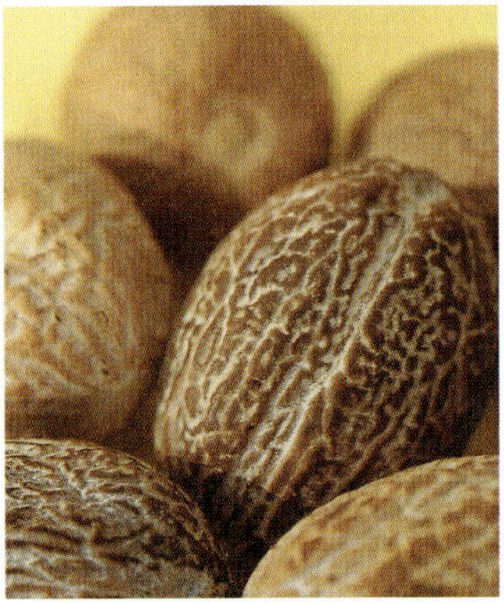

Beliebtes Küchengewürz mit beruhigender Wirkung – die Muskatnuss.

Muskatnuss

Myristica fragrans

- **Vorkommen** Der Muskatbaum wächst in Südostasien.
- **Duftrichtung** angenehm würzig

Wissenswertes

Muskat zählt zu den wärmenden, anregenden Gewürzölen und ähnelt in seinen Anwendungsmöglichkeiten dem ebenfalls sehr warmen Zimtöl. Muskatöl entsteht durch Destillation aus dem Kern des Samens, der Muskatnuss.

Heilwirkung auf den Körper

Muskatnussöl wirkt insgesamt stark anregend. Es stimuliert Herz und Kreislauf und stärkt den gesamten Organismus bei körperlicher Erschöpfung. Als Massageöl bewährt es sich besonders gut bei Muskelschmerzen und Rheuma.

ELEMENT
Die Muskatnuss gehört zum Element Feuer.

Heilwirkung auf die Seele

Muskatnussöl bringt, in richtiger Dosierung, Entspannung und geistige Klarheit. Man sagt, dass Muskatöl, bei Nacht in der Aromalampe verdunstet, das Träumen positiv beeinflusst.

Harmonie mit anderen Düften

In Kombination mit Orangenöl duftet das Öl der Muskatnuss besonders gut.

VORSICHT
In höheren Dosierungen oder bei längerer Anwendung ist Muskatnussöl durch seinen Hauptbestandteil Myristicin giftig und kann nervöse oder geistige Störungen verursachen. Schwangere und Kinder dürfen das Öl nicht benutzen.

Anwendung der Essenz

Das Öl der Muskatnuss ist eine schöne Beigabe zu Wintermischungen, die den Körper wärmen.

Anwendungsformen und Zubereitung

- **Badezusatz** Diese Aromamischung stärkt die Widerstandskraft gegen Kälte.
  Zutaten: 3 Tropfen Muskatnuss, 3 Tropfen Sandelholz und 2 Tropfen Orange auf 1 EL Sesamöl.

Myrrhe

Commiphora molmol

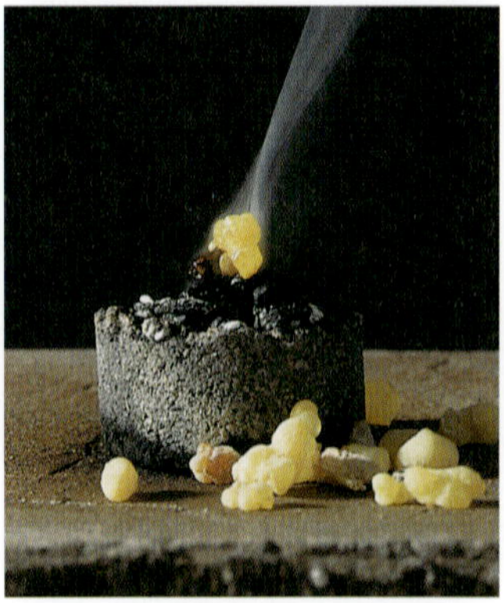

Myrrhe wird bereits seit über 2000 Jahren als Räucherstoff verwendet.

- **Vorkommen** Die Myrrhe ist in den Wüstenregionen rund um das Rote Meer beheimatet.
- **Duftrichtung** streng, bitter und mystisch

Wissenswertes
Myrrhe ist das Harz des kleinen, stacheligen Myrrhestrauches, der ebenso wie der Weihrauch (Olibanum) zur Familie der Balsambaumgewächse gehört. Die Essenz wird durch alkoholische Extraktion mit anschließender Destillation aus dem Harz gewonnen.

Heilwirkung auf Körper und Seele
Myrrhe ist bekannt für seine antiseptische und heilungsfördernde Wirkung bei Wunden im Mundraum, bei Husten, Bronchitis und bei der Pflege alternder Haut. Spirituell interessierte Menschen verwenden den mystisch-geheimnisvollen Duft zur inneren Reinigung und Entspannung.

Affirmation
Ich wende mich meinen inneren Kräften zu und konzentriere mich auf das Wesentliche.

Harmonie mit anderen Düften
Der eigenartige, etwas strenge Geruch der Myrrhe wird durch Beimischung von Orange gemildert.

Anwendung der Essenz

Anwendungsformen und Zubereitung

- **Duftlampe** Wenn Sie in Zeiten der inneren Einkehr, z.B. beim Heilfasten, die innere und äußere Reinigung verstärken wollen, leistet Myrrhe gute Dienste. Bei Meditationen, beim Beten und bei Trancereisen synchronisiert Myrrheessenz die beiden Gehirnhälften.
Zutaten: 3–5 Tropfen Myrrhe und 3 Tropfen Orange.
- **Gurgellösung** Bei Zahnfleischentzündung und Mundgeruch empfehlen sich 2 Tropfen auf 1 Tasse Wasser.

Achtung: Nicht anwenden während der Schwangerschaft.

Elemente
Myrrhe vereint in sich die Eigenschaften der Elemente Feuer und Erde.

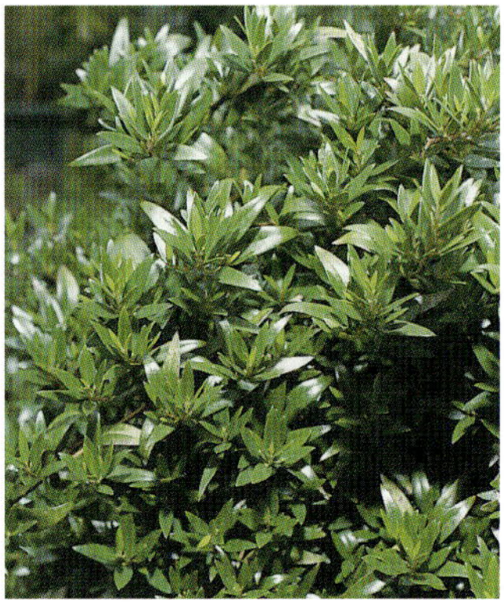

In unseren Breiten ist die Myrte vor allem als Brautkranz bekannt.

Myrte

Myrtus communis

Weiterer Name: Korsischer Pfeffer

- **Vorkommen** Der Myrtenstrauch ist im gesamten Mittelmeerraum anzutreffen.
- **Duftrichtung** frisch, krautig, würzig, aromatisch und eukalyptus-ähnlich

Wissenswertes

Myrtenöl entstammt den Blättern eines kleinen, immergrünen Strauches, der die berühmte Macchia prägt. Als Mysterienpflanze war die Myrte Aphrodite, der Göttin der Schönheit und der Liebe, geweiht. Noch heute werden Myrtenzweige als Symbol der Reinheit in Brautkränzen verwoben. Das ätherische Öl gewinnt man durch Destillation der jungen Blätter, Zweige und Blüten.

Heilwirkung auf den Körper

Der frische, krautige Duft beruhigt und befreit die Atemwege. Als ausgesprochen starkes Antiseptikum setzt man es zur allgemeinen Immunstärkung, bei Grippe, Husten, Bronchitis, Ohrenentzündung und Entzündungen der Stirnhöhle und Nasennebenhöhlen ein. Auch bei der Wundheilung kennt man Myrtenöl als traditionelles Heilmittel.

AFFIRMATION
Ich besitze die heitere Gelassenheit eines Buddha. Meine Aura ist rein, ich spüre die kosmische Schönheit meiner Seele.

Heilwirkung auf die Seele

Auf Geist und Seele hat das Öl eine stark reinigende und klärende Kraft. Es unterstützt Meditationen und kann in Grenzsituationen des Lebens angewandt werden; beispielsweise, um Sterbenden das Loslassen zu erleichtern. Auch bei eingeschränkter Sichtweise, zu starker Haftung am Materiellen oder an Vergangenem hilft Myrtenöl. Manche Aromatherapeuten benutzen die Essenz zur feinstofflichen Arbeit, um die Aura von Menschen zu reinigen, die viel rauchen und trinken oder die eine sehr selbstzerstörerische Lebenseinstellung haben.

Harmonie mit anderen Düften
Myrte verträgt sich gut mit Zitrone, Zirbelkiefer, Neroli, Zypresse und Lavendel.

Anwendung der Essenz

Myrtenöl ist eine besonders vielseitige Essenz mit einem breiten Anwendungsspektrum. Auch Kinder mögen diesen milden Duft. Er kann den streng riechenden Eukalyptus ersetzen.

Anwendungsformen und Zubereitung

- **Einreibungen** Myrtenöl wirkt sehr stark antiseptisch: 3 Tropfen Myrte mit 2 EL Basisöl mischen und damit bei Atemwegserkrankungen Brust und Rücken einreiben.
- **Duftlampe** Myrte eignet sich sehr gut, um Räume zu desinfizieren, zu reinigen und von negativen Schwingungen zu befreien. Sie ist auch ein wertvoller Meditationsduft, der Gelassenheit und Heiterkeit schenkt und Menschen weiterhilft, die in innerer Disharmonie leben. Geben Sie 8 Tropfen in die Duftschale.
- **Inhalation** Ein Kopfdampfbad bei Schnupfen und Bronchitis ist mit Myrte besonders wirksam.
Zutaten: 3 Tropfen Myrte und 2 Tropfen Cajeput auf 2 l heißes Wasser. Mindestens 5 Minuten inhalieren.
- **Aromaküche** Myrtenschnaps und Myrtengelee sind bekannte Spezialitäten der korsischen Küche.
- **Hautpflege** Myrtenöl ist ein altes Mittel zur Behandlung öliger, zu Entzündungen neigender Haut und von Akne. Im Mittelalter bereitete man durch Destillation aus den Blättern und Blüten der Myrte das Engelswasser, ein desodorierendes Toilettenwasser. Als Bestandteil tonisierender Gesichtswässer benutzt man Myrte heute noch zur Reinigung entzündeter Haut.

ELEMENT
Die Myrte besitzt die klärenden, reinigenden Eigenschaften der Luft.

Das Myrtenöl verleiht innere Weisheit und macht die Dinge des Lebens klarer und verständlicher.

Myrtengewächse

Botanisch betrachtet gehört die Myrte zur großen Familie der Myrtaceae – der Myrtengewächse, die etwa 100 Gattungen und 3000 Arten umfaßt. Die bekanntesten, auch in diesem Buch erwähnten zugehörigen Aromapflanzen wirken stark antiseptisch: Eukalyptus, Gewürznelke, Cajeput, Teebaum, Niaouli, Bay und Myrte.

Narde

Nardostachys jatamansi

Weiterer Name: Indische Narde

Das Aroma des Nardenöls verleiht Ihrem Zuhause eine beruhigende Atmosphäre.

- **Vorkommen** Die Narde wächst in den feuchten Tälern und Hängen des Himalaya in Höhen zwischen 3500 und 5500 Metern.
- **Duftrichtung** eigenwillig erdig, herb, bitter, streng

Wissenswertes

Einzigartig an dieser Pflanze: Die Blüte sprießt direkt aus der Wurzel und die Blätter wachsen an einem separaten Spross. Die erdbraune Nardenessenz wird durch Wasserdampfdestillation der getrockneten Wurzeln gewonnen.

Heilwirkung auf Körper und Seele

Nardenöl wirkt ausgleichend auf alle Organe, besonders auf das Herz und auf die Haut. Er vermag eine Verbindung zwischen der körperlichen und der geistigen Ebene zu schaffen und ist deshalb für Meditation gut geeignet. Zudem hat es einen beruhigenden Effekt auf das gesamte Nervensystem und hilft bei Schlafstörungen, Unruhe, Nervosität, emotionalen Blockaden.

AFFIRMATION
Ich bin mit der Erde fest verbunden und mein Bewusstsein ist geöffnet für die kosmische Weite.

Anwendung der Essenz

Anwendungsformen und Zubereitung

- **Hautöl** Zur Pflege und Regeneration bei Hautfunktionsstörungen sowie bei reifer Haut gibt es folgendes Rezept.
Zutaten: 5 Tropfen Narde, 5 Tropfen Orange und 5 Tropfen Geranie auf 50 ml Jojobaöl.
- **Narbenbehandlung** Ölen Sie die Narbe über einen längeren Zeitraum morgens und abends mit dieser Mischung ein.
Zutaten: 6 Tropfen Narde sowie je 3 Tropfen Neroli, Myrrhe und Immortelle auf 50 ml Hagebuttenkernöl.
- **Duftlampe** Als Raumduft eignet sich das stark erdende, nach innen führende Nardenaroma zur Unterstützung bei entspannenden Körpertherapien wie Shiatsu und Reiki.

ELEMENT UND STERNZEICHEN
Die Narde wird dem Element Erde zugeordnet. Sie gleicht die allzu luftigen Eigenschaften der Zwilling-Geborenen aus.

Narzisse

Narcissus poeticus

Weiterer Name: Osterglocke

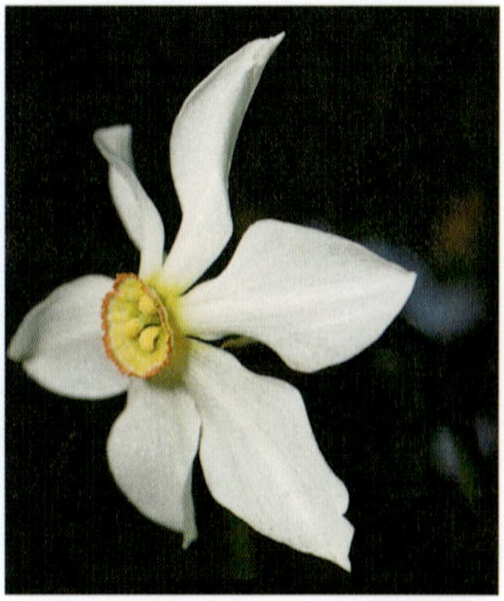

- **Vorkommen** Die heute bekannten 20 verschiedenen Narzissenarten sind im Mittelmeergebiet und in Mitteleuropa heimisch.
- **Duftrichtung** feinblütig und weich

Zu den ersten Blumen, die nach einem kalten Winter wieder erblühen, gehören die Narzissen.

Wissenswertes

Das ätherische Öl wird durch Extraktion der weißen Blüten gewonnen. Es handelt sich um ein sehr kostbares dickflüssiges Absolue mit erdigem Aroma, das erst verdünnt seinen wunderbaren, typisch blumigen Narzissenduft entfaltet.

Heilwirkung auf die Seele

Narzissen-Absolue beruhigt und entspannt. Außerdem gilt es als Heilmittel für verletzte Seelen, Trauer und Verschlossenheit, denn es soll die Selbstliebe aktivieren.

Affirmation
Ich bin voller Liebe und Dankbarkeit. Meiner Phantasie wachsen Flügel.

Harmonie mit anderen Düften

Narzisse mischt sich gut mit Bergamotte, Iriswurzel, Jasmin, Mimose, Ylang-Ylang, Ingwer, Muskat, Neroli und Orange.

Anwendung der Essenz

Wenn Ihnen das Absolue zu dickflüssig wird, können Sie es mit wenigen Tropfen Weingeist verdünnen.

Anwendungsformen und Zubereitung

- **Duftlampe** Nutzen Sie den inspirierenden Effekt des Öls bei kreativen Tätigkeiten: 5 Tropfen genügen.
- **Feinstes Blütenparfüm** Mischen Sie sich ein edles Naturparfüm mit feinem Frühlingsduft.

Zutaten: 5 Tropfen Narzisse, 4 Tropfen Sandelholz, je 2 Tropfen Magnolie und Rose centifolia auf 10 ml Jojobaöl. Nach 2 Wochen entfaltet der Duft sein volles Aroma.

Element
Die Narzisse ist die Blume der romantischen Gefühle. Aus diesem Grund wird sie dem Element Wasser zugeordnet.

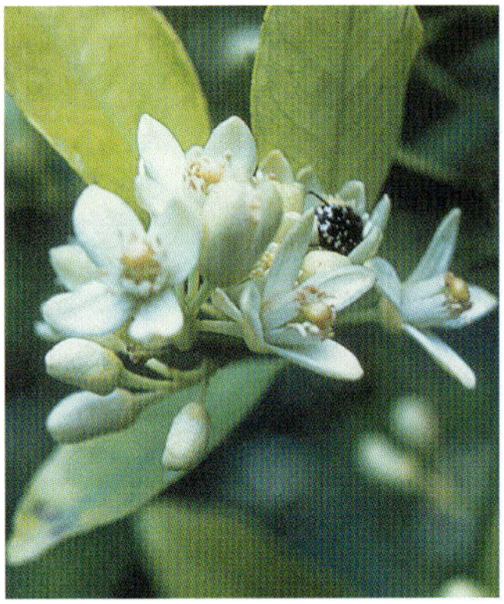

Ein Geheimtip gegen depressive Stimmungen ist Neroli, der wunderbare Duft der Orangenblüte.

Neroli

Citrus aurantium

Weitere Namen: Orangenblüte, Bitterorangenblüte, Pomeranzenblüte

- **Vorkommen** Die Pomeranze wächst in Italien, Marokko, Tunesien, Algerien, Ägypten und Frankreich.
- **Duftrichtung** blumig, süß-frisch, mit leicht würzigherber Note

Wissenswertes

Vom Neroliöl, einer besonders wertvollen Essenz aus den Blüten des Baumes, sagt man, es sei der eingefangene Sonnenschein des Südens. Neroli wird entweder durch Destillation oder durch Extraktion gewonnen.

AFFIRMATION

Ich genieße die Schönheit des Daseins mit allen meinen Sinnen. Ich fühle mich stark und für die schönen Seiten des Lebens aufgeschlossen.

Heilwirkung auf den Körper

Neroliöl wirkt antiseptisch, krampflösend und beruhigend. Bekannt ist es für seine verjüngende, pflegende Wirkung bei trockener, reifer und empfindlicher Haut, da es die Eigenschaft hat, die Regeneration der Hautzellen anzuregen. Auch bei Kopfschmerzen, Schlafstörungen, nervösen Herzbeschwerden und Verkrampfungen im Darmbereich bewährt sich Neroli.

Heilwirkung auf die Seele

Die besten Dienste leistet Neroliöl auf geistig-seelischem Gebiet, denn es wirkt sehr stark im Gefühlsbereich auf die Herzebene. Neroli erinnert uns daran, das Leben mit der Intelligenz des Herzens zu betrachten und den Augenblick zu genießen. Als sehr gutes Antidepressivum erheitert es die Stimmung, baut Ängste ab, stabilisiert die Psyche und stärkt eine schwache Aura. Neroliöl gilt auch als Schocköl, da es die Verarbeitung von schwierigen emotionalen Erfahrungen erleichtert und die Trauerarbeit bei Verzweiflung und seelischer Erschöpfung unterstützt. Wegen seines stark beruhigenden Effektes hilft es auch bei Einschlafschwierigkeiten.

Harmonie mit anderen Düften
In Verbindung mit Zitrusdüften ergibt Neroli einen besonders stimmungsvollen Raumduft.

Anwendung der Essenz
Anwendungsformen und Zubereitung

- **Parfüm** Sparsam dosiert eignet sich Neroli als Herznote zur Herstellung blumiger Duftmischungen, beispielsweise mit anderen Blütenölen und Hölzern. Mit Sandelholz kann der feine Neroliduft fixiert werden. Dadurch verzögert sich der Duftablauf und hält für längere Zeit an.
- **Schocköl** Ein Parfümöl für Schocksituationen, das Sie im Herzbereich, am Puls und im Bereich des Sonnengeflechtes (Magengegend) auftragen sollten.

Zutaten: 4 Tropfen Neroli und 3 Tropfen Rose auf 10 ml Jojobaöl.

- **Duftlampe** Als Raumduft verbreitet Neroli eine beruhigende, entspannte Atmosphäre, in der man seine Ängste fallenlassen kann. Auch bei mangelndem Selbstvertrauen kann dieses Schutzöl helfen. Hier ein Rezept, das sich besonders bei Winterdepression bewährt:

Zutaten: 3 Tropfen Neroli, 2 Tropfen Petitgrain und 3 Tropfen Bitterorange.

- **Badezusatz** Ein wundervolles Rezept, wenn Sie aus Kummer oder Angst nicht schlafen können. Direkt vor dem Zubettgehen als Vollbad nehmen.

Zutaten: 4 Tropfen Neroli und 3 Tropfen Muskatellersalbei auf 1/2 Becher Sahne.

- **Hautpflege** Neroli ist sehr hautpflegend und kann deshalb gut im Massageöl selbst für empfindliche, trockene Haut verwendet werden. Hier ein Gesichtspflegeöl für trockene und sensible Haut.

Zutaten: 2 Tropfen Neroli auf 1 EL Jojobaöl.

- **Gesichtskompresse** Wenn Sie Ihrem Teint, Ihren Sinnen und Ihrer Seele gleichzeitig einen guten Dienst erweisen wollen, probieren Sie eine heiße Gesichtskompresse mit Neroli.

Zutaten: 2 Tropfen Neroli und 1 Tropfen Rosengeranie auf 500 ml warmes Wasser. Ein Tuch damit tränken, auf das Gesicht legen und entspannen.

ELEMENT, EDELSTEIN UND CHAKRA
Neroli hat einen Bezug zum Element Wasser. Der passender Stein dazu ist der Smaragd. Neroli wirkt auf das Herz- und das Nabelchakra.

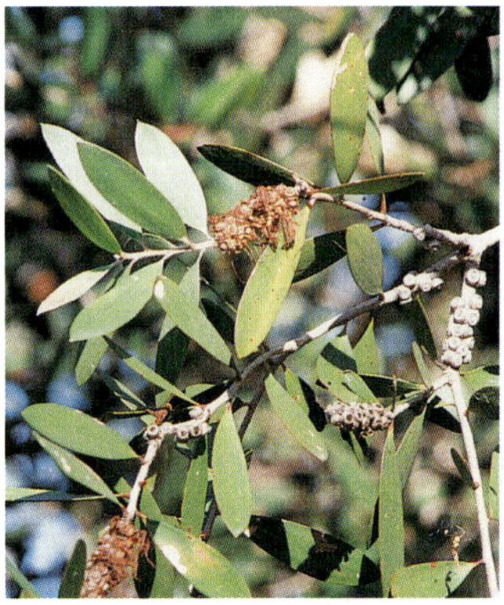

Niaouli

Melaleuca quinquenervia

Weiterer Name: Gomenol

• **Vorkommen** Der Niaoulibaum wächst in Indien, Malaysia, Nordaustralien sowie auf den Philippinen und den Molukken.

• **Duftrichtung** krautig, frisch und eukalyptusartig

Eine Inhalation mit Niaouli befreit die Atemwege und regt Herz und Kreislauf an.

Wissenswertes

Der Niaoulibaum ist verwandt mit dem Cajeputbaum, die beide aus der Familie der Myrtengewächse stammen. Das Öl wird durch Wasserdampfdestillation der Blätter gewonnen.

Heilwirkung auf Körper und Seele

Niaouli wirkt anregend auf Herz und Kreislauf. Sein stark antiseptisches ätherisches Öl ist vor allem für Atemwege und Haut ein wahrer Segen. Sein Duft eignet sich als vorbeugender Schutz gegen Erkältungen und zur Anwendung bei chronischen Nebenhöhlenentzündungen. Gleichzeitig ist Niaouli ein ausgesprochen hautfreundliches Öl und wird deshalb zur Wundreinigung bei Furunkeln und Akne eingesetzt. Auf geistiger Ebene bringt der Duft von Niaouli Klarheit und Konzentrationskraft. Er hilft bei mentaler Verwirrung und Erschöpfung.

AFFIRMATION

Ich fühle mich frisch, lebendig und hellwach.

Anwendung der Essenz

Anwendungsformen und Zubereitung

• **Duftlampe** Wenn jemand in Ihrer Familie erkältet ist, können Sie täglich ein paar Tropfen Niaouli in die Duftlampe geben. Die antiseptische Kraft dieses Öls macht den Krankheitserregern im Raum den Garaus.

Zutaten: 6 Tropfen Niaouli, je 2 Tropfen Myrte und Ysop.

• **Inhalation** Ein wirksames Mittel bei Nebenhöhlenentzündungen und Schnupfen.

Zutaten: 3 Tropfen Niaouli, 2 Tropfen Teebaum auf 1 l heißes Wasser.

ELEMENT

Niaouli gehört zum Element Luft. Der Duft bringt frischen Wind ins Gemüt.

Olibanum

Boswellia carterii

Weitere Namen: Weihrauch, Libanonöl

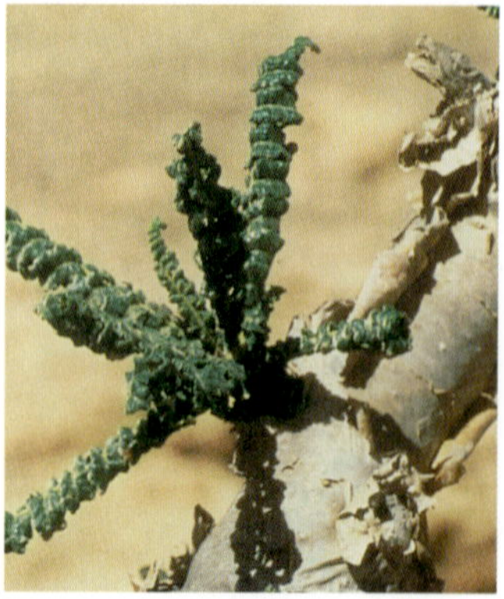

Wegen seines mystischen Duftes, der beim Räuchern frei wird, schätzt man den Weihrauch vor allem bei religiösen Veranstaltungen.

- **Vorkommen** Olibanum ist in Arabien heimisch.
- **Duftrichtung** erdig, warm, etwas kampferartig und harzig

Wissenswertes
Aus dem Harz der Baumrinde wird durch Extraktion und Dampfdestillation das ätherische Öl gewonnen.

Heilwirkung auf Körper und Seele
Die Medizin setzt Weihrauch wegen seiner beruhigenden und lungenwirksamen Effekte bei Asthmatikern und Atemwegserkrankungen wie Bronchitis, Husten und Schnupfen ein. Außerdem pflegt und regeneriert die Essenz reife und feuchtigkeitsarme Haut, wirkt Hautunreinheiten entgegen und hemmt Entzündungen bei Wunden. Weihrauch verbindet das Materielle und das Feinstoffliche und dient zusätzlich der meditativen Versenkung.

AFFIRMATION
Ich spüre die Einheit alles Lebendigen und öffne mich der universellen Energie.

Anwendung der Essenz

Anwendungsformen und Zubereitung

- **Duftlampe** Da der Duft sehr intensiv ist, beginnen Sie mit nur 3 Tropfen in der Duftlampe.
Zutaten: 3 Tropfen Weihrauch und 3 Tropfen Rose.
- **Heilmittel für die Atemorgane** Diese Essenz zählt zu den wichtigsten Ölen bei allen Entzündungen der Atemwege. Verwenden Sie Weihrauchöl zur Inhalation.
Zutaten: 2 Tropfen Weihrauch und 2 Tropfen Zitrone auf 2 l heißes Wasser geben.
- **Gesichtsöl** Olibanum ist ein gut verträgliches und hautregenerierendes Öl. Diese Mischung pflegt besonders reifere Haut.
Zutaten: 3 Tropfen Weihrauch, 2 Tropfen Rose und 2 Tropfen Linaloeholz auf 30 ml Jojobaöl.

ELEMENTE
Olibanum vereint in sich die Elemente Feuer und Erde.

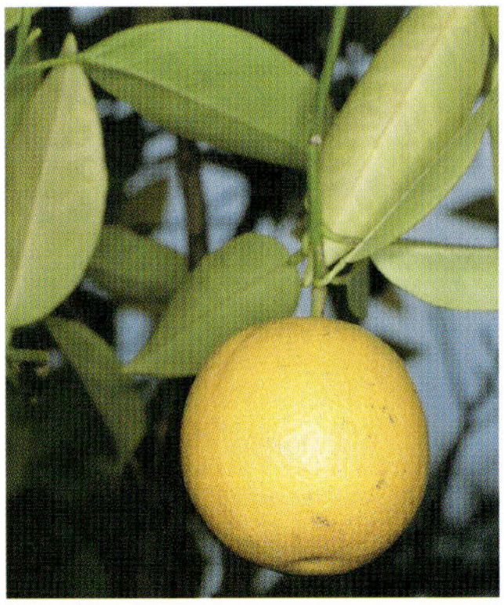

Orange, süß

Citrus sinensis

Weiterer Name: Süßorange

- **Vorkommen** Der ursprünglich wohl in China beheimatete Orangenbaum wächst heute in allen subtropischen Gebieten der Erde.
- **Duftrichtung** frisch und fruchtig

Die Orange ist so reich an Vitaminen und Nährstoffen wie kaum eine andere Frucht.

Wissenswertes

Die Orange liefert eines der beliebtesten Aromaöle mit hohem therapeutischen Wert. Die Süßorange ist eine Züchtung der Bitterorange, der wahrscheinlichen Vorläuferin aller Zitrusarten. Wie alle anderen Orangenöle auch, wird das Öl der Süßorange durch Auspressen der Schale gewonnen.

AFFIRMATION

Mein Herz ist offen, weit und warm. Ich breite meine Arme aus und heiße das Leben willkommen.

Heilwirkung auf den Körper

Schon die alten Römer kannten Orangenwasser oder -tee als Hausmittel gegen Verdauungsprobleme und Kater nach durchzechten Nächten. Ähnlich wie das aus Orangenblüten gewonnene Neroli wirkt auch Orangenöl krampflösend und beruhigend auf Magen und Darm, weshalb es bei Verdauungsbeschwerden, Blähungen, Magen- und Darmkrämpfen empfohlen wird. Das Öl dient auch zur Hautpflege, vor allem zur Straffung eines schwachen Bindegewebes. Darüber hinaus ist es hilfreich bei körperlichen Schmerzen und Schwächezuständen.

Heilwirkung auf die Seele

Orangenöl speichert in sich die erhellende, wärmende Energie der Sonne und bringt Licht in dunkle Stimmungslagen. Depressive Menschen werden durch dieses Aroma heiterer, und Angst- und Engegefühle werden vertrieben. Generell fühlt man sich mit diesem weiblichen Duft weiter und weicher, unbeschwerter, humorvoller. Forschungen haben jetzt sogar bestätigt, dass Orangenöl die Zirbeldrüse stimuliert, die das lichtabhängige Hormon Melatonin produziert.

Harmonie mit anderen Düften

Die Süßorange kann mit sehr vielen Düften kombiniert werden, beispielsweise mit Honig, Jasmin, Koriander, Muskat, Neroli, Olibanum, Patschuli, Petitgrain, Thymian, Vanille, Gewürznelke oder Zimt.

Elemente und Sternzeichen
Die Orange hat die heiteren Qualitäten der Luft und die gefühlvolle Energie des Wassers. Sie wird auch dem Sonnenzeichen Löwe zugeordnet.

Anwendung der Essenz

Orange verleiht allen Mischungen eine süße, weiche Note. Selbst Anfänger in Sachen Aromaöle zaubern mit Hilfe dieses Öls feine Duftkompositionen.

Anwendungsformen und Zubereitung

- **Öl gegen Zellulite** Viele Kosmetiker und Kosmetikhersteller schwören, dass die hautpflegenden Substanzen des Orangenöls auch gegen Orangenhaut (Zellulite) wirken. Probieren Sie es selbst aus.

Zutaten: 10 Tropfen Orange süß, 6 Tropfen Zypresse, 4 Tropfen Wacholder auf 50 ml kaltgepresstes Pflanzenöl. Massieren Sie damit regelmäßig Oberschenkel, Hüfte und Bauch.

- **Badezusatz** Eine optimistisch stimmende und sehr hautpflegende Zutat für ein Bad, das an kalten Wintertagen innerlich aufheizt.

Zutaten: 4 Tropfen Orange süß, 3 Tropfen Linaloeholz und 2 Tropfen Wacholder auf 1/2 Becher Sahne.

- **Mundwasser** Ein gutes Rezept gegen Zahnfleischentzündungen und zur täglichen Mundpflege.

Zutaten: 1 Tropfen Orange süß und 1 Tropfen Zitrone auf 1 Tasse warmes Wasser.

- **Duftlampe** Wärmend und vorbeugend gegen Erkältungen ist diese Winter-Wohlfühlmischung.

Zutaten: 6 Tropfen Orange süß, 2 Tropfen Gewürznelke und 1 Tropfen Zimt.

Ein Raumduft für jede Jahreszeit, der dazu verhilft, die Dinge des Lebens mit offenem Herzen zu sehen.

Zutaten: 6 Tropfen Orange süß, 2 Tropfen Neroli und 1 Tropfen Ylang-Ylang.

Übrigens, Kinder lieben Orangenduft. Hier eine Mischung zum Einschlafen:

Zutaten: 5 Tropfen Orange süß und 2 Tropfen Honig.

Vorsicht
Wenn Sie sich mit einem orangenölhaltigen Öl massiert haben, ist die Lichtempfindlichkeit der Haut erhöht. Sie sollten deshalb einige Stunden warten, ehe Sie ein Sonnenbad nehmen, da es sonst zu Hautirritationen kommen kann.

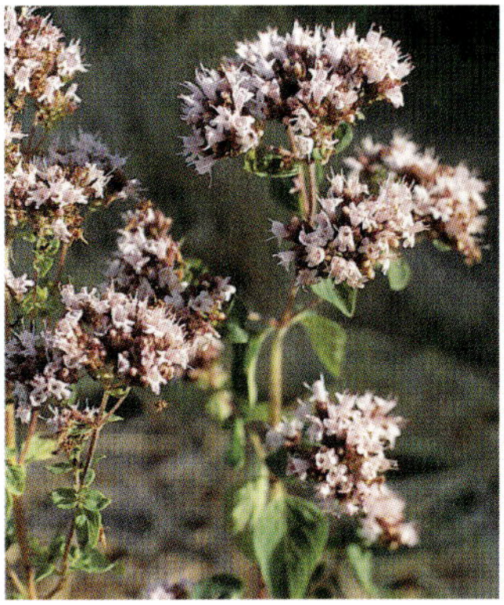

Oregano prägt die Geschmackslandschaft der griechischen Küche.

Origanum

Origanum vulgare

- **Vorkommen** Origanum (Oregano) wächst wild rund um das Mittelmeer.
- **Duftrichtung** würzig, mild

Wissenswertes

Dieses mit dem echten Majoran sehr eng verwandte Kraut ist ein sehr beliebtes Gewürz, das vor allem die südeuropäische Küche prägt.

Heilwirkung auf den Körper

Origanumöl gehört zu den stark antiseptischen Essenzen. Es wirkt deshalb vorbeugend und lindernd gegen Infektionen, zudem magenstärkend und appetitanregend.

AFFIRMATION

Mein Körper ist gut durchblutet, ich spüre die Hitze des Südens in mir.

Anwendung der Essenz

Anwendungsformen und Zubereitung

- **Aromaküche** Aus dem Öl des wilden Majorans lässt sich ein aromatisches Würzöl zubereiten, das Sie (in geringer Menge) Salaten, Fleischgerichten oder Saucen zugeben können. Dieses Würzöl ist ein guter Ersatz, wenn Sie keine frischen Kräuter im Haus haben.

Zutaten: 10 Tropfen Origanum auf 100 ml Pflanzenöl.

ELEMENTE

Origanum hat auf psychischer Ebene erdige Qualitäten und auf körperlicher Ebene die Eigenschaften des Feuers.

Mit Vorsicht zu genießen

Aromatherapeuten empfehlen einen zurückhaltenden Umgang mit dem Öl, denn es entfaltet eine Reihe unerwünschter Nebenwirkungen: Origanumöl fördert den Eintritt der Monatsblutung und sollte aus diesem Grund nicht während der Schwangerschaft benutzt werden. Da die Essenz Haut und Schleimhäute reizt, sollten Sie bitte auf eine korrekte Verdünnung achten. Das Origanumöl ist nicht geeignet für Babys und Kleinkinder.

Palmarosa

Cymbopogon martinii

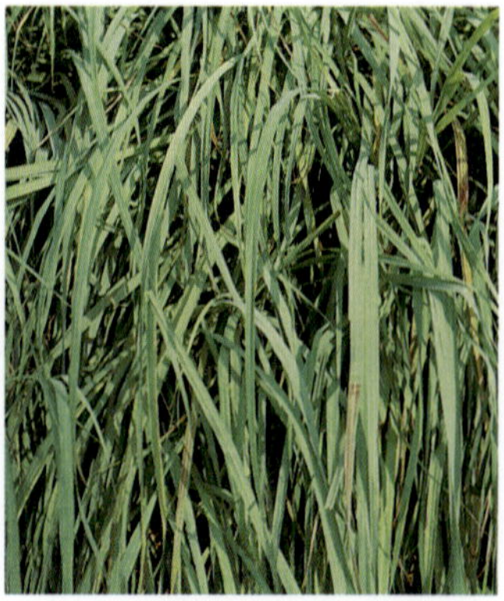

Palmarosaduft belebt die Sinne und hellt die Stimmung auf.

- **Vorkommen** Palmarosa ist in tropischen Regionen beheimatet.
- **Duftrichtung** blütig, würzig und mild

Wissenswertes
Palmarosa ist ein wohlriechendes, tropisches Gras und entstammt derselben Familie der Duftgräser wie Lemongras und Zitronellgras. Palmarosaöl wird aus den Grashalmen und Blüten destilliert.

Heilwirkung auf den Körper
Das dünnflüssige, gelbliche ätherische Öl von Palmarosa gilt als antiseptisch, hautpflegend und schweißregulierend, weshalb man es gerne bei Grippe mit hohem Fieber, aber auch bei Schnittwunden sowie als Deodorant bei Körpergeruch und starkem Schwitzen benutzt. Palmarosa wirkt auch stärkend auf das Immunsystem. Es ist ein sehr hautfreundliches, hautpflegendes Öl, das gerne bei empfindlicher und problematischer Haut eingesetzt wird.

AFFIRMATION
Ich bin heiter und genieße die Welt.

Heilwirkung auf die Seele
Auf der seelisch-geistigen Ebene stimuliert Palmarosaöl bei Müdigkeit, Lustlosigkeit und depressiven Verstimmungen. Zugleich wirkt es entspannend und harmonisierend.

Harmonie mit anderen Düften
Mischen Sie Palmarosa mit Zitrone, Vetiver oder Blütendüften.

Anwendung der Essenz

Anwendungsformen und Zubereitung

- **Hautöl** Eine Gesichtspflege bei empfindlicher Haut.

Zutaten: 5 Tropfen Palmarosa, 2 Tropfen Rose und 3 Tropfen Myrrhe auf 20 ml Macadamia-Nußöl und 20 ml Jojobaöl.

ELEMENT
Palmarosa gehört zum Element Wasser. Der Duft erzeugt heitere Gefühle.

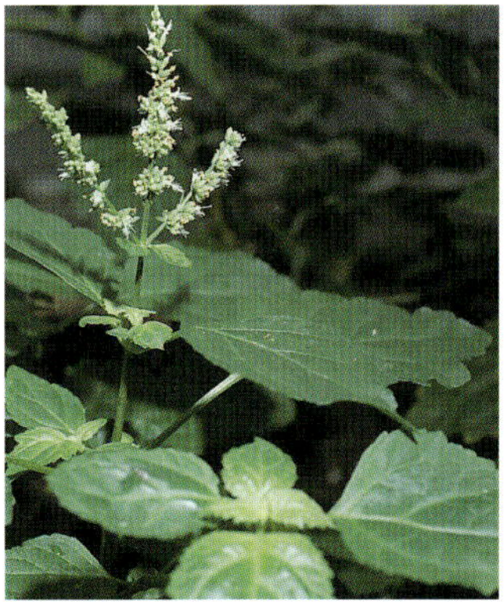

Aus den Blättern des Patschulistrauches gewinnt man ein Duftöl, das Wärme und Geborgenheit vermittelt.

Patschuli

Pogostemon cablin

- **Vorkommen** Der Patschulistrauch wächst in Indonesien, Madagaskar, China und auf den Philippinen.
- **Duftrichtung** waldig, erdig und modrig-süßlich

Wissenswertes
Patschuliöl erhält man durch Wasserdampfdestillation der getrockneten und fermentierten Blätter.

Heilwirkung auf Körper und Seele
Patschuliöl hat antiseptische, wundheilende, hautpflegende und pilztötende Effekte. Als ausgezeichnetes Hautpflegemittel ist dieses Öl gut für rissige, reife und entzündete Haut; auch bei verschiedenen Hautkrankheiten bringt es Linderung und kann wegen seiner pilztötenden Wirkung sogar bei Haut- und Fußpilz eingesetzt werden. Patschuli verleiht den Mut, die Entschlossenheit und die Kraft, eigene Wege zu gehen, auch wenn Sie noch so ungewöhnlich sind. Der schwere, erdige Duft vermittelt Entspannung, Zufriedenheit und Sicherheit und hilft bei mangelndem Urvertrauen und schlechter Verbindung zur materiellen Ebene.

Affirmation
Ich bin fest verwurzelt und ruhe in meiner Mitte wie ein Fels in der Brandung.

Element, Sternzeichen, Chakra und Stein
Patschuli ist ein mutmachender, stabilisierender, erdender Duft, der astrologisch zum Erdzeichen Stier zählt und dem Wurzelchakra zugeordnet wird. Ein passender Stein dazu ist das Tigerauge.

Anwendung der Essenz

Anwendungsformen und Zubereitung

- **Gegen Hautkrankheiten** Hier ein Badezusatz gegen Neurodermitis, der die Haut beruhigt und den Juckreiz mildert.
Zutaten: 8 Tropfen Patschuli auf 200 ml Molkeflüssigkeit.
- **Inhalation** Zur ersten Hilfe bei Kraftlosigkeit und Erschöpfung geben Sie 1–2 Tropfen Patschuli in die Handinnenflächen und atmen den Duft einige Male tief ein.
- **Parfüm und Wäscheduft** Wegen seiner Langlebigkeit wird der Patschuli gerne auf Duftsteinen oder in Duftfläschchen in Wäscheschränken verteilt. In Parfüms dient es als Fixativ und verleiht eine geheimnisvolle, exotisch-orientalische Note.

Petitgrain

Citrus aurantium

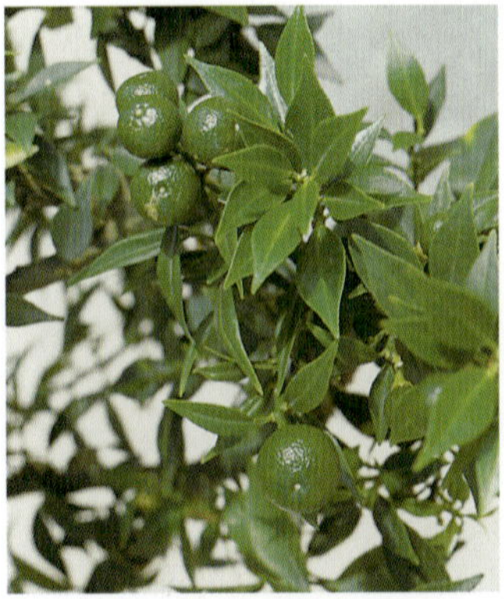

Aus den Essenzen verschiedener Zitrusbaumblätter lässt sich eine fruchtig frische Duftnote kreieren.

- **Vorkommen** Petitgrain kommt aus Spanien, Marokko, Frankreich, Algerien, Tunesien, Haiti und Guinea.
- **Duftrichtung** blütig-frisch, mit herber Note

Wissenswertes

Petitgrain erhält man durch Wasserdampfdestillation der Blätter und Zweige der Zitrusbäume Bitterorange, Süßorange, Zitrone und Mandarine. Dieses Öl ähnelt in Zusammensetzung und Wirkung Neroli, das aus den Blüten der Bitterorange gewonnen wird. Neroli hat jedoch einen mehr blumigen Duft. Petitgrain duftet frisch, fruchtig mit einer klaren Ausstrahlung. Je nach dem, aus welcher Baumart das jeweilige Petitgrainöl stammt, gibt es Variationen in der Duftrichtung und in der Wirkung. Petitgrain aus der Bitterorange (Petitgrain bigarade) ist aufgrund der Ähnlichkeit mit Neroli die beliebteste Essenz. Wenn Ihnen Neroli zu kostspielig ist, um es in der Duftlampe zu verwenden, dann bietet Petitgrain eine wunderbare Alternative.

AFFIRMATION
Ich fühle mich leicht, beschwingt und klar.

Heilwirkung auf die Seele

Petitgrain beruhigt, bringt Klarheit in die Emotionen, stärkt die Konzentration und ist ein sehr gutes Antidepressivum. Wenn sich jemand zu sehr in seinen Gefühlen verstrickt hat, verhilft diese Essenz zu mehr Abstand und geistiger Klarheit.

Harmonie mit anderen Düften

Petitgrain passt gut zu Rosmarin, Lavendel, Geranie, Grapefruit, Limette, Bergamotte und Neroli.

ELEMENT
Petitgrain gehört zum Element Luft.

Anwendungsformen und Zubereitung

- **Duftlampe** Eine Mischung für einen anregenden, geistig stärkenden und erfrischenden Raumduft.

Zutaten: 6 Tropfen Petitgrain und 3 Tropfen Grapefruit.

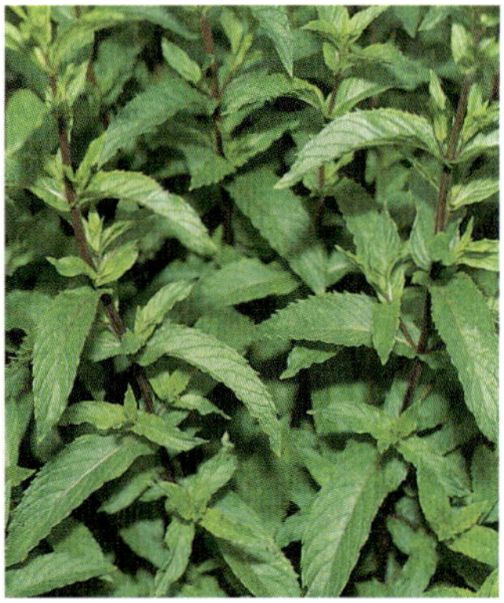

Eine vielseitig einsetzbare Heilpflanze – die Pfefferminze.

Pfefferminze

Mentha piperita

- **Vorkommen** Ursprünglich wurde die Pfefferminze hauptsächlich in England angebaut. Heute trifft man sie auf der ganzen Welt an.
- **Duftrichtung** intensiv-minzig, frisch und etwas stechend

Wissenswertes

Die Pfefferminze ist die bekannteste Sorte der Minzenfamilie. Früher stammten die Minzöle überwiegend aus England, auch das berühmte Mitchamöl, welches sogar nach der englischen Stadt Mitcham benannt wurde. Mittlerweile werden die meisten Minzöle mit sehr guten Qualitäten in den USA produziert. In der Industrie wird Pfefferminzöl hauptsächlich zur Aromatisierung von Zahnpasten, Medikamenten, Bonbons und in Massagecremes verwendet.

AFFIRMATION

Mein Kopf ist klar, mein Geist ist hellwach, und ich kann mich gut konzentrieren.

Heilwirkung auf den Körper

Pfefferminzöl ist ein schnell wirksames Mittel und sollte deshalb in keiner Hausapotheke fehlen. Es hilft bei drohender Ohnmacht, Schock oder Übelkeit ebenso wie bei Schmerzen im Kopf- und Nackenbereich. Wegen seiner sehr stark krampflösenden und schmerzstillenden Wirkung ist Pfefferminzöl, in Alkohol oder Öl gelöst, ein bewährtes Hausmittel zur Einreibung bei Muskelkater, Hexenschuss und Prellungen. Bei Magen- und Verdauungsbeschwerden helfen im Uhrzeigersinn ausgeführte Bauchmassagen. Auch bei kranken Atemwegen, Erkältungen und Grippe ist Pfefferminzöl für Inhalationen und Einreibungen angezeigt.

Heilwirkung auf die Seele

Das Öl der Pfefferminze gilt als kopfwirksam. Bei geistiger Erschöpfung, Überarbeitung und Benommenheit steigert es die Konzentrationsfähigkeit und stärkt das Gedächtnis.

Harmonie mit anderen Düften

Kombiniert mit Majoran und Lavendel ergibt sich eine abwehrstärkende Mischung. Daneben harmoniert Pfefferminze gut mit Eukalyptus, Rosmarin, Benzoe und Grapefruit.

Element und Sternzeichen
Die Pfefferminze gehört zum Element Luft. Es ist die Pflanze, die zum luftigen Zwilling oder Wassermann passt.

Anwendung der Essenz

Pfefferminzöl hat eine Besonderheit: Zunächst wirkt es über die Kälterezeptoren der Haut kühlend, danach entsteht ein erwärmendes, fast brennendes Gefühl, mit dem der Körper auf die vorangegangene Abkühlung reagiert.

Anwendungsformen und Zubereitung

- **Duftlampe** In der Duftlampe ist Pfefferminzöl ein sehr wirkungsvolles Mittel gegen Erkältungskrankheiten, inklusive Heiserkeit und Kopfschmerzen. Auch hier muss aber sparsam dosiert werden: Nie mehr als 2–3 Tropfen in die Schale geben.
- **Inhalation** Ideal bei Husten, Schnupfen, Heiserkeit sowie gegen Akne.
Zutaten: 1 Tropfen Pfefferminze und 3 Tropfen Lavendel auf 2 l heißes Wasser.
- **Mundhygiene** Bei Zahnfleischentzündungen und Mundgeschwüren hilft diese Lösung.
Zutaten: 3 Tropfen Pfefferminze auf 1 TL Propolistinktur; in 250 ml warmes Wasser unterrühren.
Bei Zahnschmerzen legen Sie eine mit einigen Tropfen purem Pfefferminzöl getränkte Watte direkt auf den schmerzenden Zahn.
- **Pfefferminzwasser** Ideal zum Tränken von Wadenwickeln bei Fieber und Erkältung.
Zutaten: 2 Tropfen Pfefferminze auf 2 EL Weingeist. In einer großen Schüssel mit kaltem Wasser verrühren.
- **Erste-Hilfe-Mittel** Bei drohender Ohnmacht, Schock und plötzlicher Übelkeit halten Sie entweder die Flasche mit dem Öl direkt unter die Nase, oder träufeln Sie 1–2 Tropfen auf ein Taschentuch und atmen einige Male tief durch.
- **Badezusatz** Die ideale Mischung für ein wohltuendes und kräftigendes Vollbad bei Erkältungskrankheiten aller Art.
Zutaten: 1 bis max. 2 Tropfen Pfefferminze und 2 Tropfen Cajeput auf 1/2 Becher Sahne.

Vorsicht
Während der Schwangerschaft, bei Kindern unter sechs Jahren und bei Menschen, die in homöopathischer Behandlung sind, ist Pfefferminzöl nicht geeignet. Lagern Sie homöopathische Medikamente weit vom Pfefferminzöl entfernt. Vorsicht auch mit der Dosierung, denn in zu großen Mengen kann es auch bei Erwachsenen zu Schwindel und Benommenheit führen. Übrigens: Pfefferminzöl sollten Sie nicht abends nehmen, da es zu Einschlafschwierigkeiten führen kann.

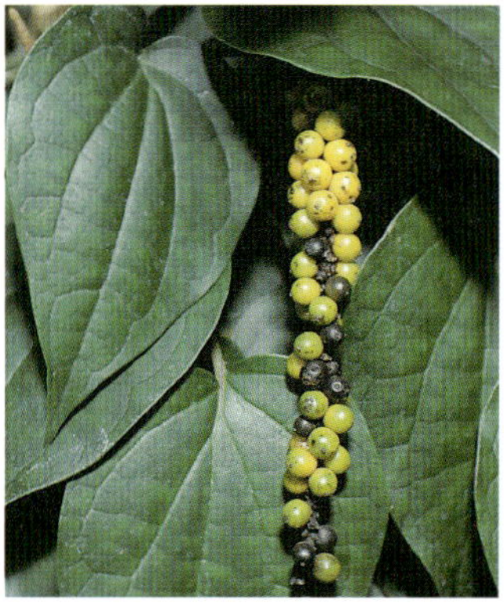

Pfeffer, schwarz

Piper nigrum

- **Vorkommen** Schwarzer Pfeffer wächst in Indien, Java, Sumatra und China.
- **Duftrichtung** würzig, fein und klar

Für die Schärfe des Pfeffers ist das alkalisch wirkende Perperin verantwortlich.

Wissenswertes

Pfeffer ist eines der ältesten Gewürze, das wir kennen. Das klare, gelbgrüne Öl entsteht durch Destillation der Samen des Pfefferstrauchs. Es hat wärmende Eigenschaften und einen angenehm feinen Duft.

Affirmation

Ich fühle mich warm, kräftig und stark.

Element und Sternzeichen

Die feurigen Eigenschaften des Pfefferöls passen zum Feuerzeichen Widder.

Vorsicht

Pfefferöl ist toxisch und hautreizend und sollte vom Laien nur in der Duftlampe oder in geringen Dosierungen verwendet werden. Bei Kindern sollten Sie Pfefferöl generell meiden.

Heilwirkung auf den Körper

Pfefferöl hat eine stark wärmende, anregende, krampflösende und entzündungshemmende Wirkung. Es wird eingesetzt bei Erkältungen wie Husten und Schnupfen, aber auch bei kalten Füßen und ständigem Frieren wegen zu niedrigem Blutdruck. Wegen der durchblutungs- und verdauungsfördernden Wirkung bewährt sich Pfeffer auch bei rheumatischen Beschwerden und Muskelkater sowie bei Magenverstimmungen.

Heilwirkung auf die Seele

Bei seelischer Kälte, Enttäuschungen, depressiven Verstimmungen, Ängstlichkeit und Schüchternheit schenkt Pfefferöl Wärme, Mut und Energie.

Anwendung der Essenz

Anwendungsformen und Zubereitung

- **Duftlampe** Ein anregender stärkender Raumduft.

Zutaten: 3 Tropfen Pfeffer, 2 Tropfen Ingwer, 3 Tropfen Myrte und 2 Tropfen Gewürznelke.

- **Badezusatz** Zur Vorbeugung gegen Erkältung und zur Anregung des Kreislaufs empfiehlt sich dieser Badezusatz.

Zutaten: 2 Tropfen Pfeffer, 4 Tropfen Wacholder und 5 Tropfen Lavendel auf 1/2 Becher Sahne.

Ravintsara

Cinnamomum camphora

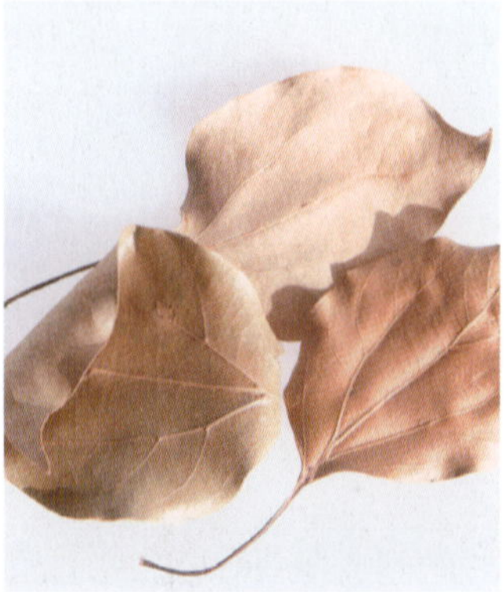

Ravintsaraöl ist eine wertvolle Hilfe bei Virusinfektionen der Atemwege.

- **Vorkommen** Ravintsara ist ein in Madagaskar beheimateter Baum aus der Familie der Lorbeergewächse.
- **Duftrichtung** intensiv-krautig und eukalyptusartig

Wissenswertes
Aus den Blättern des Ravintsarabaumes wird durch Wasserdampfdestillation das ätherische Ravintsaraöl gewonnen. Ravintsaraöl wurde früher auch fälschlicherweise als Ravensara (Ravensara aromatica) bezeichnet. Ravensaraöl hat jedoch eine ganz andere Zusammensetzung und Wirkung.

Heilwirkung auf den Körper
Das Ravintsaraöl wirkt antiseptisch und kann gut zur Reinigung der Luft von krankmachenden Viren und Bakterien, etwa in Erkältungszeiten oder in Krankenzimmern, verwendet werden. Ravintsara stärkt allgemein das Immunsystem und ist ein sehr gut verträgliches Öl.

Affirmation
Ich fühle mich frisch und leicht wie ein Frühlingswind.

Harmonie mit anderen Düften
Ravintsara harmoniert gut mit dem würzigen Kardamom und allen Zitrusölen.

Anwendung der Essenz

Wegen seiner Hautfreundlichkeit und seines angenehmen Duftes wird Ravintsaraöl gerne als Bestandteil von Massageölen, Duftbädern und in Cremes und Salben verwendet. Die Zugabe von Ravensaraöl verleiht Duftbädern eine frische, belebende Note.

Element
Ravensara gehört zum Element Luft.

Vorsicht
Es besteht Verwechslungsgefahr mit dem Ravensara anisata-Öl, welches eine ganz andere Wirkung hat.

Anwendungsformen und Zubereitung
- **Duftlampe** Ravensaraöl ist ein sehr guter Luftreiniger.
Zutaten: 6 Tropfen Ravensara und 3 Tropfen Myrte.

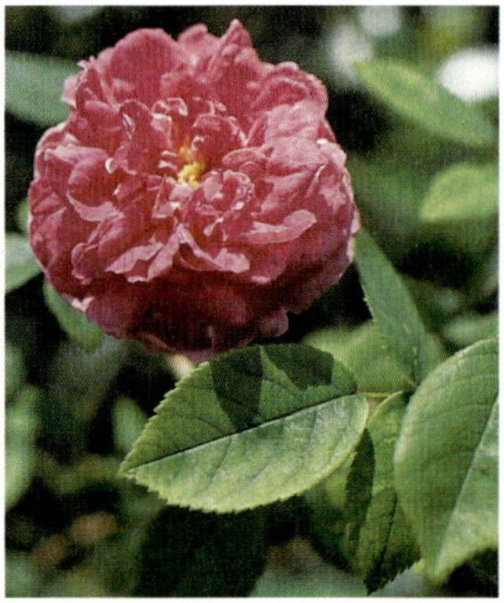

Rose centifolia

Rosa centifolia

- **Vorkommen** Die Rosa centifolia stammt ursprünglich aus Persien, wird heute jedoch hauptsächlich in Ägypten, Algerien, Frankreich und Marokko angebaut.
- **Duftrichtung** warm, weiblich-süß, öffnend, erhebend und euphorisierend

Der Anblick und der Duft einer Rose haben die Dichter und Maler jeder Epoche beflügelt.

Wissenswertes

Die Rose gilt als die Königin der aromatischen Pflanzen. Sie ist ein traditionelles Symbol der Liebe und der Verehrung, vielgepriesen von Dichtern und in vielen Kulturen den Göttern als Geschenk dargebracht. Schon im zehnten Jahrhundert kannte man Rosenöl und -wasser. Geschätzt wird die Rose wegen ihres Wohlgeruchs, ihrer Schönheit und ihrer großen umfassenden Heilkraft, vor allem auf das Herzchakra. Die Essenz der Rose centifolia wird durch ein aufwendiges Extraktionsverfahren gewonnen. Bei dieser speziellen Herstellungsform erhält man das sogenannte Rose absolue oder Rose absolute, eines der teuersten ätherischen Öle der Welt: Um einen Milliliter Rosenöl herzustellen, benötigt man etwa fünf Kilo frische Rosenblätter. Rose absolue entfaltet durch seine Duftfülle wunderbare Eigenschaften und wird deshalb vor allem für Parfüms und Körperöle verwendet.

AFFIRMATION
Mein Herz ist weit offen. Es kann Liebe geben und Liebe empfangen.

Heilwirkung auf den Körper

Rosenöl tonisiert Nerven, Herz, Gefäße und das Verdauungssystem. Eine besondere Rolle spielt das ätherische Öl der Rose im gynäkologischen Bereich. Es kräftigt die weiblichen Geschlechtsorgane und unterstützt die Geburt. Außerdem hat es sich als natürliche Begleittherapie bei der Behandlung von Gebärmutterkrankheiten und Menstruationsbeschwerden, Sterilität und Frigidität besonders gut bewährt. Weil dieses Öl zugleich eine starke antiseptische Wirkung und eine sehr geringe Toxizität hat, ist es besonders wertvoll in der Hautpflege.

Heilwirkung auf die Seele

Rosenduft harmonisiert die Gefühle, besänftigt die Nerven, erhellt die Stimmung bei Liebeskummer und Enttäuschung, hilft gebrochene Herzen zu heilen und regt die Sinne an. Rosenessenz wirkt auf allen Ebenen – von der psychischen bis zur feinstofflichen. Sie gilt als herzöffnend und aphrodisierend. Haupteinsatzgebiete sind nervöse Spannungen, Schlaflosigkeit, depressive Verstimmungen, tiefer seelischer Schmerz und Schock. Rosenöl wird auch in der Sterbehilfe eingesetzt.

Harmonie mit anderen Düften

Rose harmoniert gut mit Neroli, Lavendel, Sandelholz, Jasmin und Melisse.

Element, Chakra, Sternzeichen und Stein

Die Rose steht für Gefühl und wird deshalb dem Wasser zugeordnet. Sie hat eine starke Beziehung zum Herzchakra und ist als Duft der Venus die Blume des venusbetonten Sternzeichens Waage. Der zugehörige Edelstein ist der Rosenquarz.

Anwendung der Essenz

Wegen seiner starken Duftintensität genügen schon sehr geringe Mengen Rosenöl.

Anwendungsformen und Zubereitung

- **Duftlampe** Probieren Sie die unvergleichliche, herzöffnende Wirkung dieses Öls. Bereits wenige Tropfen in der Duftlampe genügen, um in einem Raum eine wundervolle Atmosphäre zu zaubern.
- **Liebesöl** Unübertroffen ist die Wirkung der Rose auf die Liebesfähigkeit und die Sinnlichkeit. Es ist der Duft, der Liebende zueinanderführt, sexuelle Spannungen abbaut und sogar Schwierigkeiten in der Beziehung lösen hilft. Für erotische Partnermassagen gibt es ein wunderbares Rezept.

Zutaten: 4 Tropfen Rose centifolia, 5 Tropfen Sandelholz und 1 Tropfen Ylang-Ylang auf 50 ml Macadamianussöl.

Vorsicht, Fälschung

Echtes Rosenöl ist teuer und wird deshalb oft und gekonnt verfälscht. Da synthetisches Rosenöl für die kosmetische und aromatherapeutische Anwendung nutzlos und teilweise sogar schädlich ist, sollten Sie gerade bei dieser Essenz auf die Deklaration achten. Auf dem Etikett muss erkennbar sein, dass es sich um eine echte, naturreine Rosenessenz handelt.

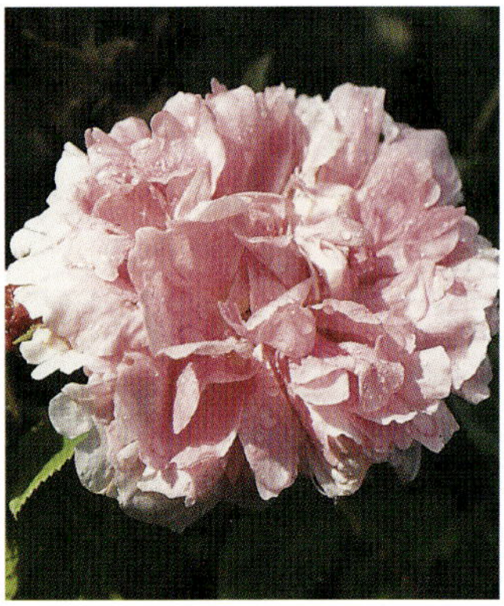

Rose damascena

Rosa damascena

Weiterer Name: Damaszenerrose

- **Vorkommen** Die Damaszenerrose wird überwiegend in Bulgarien und der Türkei angebaut.
- **Duftrichtung** Wie Rose centifolia, jedoch noch voller, intensiver und etwas weniger süß.

Eine kostspielige, aber edle Angelegenheit – das Öl, das aus der Damaszenerrose gewonnen wird.

Wissenswertes

Bulgarisches Rosenöl ist eine besonders edle Rarität. Es ist das feinste und zugleich teuerste Rosenöl und wird durch eine sehr schonende Wasserdampfdestillation der gerade geöffneten Blüten gewonnen. Gegenüber dem etwas günstigeren, türkischen Rosenöl duftet es noch voller und vielfältiger.

Heilwirkung auf den Körper

Damaszenerrosenessenz ist antiseptisch, antirheumatisch und wundheilend. Hervorzuheben ist, dass dieses Rosenöl sehr stark keimtötend wirkt und gleichzeitig eines der Öle mit der geringsten Toxizität ist. Es eignet sich deshalb auch sehr gut für die Haut- und Babypflege und ist ein ideales Öl während der Schwangerschaft und für die Geburt.

AFFIRMATION

Mein Herz ist offen für Liebe, Freude und Mitgefühl. Ich liebe das Leben, und das Leben liebt mich.

Heilwirkung auf die Seele

Rosa damascena hat eine starke Beziehung zum Herzchakra und bringt Heilung bei emotionalen Verletzungen und Verschlossenheit. Sie öffnet das Herz für die Schwingungen von Liebe, Menschlichkeit und Mitgefühl und verhilft dazu, echte Zuneigung zu empfinden und zu verzeihen. Die Rose ist ein Wegbegleiter bei der spirituell-geistigen Entwicklung des Menschen und kann sehr gut zu Meditationen verwendet werden. In Krisensituationen, bei emotionalen Tiefs, Schocks und Depressionen, bei der Trauerverarbeitung und bei der Sterbebegleitung ist die Rosenessenz eines der wichtigsten Mittel in der Aromatherapie.

Harmonie mit anderen Düften
Die Damaszenerrose passt gut zu Neroli, Myrrhe, Lavendel, Weihrauch, Narde, Sandelholz, Jasmin und Melisse.

Anwendung der Essenz

Als Destillat hat diese Essenz vielseitige Anwendungsmöglichkeiten und kann auch zum Aromatisieren von Speisen verwendet werden.

Anwendungsformen und Zubereitung

- **Duftlampe** Rosenöl gehört wie Weihrauch, Myrrhe, Agarholz und Narde zu den heiligen Ölen und ergibt in Verbindung mit diesen stark erdenden und klärenden Ölen eine wundervolle Mischung für Meditation, Kontemplation und Gebet.
Zutaten: Je 2 Tropfen Rose damascena und Myrrhe.
- **Körperöl** Mischen Sie sich ein exklusives, hautpflegendes und sinnliches Körperpflegeöl.
Zutaten: 3 Tropfen Rose damascena, 3 Tropfen Geranie und 4 Tropfen Linaloeholz auf 50 ml Macadamianussöl.
- **Babyöl** Rosen- und Kamillenessenz sind die beliebtesten ätherischen Öle für die Babypflege, da sie sehr mild sind. Für die Babymassage mischen Sie 1 Tropfen Rose in 50 ml Mandelöl. Regelmäßige Massagen mit diesem Öl sind äußerst hilfreich, wenn Babys sehr unruhig sind und häufig weinen.
- **Rosenblütenwasser** Rosenwasser, auch Rosenhydrolat genannt, wird seit alters her genutzt. Das Hydrolat entsteht als willkommenes Nebenprodukt bei der Destillation des ätherischen Öls. Es enthält die wasserlöslichen Stoffe der Pflanze und eine geringe Restmenge des ätherischen Öls. Rosenwasser eignet sich sehr gut für die Hautpflege. Es ist optimal hautverträglich, beruhigend, stärkend und kühlend für die Haut. Unverdünnt kann es als Gesichtswasser oder für Kompressen zur Beruhigung von angestrengten und entzündeten Augen verwendet werden.
- **Rosenessenz pur** In Schocksituationen, bei starkem emotionalen Stress und Trauer geben Sie 1 Tropfen Rosenessenz auf die Handinnenflächen, reiben die Hände sanft und atmen dann den köstlichen Duft tief ein. Er wird ein Lächeln auf Ihr Gesicht zaubern und Freude und Vertrauen zurückbringen.

Element, Sternzeichen, Steine und Chakra
Das Öl der Damaszenerrose wirkt vor allem auf das Herzchakra und wird dem Wasser zugeordnet. Das korrespondierende Sternzeichen ist die venusbetonte Waage. Passende Edelsteine sind Rosenquarz und Smaragd.

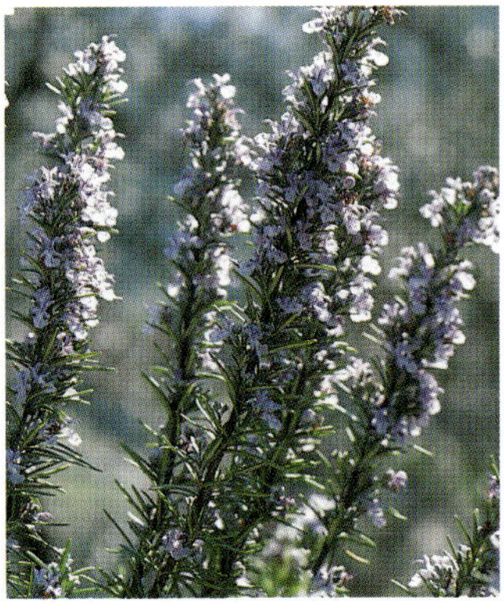

Das Geheimnis vieler italienischer Gerichte ist das Würzen mit Rosmarin.

Rosmarin

Rosmarinus officinalis

- **Vorkommen** Rosmarin gedeiht besonders gut an sonnigen Berghängen rund um das Mittelmeer.
- **Duftrichtung** feurig, aromatisch, belebend und intensiv krautig mit kampfriger Note

Wissenswertes

Rosmarin ist eine der ältesten, bekanntesten und vielseitigsten Heilpflanzen. Der Name entstammt dem Lateinischen (ros marinus; »Tau des Meeres«). In der Antike galt dieser kräftige, bis zu einem Meter hohe Busch sogar als heilige Pflanze, mit der man reinigende und rituelle Räucherungen vornahm. Heute ist Rosmarinöl ein begehrter Wirkstoff in der Medizin und Kosmetikindustrie. Außerdem ist Rosmarin ein beliebtes Gewürz und sollte in keiner guten Küche fehlen.

Rosmarin ist eine ideale Pflanze für Küchenfenster und Kräutergarten; dort fühlt er sich am wohlsten in der Nähe von Salbei und Karotten.

Heilwirkung auf den Körper

AFFIRMATION

Ich fühle mich frisch wie ein junger Morgen und gehe voller Tatendrang in den Tag.

Rosmarin ist eine Pflanze, die Wärme erzeugt. Das ätherische Öl stärkt und belebt den gesamten Organismus und gilt als sehr wirksames Anregungsmittel für Nerven und Gehirn. Weil es stark durchblutungsfördernd auf Herz und Kreislauf wirkt, hilft es auch beim Abbau von Lymphstauungen und bei Ödemen. Wegen seiner durchwärmenden Eigenschaft gilt es auch als gutes Massageöl im Sport und als linderndes Einreibemittel bei Rheuma, Gicht und Muskelschmerzen. Zudem ist die Essenz ein Herz- und Lebertonikum.

Heilwirkung auf die Seele

Auf der psychisch-geistigen Ebene aktiviert Rosmarinessenz die Ich-Kräfte, denn sie stärkt die Willens- und Durchsetzungskraft. Mentale Anwendungsbereiche sind somit mangelndes Selbstbewusstsein und Antriebskraft, allgemeine Schwäche, Konzentrationsschwäche, geistige Erschöpfung, Kopfschmerz und Migräne.

Harmonie mit anderen Düften

Rosmarin verträgt sich gut mit Minze, Bergamotte, Basilikum, Zirbelkiefer, Wacholder und Zedernholz.

Anwendung der Essenz

Rosmarinöl hat eine stark vitalisierende, belebende Kraft, die man sehr vielseitig nutzen kann.

Anwendungsformen und Zubereitung

- **Massageöl** Rosmarinöl ist ein hervorragendes Mittel, um die Muskulatur vor dem Sport anzuwärmen. Es ist damit eine optimale Vorbereitung für sportliche Aktivitäten: 4 Tropfen auf 1 EL Sesamöl.
- **Haarpflege** Die Anwendung von Rosmarin bei Problemen der Kopfhaut hat eine lange Tradition. Durch seine durchblutungsanregende und reinigende Wirkung ist Rosmarinöl nützlich bei Schuppen und bei Haarausfall. Auch industriell hergestellte Haarpflegemittel enthalten Rosmarinöl.
- **Duftlampe** Bei Erkältung, Husten und Grippe lässt Rosmarinöl durch seine krampflösenden und antiseptischen Eigenschaften leichter durchatmen und lindert die Beschwerden.

Zutaten: 5 Tropfen Rosmarin und 5 Tropfen Zitrone.

Wenn Sie sich geistig konzentrieren müssen und klare Gedanken brauchen, hilft dieser Raumduft.

Zutaten: 5 Tropfen Rosmarin, 2 Tropfen Lemongras und 2 Tropfen Verbena.

- **Inhalation** Wirksam gegen Grippe und für einen klaren Kopf.

Zutaten: 4 Tropfen Rosmarin auf 2 l heißes Wasser.

- **Badeöl für Morgenmuffel** Für Menschen mit niedrigem Blutdruck geradezu ideal ist ein belebendes Rosmarinbad am Morgen, das Kraft und Energie für den ganzen Tag schenkt. Einige Tropfen Rosmarin eignen sich auch sehr gut als Zugabe ins Duschgel für die Morgendusche.

Zutaten: 8 Tropfen Rosmarin auf 2 EL Mandelöl.

Element, Sternzeichen, Chakra, Farbe

Rosmarin schickt die Energie des Feuers in den Körper und die Kraft der Luft in den Geist. Man fühlt sich vital, behält jedoch einen klaren Kopf. Rosmarin unterstützt die Eigenschaften des Feuerzeichens Schütze. Der Pflanze wird das dritte Chakra und die Farben Gelb oder Rot zugeordnet.

Vorsicht

Rosmarinöl darf nicht in der Schwangerschaft und nicht für Babys und Kleinkinder, sowie bei Bluthochdruck benutzt werden.

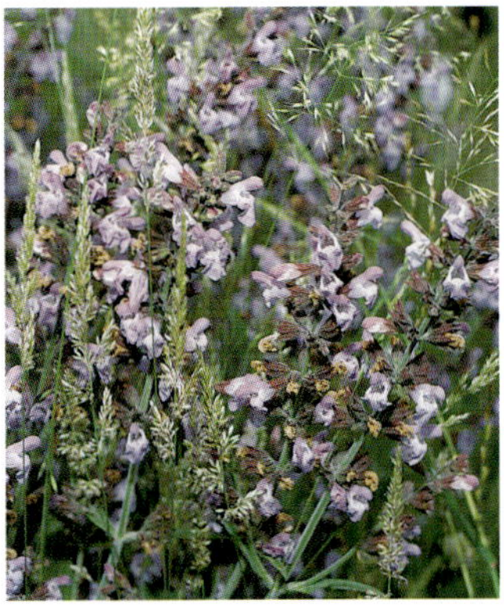

Salbei enthält eine Vielzahl heilender Wirkstoffe, die sich positiv auf den Hals- und Rachenbereich auswirken.

Salbei

Salvia officinalis, Salvia triloba, Salvia lavandulifolia

- **Vorkommen** Ursprünglich stammt Salbei aus dem Mittelmeerraum. Inzwischen wächst er jedoch wild und in Gärten fast überall auf der Welt.
- **Duftrichtung** krautig, frisch und würzig

Affirmation
Ich bin in der Lage, meine Gefühle und Bedürfnisse angemessen auszudrücken. Ich kann auch meiner Kreativität Ausdruck verleihen.

Wissenswertes

Diese uralte, sehr genügsame Heil- und Küchenpflanze, ein bis zu einem Meter hoher Halbstrauch mit lanzettförmigen Blättern, steht wegen ihrer Robustheit für Kraft, Vitalität und ein langes Leben.

Heilwirkung auf den Körper

Dass Salbei eine sehr gute Heilwirkung auf die weiblichen Organe hat, war schon im Mittelalter bekannt. Damals benutzte man das Kraut bei Geburten und zur Regulierung des weiblichen Zyklus. Heute weiß man, dass es die östrogenähnlichen Inhaltsstoffe sind, die diese Effekte bewirken. Salbeiöl ist stark antibiotisch, adstringierend und seit alters her das beste Hausmittel für alle Beschwerden im Bereich von Hals, Mund, Kehlkopf und Rachen – von Zahnfleischentzündung über Hals- und Kehlkopfentzündung bis hin zu Bronchitis und Asthma. Als Hautöl strafft und pflegt es vor allem trockene Haut.

Heilwirkung auf die Seele

Auch in geistig-seelischer Hinsicht besitzt Salbei eine besondere Affinität zum Kehlkopfchakra, das aus spiritueller Sicht der Ort ist, wo Emotionen durch Worte und Stimme ausgedrückt werden. Salbeiöl fördert das freie Fließen der Energie durch die Kehle und befreit von emotionalen Belastungen, die oftmals zu Kommunikationsschwierigkeiten führen. Auch Menschen mit Sprachstörungen kann Salbeiöl weiterhelfen. Das ätherische Öl des Salbeis soll dazu anregen, sich besser artikulieren sowie sich rhetorisch und präziser und kreativer ausdrücken zu können.

Harmonie mit anderen Düften
Salbeiöl passt zu Lavendel spica, Schopflavendel, Rosmarin und zu Zitrusdüften.

Anwendung der Essenz

Die Sorte Salvia officinalis sollte nur in der Duftlampe benutzt werden. Für Massagen, Inhalationen und zum Gurgeln eignen sich besser die beiden anderen Salbeiarten Salvia triloba und Salvia lavandulifolia.

Element, Chakra und Farbe
Salbei wird dem Element Luft, dem Kehlkopfchakra und der Farbe Blau zugeordnet.

Anwendungsformen und Zubereitung

- **Gurgellösung** Für Mundspülungen und zum Gurgeln bei Halsweh, Infektionen der Mundschleimhaut und des Zahnfleisches und des Kehlkopfes.
Zutaten: 3 Tropfen Salbei auf etwas Essig und 1 Tasse warmes Wasser. Einige Minuten gurgeln.
- **Spirituelle Heilarbeit** Manche Aromatherapeuten benutzen Salbeiöl zur feinstofflichen Anregung des Kehlkopfchakras und zur Unterstützung innerer Reinigungsprozesse. Dazu geben Sie 6–8 Tropfen Salbei in die Duftlampe oder massieren den Kehlkopfbereich sehr sanft mit einem Massageöl aus 3 Tropfen Salbeiöl auf 1 EL Trägeröl.

Salbeiöl – mit großer Vorsicht zu genießen

Trotz des großen Heilwerts der frischen und getrockneten Salbeipflanze ist beim ätherischem Salbeiöl allergrößte Vorsicht angebracht. Die Sorte Salvia officinalis enthält bis zu 60 Prozent Thujon – eine Substanz, die bei Überdosierung Krämpfe und Vergiftungserscheinungen hervorrufen kann. Schon drei Tropfen in einem Massageöl können zu viel sein. Epileptiker und Schwangere dürfen auf keinen Fall Salbeiöl verwenden. Für Massageöle und Inhalationen sollten Sie besser auf die Sorte Salvia triloba, auch Salbei Elma genannt, ausweichen. Diese wildwachsende Sorte aus der Türkei enthält nur fünf Prozent Thujon. Auch das spanische Salbeiöl Salvia lavandulifolia enthält weniger Thujon. Auch Aromatherapeuten bevorzugen diese Sorten oder sie benutzen statt der ätherischen Salbeiöle lieber das Öl des Muskatellersalbei.

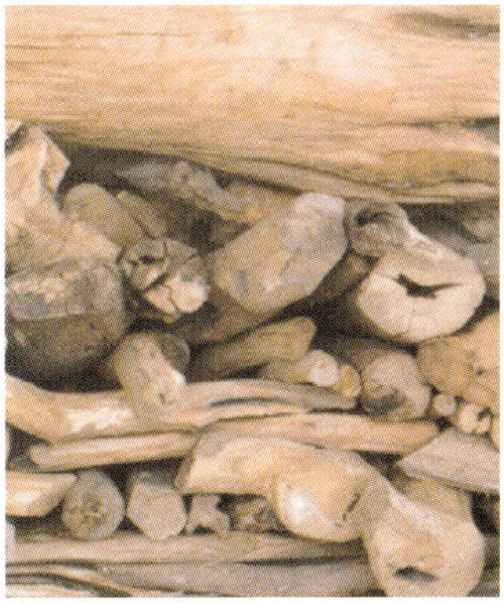

Im Hinduismus wird das Sandelholz sowohl in der Medizin als auch bei religiösen Zeremonien eingesetzt.

Sandelholz

Santalum album

- **Vorkommen** Die Heimat des Sandelholz liegt in Ostindien.
- **Duftrichtung** weich und balsamisch-süß

Wissenswertes

Das bereits in den Veden, den ältesten Belegen der indischen Kultur, erwähnte Sandelholz gehört zu den aromatischen Hölzern. Die zwischen sechs und zehn Meter hohen Sandelholzbäume gelten als heilig. Ihr Öl wird durch Wasserdampfdestillation des zerkleinerten Kernholzes gewonnen.

AFFIRMATION

Ich bin entspannt und ganz in meiner Mitte. Ich fühle mich vollkommen eins mit mir.

Heilwirkung auf den Körper

In seiner Heimat ist Sandelholz ein wichtiges Heilmittel des Ayurveda, der traditionellen indischen Medizin. Es wirkt schleimlösend, antiseptisch, krampflösend, harntreibend und entzündungshemmend, was man vor allem bei Infektionen der Harnwege (Blasenentzündung) und der Geschlechtsorgane nutzt. Außerdem ist Sandelholzöl sehr mild und schafft Linderung bei zu trockener, juckender und unreiner Haut.

Heilwirkung auf die Seele

Trotz seiner vielen körperlichen Heilwirkungen wird Sandelholzöl vorwiegend im psychisch-emotionalen Bereich genutzt. Der weiche Duft wirkt antidepressiv, beruhigend und entspannend bei Angst, Stress und Schlaflosigkeit. Sandelholzöl ist auf der ganzen Welt als aphrodisierender Duft bekannt. In tantrischen Lehren wird das Öl als transformierendes Stimulans eingesetzt. Die sexuelle Energie soll dabei auf eine Ebene gehoben werden, auf der spirituelle Erfahrungen möglich sind.

Harmonie mit anderen Düften

Sandelholzöl verträgt sich gut mit allen Holz- und Blütendüften. Man kann es aber auch sehr gut pur genießen.

Anwendung der Essenz

Sandelholzöl ist ein ausgesprochen mildes Aromaöl. Aus diesem Grund kann es ohne Bedenken doppelt so hoch dosiert werden wie andere ätherische Öle.

Anwendungsformen und Zubereitung

- **Parfüm** Da Sandelholzöl nur langsam verdunstet, eignet es sich gut als Fixativ in Parfüms. Es fehlt in keiner orientalischen Duftkomposition. Die ursprünglich eher holzige Herrennote wird zunehmend auch von Frauen geschätzt.
- **Massageöl** Dieser Duft führt zu tiefer Ruhe und Kontemplation und lässt eine sanfte Wärme durch den Körper fluten. Bei Menschen, die sehr gestresst und seelisch nicht im Gleichgewicht sind, kann dieses meditative Aroma die Disbalance auf feinstofflicher Ebene ausgleichen.
Zutaten: 12 Tropfen Sandelholz auf 2 EL Mandelöl.
- **Tantrischer Liebesduft** Diese Mischung für die Duftlampe schafft gute Voraussetzungen, um in den Genuss höchster Liebesenergie zu kommen.
Zutaten: 8 Tropfen Sandelholz (für das Wurzelchakra, dem Sitz der Sexualkraft und für das Kronenchakra, dem Sitz höherer Weisheit) und 2 Tropfen Rose (für das Herzchakra, dem Sitz der Liebesgefühle).
- **Wäscheduft** Bettwäsche, die in einer Truhe aus Sandelholz aufbewahrt wird, bekommt einen wunderbaren und langanhaltenden Duft, der sogar das Einschlafen leichter macht.

Elemente, Chakren und Sternzeichen

Sandelholz öffnet die Tore zur Gefühlswelt. Es ist dem Wasser- und dem Erdelement zugeordnet. Ergänzend und ausgleichend wirkt das Öl auf die Luftzeichen Wassermann, Waage und Zwillinge. Der Duft dieses Öls kann eine Verbindung zwischen unten und oben, dem Wurzel- und dem Kronenchakra herstellen.

Weltweite Verwandtschaft

Neben dem ostindischen Sandelholzöl gibt es noch das Amyrisöl aus Westindien, das südaustralische rote und das afrikanische hellbraune Sandelholzöl. Diese Sorten werden aber seltener verwendet. Sie sind dem klaren, leicht gelblichen ostindischen Öl in Duft und Heilwirkung weit unterlegen. Im Handel wird häufig das sogenannte Westindische Sandelholzöl oder Amyrisöl, das aus der Karibik stammt, angeboten. Es ist deutlich preisweiter, hat jedoch eine viel schwächere Wirkung. Achten Sie deshalb beim Kauf von Sandelholzöl auf die Herkunft und die botanische Bezeichnung.

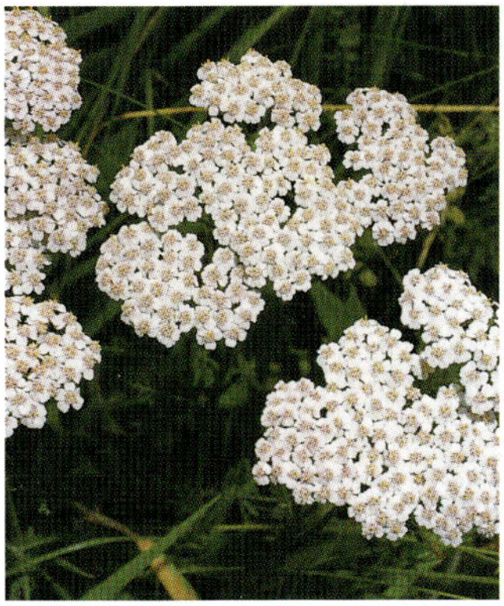

Ihr hoher Gehalt an ätherischem Öl macht die Schafgarbe zu einem vielseitigen Heilmittel.

Schafgarbe

Achillea millefolium

- **Vorkommen** Die Schafgarbe ist in ganz Europa zu Hause.
- **Duftrichtung** mild, blütig-krautig

Wissenswertes
Die blaue Farbe des Öls entsteht durch den hohen Anteil des Wirkstoffs Azulen, der bei der Destillation freigesetzt wird.

Heilwirkung auf den Körper
Wegen seiner krampflösenden, entzündungshemmenden Wirkung behandeln viele Naturheilkundige Krämpfe und Entzündungen in Magen, Darm, Blase und Niere mit Schafgarbenöl. Es ist außerdem ist ein gutes Öl für Frauen. Seine ausgleichende Kraft harmonisiert unregelmäßige Zyklen und schafft Ausgeglichenheit im Klimakterium. Zugleich fördert es das Vertrauen in die eigene, intuitive Kraft.

AFFIRMATION
Mit zunehmendem Alter spüre ich die Weisheit meines Geistes wachsen.

Anwendung der Essenz

Anwendungsformen und Zubereitung

- **Kosmetische Öle** In der Kosmetik kann Schafgarbenessenz bei entzündeter, unreiner Haut, Akne und Bindegewebsschwäche eingesetzt werden. Ein gutes Massageöl für diese Probleme ist eine Mischung aus Schafgarbe und Muskatellersalbei.
- **Bei Menstruationsbeschwerden** Linderung bringt folgende Ölmischung, mit der Sie sanft den Unterleib und die Kreuzbeingegend massieren.

Zutaten: Je 5 Tropfen Schafgarbe und Majoran und 4 Tropfen Muskatellersalbei auf 50 ml Johanniskrautöl.

- **Wundbehandlung** Wegen ihres heilenden, entzündungshemmenden Wirkstoffs Azulen ist Schafgarbenessenz, in Kompressen und Heilerdeauflagen, ein hervorragendes Mittel zur Behandlung von Verletzungen und offenen Wunden.

ELEMENT UND CHAKRA
Schafgarbe gehört zum Wasserelement und zum sechsten Chakra, dem sogenannten Dritten Auge.

Schopflavendel

Lavandula stoechas

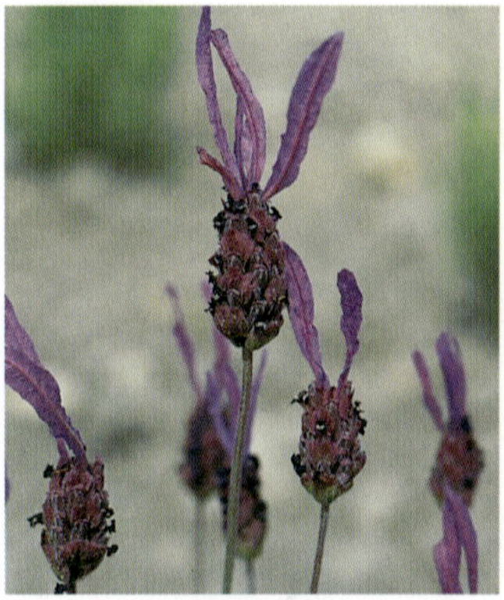

Im Gegensatz zum echten Lavendel trägt der Schopflavendel rote Blüten.

- **Vorkommen** Schopflavendel wächst hauptsächlich in Frankreich und Spanien.
- **Duftrichtung** krautig-herb, an Kampfer erinnernd

Wissenswertes
Wegen seines hohen Anteiles an Ketonen ist dieses Öl mit Vorsicht anzuwenden und darf nicht überdosiert werden. Laien verwenden es am besten nur in der Duftlampe.

Heilwirkung auf Körper und Seele
Das Öl des Schopflavendel wirkt stark keimtötend und ist deshalb sehr gut zur Desinfektion und Reinigung der Luft zur Vorbeugung von Erkältungskrankheiten in Zeiten stärkerer Infektionsgefahr geeignet. Manche Aromatherapeuten raten zudem bei rheumatischen Beschwerden und bei Störungen der Blutzirkulation zu dieser Lavendelsorte. Seelisch-geistig hat dieser Duft eine ausgleichende, aber auch stärkende Wirkung.

AFFIRMATION
Ich fühle mich wach und entspannt zugleich.

Harmonie mit anderen Düften
Schopflavendel harmoniert mit fast allen Aromen.

Anwendung der Essenz

Anwendungsformen und Zubereitung

- **Duftlampe** In der Duftlampe eignet sich der Schopflavendel gut für Mischungen, denn er verstärkt die Wirkung anderer Substanzen. Hier eine Mischung, um sich vor Ansteckung zu schützen und die Raumluft zu desinfizieren:
Zutaten: 3 Tropfen Schopflavendel, 3 Tropfen Eukalyptus und 2 Tropfen Pfefferminze.
- **Massageöl** Zum Anregen des Kreislaufs und für eine bessere Durchblutung.
Zutaten: 3 Tropfen Schopflavendel, 2 Tropfen Wacholder, 2 Tropfen Rosmarin auf 30 ml Mandelöl.

ELEMENT UND CHAKREN
Schopflavendel gehört wegen seiner erfrischenden, belebenden Eigenschaften zum Element Luft. Er hat einen Bezug zum dritten und siebten Chakra.

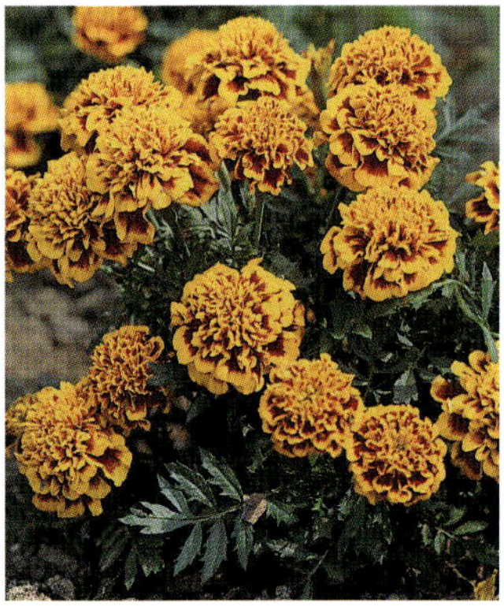

Der Tagetesduft erfüllt die Wohnräume mit einer angenehm sinnlichen Atmosphäre.

Tagetes

Tagetes patula

- **Vorkommen** Tagetes wird vor allem in Italien, Spanien, Südafrika und Brasilien angebaut.
- **Duftrichtung** blumig, weich, sehr süß und sinnlich

Wissenswertes

Wir kennen Tagetes als kleine Zierblume in unseren Gärten. Das durch Destillation der blühenden Pflanze gewonnene ätherische Öl stammt allerdings aus Anpflanzungen in sonnigeren Ländern, wo die Blüten deutlich mehr Aroma entfalten.

Affirmation
Ich bin voller Freude, entspannt und in Harmonie.

Elemente und Farbe
Tagetes wird zwei Elementen zugeordnet: Wasser und Erde. Die dazugehörige Farbe ist Orangenrot.

Vorsicht
Tagetesöl erhöht die Lichtempfindlichkeit der Haut. Außerdem kann das Öl in hoher Dosierung sensible Haut reizen.

Heilwirkung auf Körper und Seele

Das ätherische Öl von Tagetes hat in erster Linie antiseptische, beruhigende und ausgleichende Eigenschaften. Der honigsüße, betörende Duft lädt ein zum Entspannen, Träumen und Genießen. Er bringt Licht und Wärme ins Gemüt.

Harmonie mit anderen Düften

Die Essenz läßt sich besonders gut mit Ylang-Ylang, Jasmin, Rose, Iriswurzel, Bergamotte, Grapefruit, Limette, Bitterorange, Römischer Kamille und Sandelholz mischen.

Anwendung der Essenz

Der betörende Duft von Tagetesöl eignet sich mit seiner angenehmen Note wunderbar für Körperöle, duftende Bäder und feine Naturparfüms.

Anwendungen und Zubereitung

- **Duftlampe** In der Duftlampe sollte man Tagetesöl sparsam dosieren, damit die Süße nicht zu stark wird. Ein Vorschlag für eine entspannende Mischung.

Zutaten: 3 Tropfen Tagetes, 2 Tropfen Geranie, 7 Tropfen Sandelholz

Tannenzapfen

Abies alba

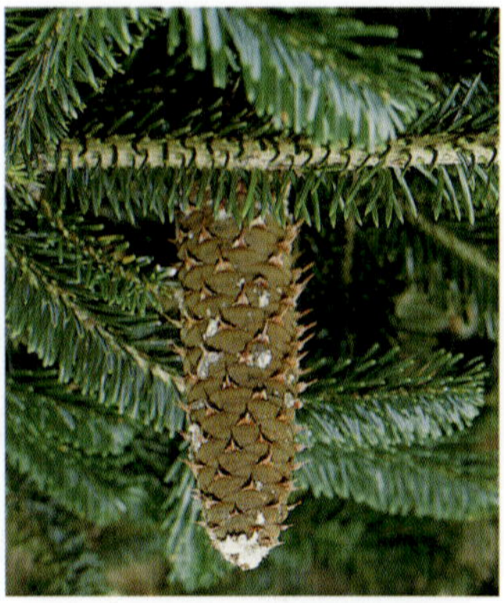

Beliebter Saunaaufguss – das ätherische Öl von Tannenzapfen.

- **Vorkommen** Die Weißtanne ist in ganz Mitteleuropa verbreitet.
- **Duftrichtung** würzig, grün, harzig und waldig

Wissenswertes

Diese kräftige, würzige Essenz bringt den grünen, frischen Harzduft des Waldes ins Zimmer und läßt uns automatisch tief Luft holen. Gewonnen wird das Öl durch Destillation der Zapfen.

Heilwirkung auf Körper und Seele

Das ätherische Öl von Tannenzapfen wirkt antiseptisch, schleimlösend und durchblutungsfördernd und wird deshalb gerne bei Erkältungen und Muskelverspannungen eingesetzt. Es ist auch ein beliebter Saunaduft, da es die Atemwege reinigt und desinfiziert. In der Duftlampe kann die Essenz die Luft mit Ionen anreichern, reinigen und erfrischen. Auf geistiger Ebene bringt der Duft klare Gedanken, steigert die Konzentrationsfähigkeit und vermittelt ein behagliches Gefühl.

Affirmation
Ich fühle mich frisch und frei.

Harmonie mit anderen Düften

Tannenzapfenöl verträgt sich gut mit Eukalyptus, Minze und mit Zitrusdüften.

Anwendung der Essenz

Dieses Öl ist in Duft und Wirkung der Douglasia sehr ähnlich.

Anwendungsformen und Zubereitung

- **Duftlampe** Wenn Sie gründlich durchatmen wollen: Das Zimmer 10 Minuten lang gut durchlüften, Fenster schließen und 8 Tropfen Tannenzapfenduft in die Aromalampe geben.
- **Saunaaufguss** Mischen Sie 3–5 Tropfen Tannenzapfenöl mit 1 Saunakelle Wasser, und gießen Sie damit auf.

Element und Farbe
Tannenzapfenöl hat die Eigenschaften des Elements Luft. Eine passende Farbe dazu ist Grün.

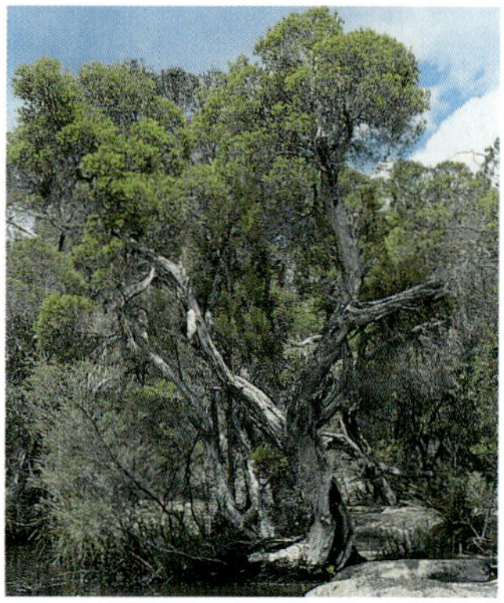

Der Allrounder unter den natürlichen Heilmitteln wird aus den Blättern des Teebaums gewonnen.

Teebaum

Melaleuca alternifolia

Weitere Namen: Tea-Tree, Echter Teebaum, Ti-Baum

- **Vorkommen** Die Heimat des Teebaums liegt in Australien.
- **Duftrichtung** frisch, krautig, würzig und eukalyptusähnlich

Wissenswertes

Unter den über 300 Melaleuca-Arten liefert nur Melaleuca alternifolia das echte Teebaumöl. Es wird aus den leuchtend grünen Blättern durch Wasserdampfdestillation gewonnen. Es sollten nur Öle von anerkannter Qualität verwendet werden; als Kriterium gilt der Gehalt an Cineol, einem hautreizenden Stoff, der bei den besten Ölen weniger als vier Prozent beträgt. Hochwertiges Teebaumöl ist hautfreundlich und darf punktuell auch unverdünnt auf die Haut aufgetragen werden.

Heilwirkung auf den Körper

AFFIRMATION
Ich bin robust. Ich bin gefeit gegen jedwede Angriffe auf Körper und Seele.

Für die besondere Wirkung dieses Öls ist vor allem die einzigartige Kombination der über 40 Inhaltsstoffe von Bedeutung. Das herausragendste Merkmal ist seine hohe keimtötende Wirkung (vier- bis fünfmal stärker als handelsübliche Desinfektionsmittel!) auf Pilze, Viren und Bakterien bei gleichzeitig sehr guter Hautverträglichkeit. Entsprechend bietet Teebaumöl ein breites Anwendungsspektrum. Bemerkenswerte Erfolge sind bei Erkältungen, Hals-, Zahnfleisch- und Scheidenentzündungen sowie bei der Behandlung von Wunden erzielt worden. Einreibungen helfen bei Akne und Hauterkrankungen. Vor allem auch bei der Behandlung von Pilzerkrankungen und bei Herpes liegen zahlreiche positive Erfahrungen vor.

Harmonie mit anderen Düften

Um den Duft zu verfeinern, kann man mit Zitrusdüften, Lemongras, Verbena oder Zirbelkiefer mischen.

Anwendung der Essenz

Anwendungsformen und Zubereitung

- **Für Haut und Haare** Teebaumessenz ist ein sehr gutes Heilmittel bei Akne, Pickeln und Warzen. Hier kann die Essenz pur auf die entsprechenden Stellen aufgetupft werden. Gegen Haarausfall, Schuppen, Milchschorf und zur allgemeinen Haarpflege empfiehlt sich dieses Haarshampoo:
Zutaten: 10 Tropfen Teebaum auf 100 ml Seifenlotion.
- **Wundbehandlung** Wegen seiner keimtötende Wirkung ist Teebaumöl ein hervorragendes Desinfektionsmittel und sehr gut geeignet bei Wundinfektionen, kleineren Verbrennungen, Schnitt- und Schürfwunden sowie Insektenstichen. Die Stellen mit Teebaumöl (aus kontrolliertem Anbau) sanft betupfen.
- **Immunstärkung** Teebaumöl stimuliert das Immunsystem und richtet sich gegen Krankheitserreger. Es eignet sich hervorragend zur Vorbeugung und Behandlung von Erkältungskrankheiten: als Raumduft, Inhalationsmittel und zur Einreibung der Brust. Hier ein Rezept bei Halsschmerzen:
Zutaten: 2 Tropfen Teebaumöl auf etwas Essig und 1 Tasse warmes Wasser. Mehrmals täglich damit gurgeln.
- **Zahnpflege** Das Öl beugt Karies vor, sorgt für frischen Atem, heilt Parodontose und Entzündungen sowie Geschwüre der Mundschleimhaut.
Zutaten: 1 Tropfen Teebaum auf 1 Tasse warmes Wasser. 3-mal täglich gurgeln.
- **Antipilzmittel** Positive Ergebnisse liegen über die Behandlung von Pilzerkrankungen wie Fuß- oder Nagelpilz vor. Dazu reiben Sie die befallenen Stellen 2-mal täglich mit reinem Teebaumöl ein. Bei Nagelpilz dauert es ca. 3 Monate, bis wieder ein vollkommen neuer Nagel gewachsen ist.
Bei Scheidenentzündungen haben sich Sitzbäder bewährt.
Zutaten: 6 Tropfen Teebaum und 6 Tropfen Lavendel vera auf 2 EL Sahne.
- **Zur Pflege unreiner Haut**
Zutaten: 3 Tropfen Teebaum und 5 Tropfen Palmarosa auf 50 ml Jojobaöl.
- **Im Haushalt** Zur Reinigung und Desinfektion von Räumen und sanitären Einrichtungen geben Sie 5–10 Tropfen Teebaumöl in 1–3 l Putzwasser.

FARBE UND ELEMENT
Teebaum wird der vegetativen Farbe Grün und dem Luftelement zugeordnet.

VORSICHT
Das Öl ist zwar nicht giftig, sollte aber bei sehr empfindlicher Haut nicht pur aufgetragen werden, da es leicht hautreizend wirkt.

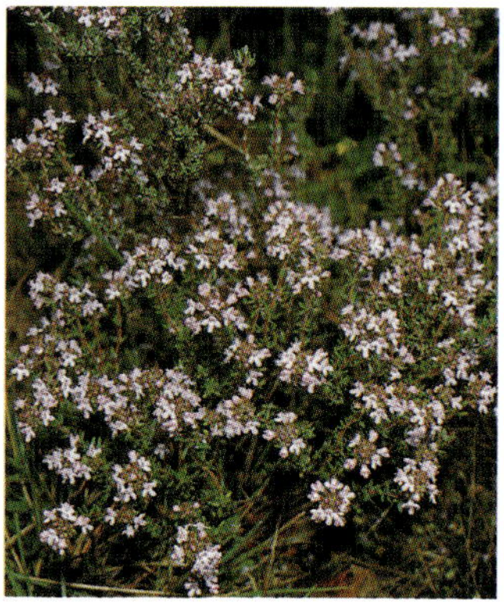

Thymian steigert die körpereigenen Abwehrkräfte und hilft bei Husten und Heiserkeit.

Thymian

Thymus vulgaris, Thymus serpyllum

Weitere Namen: Gartenthymian, Feldthymian, Quendel

- **Vorkommen** Die Heimat des Thymians ist der Mittelmeerraum. Bei uns findet er sich hauptsächlich in Gärten; wildwachsend trifft man ihn selten an.
- **Duftrichtung** scharf-würzig und kräuterartig

Wissenswertes

Das Öl wird durch Wasserdampfdestillation der blühenden Zweige gewonnen. Je nach Sorte und Herkunft duftet er eher kräuterartig, würzig oder blumig und dem Geranienöl ähnlich. Wenn Sie Thymian anbauen, sollten Sie einen warmen, sonnigen Standort aussuchen. Frischer Thymian ist nicht nur ein ausgezeichnetes Küchengewürz, sondern auch eine anregende Heilpflanze. So kann er beispielsweise als vollwertiger Ersatz für Thymianöl als Wirkstoff für Inhalationen verwendet werden.

Heilwirkung auf den Körper

AFFIRMATION
Ich spüre die Kraft und den Mut, meinen Weg zu gehen.

Thymianöl wirkt insgesamt stärkend, appetitanregend, durchblutungsfördernd, schleimlösend und krampflösend. Es befreit die Atemwege und ist ein gutes Mittel gegen Husten und Bronchitis, sogar gegen Keuchhusten. Ein weiterer, sehr geschätzter Effekt dieses Öls: Es tötet nicht nur Bakterien, sondern auch Viren ab und ist stärker antiseptisch als manche handelsüblichen Desinfektionsmittel. Zugleich steigert es die Abwehrkräfte bei Infektionskrankheiten und wirkt antirheumatisch.

Heilwirkung auf die Seele

Thymianduft aktiviert das Gehirn und steigert die Konzentration. Er hilft bei geistiger Erschöpfung und stärkt die Nervenenergie. Thymian gibt Mut, Kraft und Ausdauer in schwierigen Lebenssituationen. Lethargischen Menschen verleiht der Thymianduft einen aufbauenden Schub.

Harmonie mit anderen Düften
Thymian mischt sich gut mit Benzoe, Ginster, Narzisse, Jasmin, Ylang-Ylang, Sandelholz, Honig, Vanille, Orange, Mandarine, Tangerine, Clementine und Zimt.

Anwendung der Essenz

Thymianöl sollte immer niedrig dosiert und niemals unverdünnt auf die Haut aufgetragen werden. Bei empfindlicher Haut und bei Kindern sollten Sie das etwas mildere Öl des weißen Thymians benutzen

Anwendungsformen und Zubereitung

- **Einreibung** Bei Husten und Keuchhusten sollten Sie die Brust damit einreiben. Diese Mischung können Sie auch als Massageöl gegen Muskelverspannungen verwenden.
Zutaten: 5 Tropfen Thymian auf 20 ml Sonnenblumenöl.
- **Duftlampe** Wenn ein Kind Keuchhusten hat, können Sie über Nacht eine Duftlampe mit 2 Tropfen weißem Thymianöl brennen lassen.
- **Inhalationen** Auch Kopfdampfbäder sind eine bewährte Behandlung bei Atemwegsinfektionen jedweder Art.
Zutaten: 2–3 Tropfen Thymian auf 2 l siedendes Wasser.
- **Körperöl** Stärkt und schützt bei aufkommender Erkältung, wenn Sie damit die Füße kräftig massieren und die Nierengegend einreiben.
Zutaten: Je 3 Tropfen Thymian und Ingwer sowie je 2 Tropfen Angelika und Patschuli auf 30 ml Sesamöl.
- **Würzöl** Rezept für Saucen und vegetarische Gerichte.
Zutaten: 8–10 Tropfen Thymian auf 100 ml Sonnenblumenöl. Einige Tage ziehen lassen.

Elemente und Chakra
Thymian ist eine heiße Pflanze mit viel feurigen, aber auch luftigen Eigenschaften. Es wird dem dritten Chakra zugeordnet.

Vorsicht bei der Anwendung

Thymian ist stark hautreizend, deswegen sollten Sie stets auf die richtige Dosierung achten. In der Schwangerschaft und bei Neigung zu Epilepsie darf das Öl nicht angewendet werden. Für Kleinkinder ist die Thymianessenz ebenfalls nicht geeignet. Auch äußerlich sollte Thymian nicht langfristig benutzt werden, denn es kann die Leber angreifen.

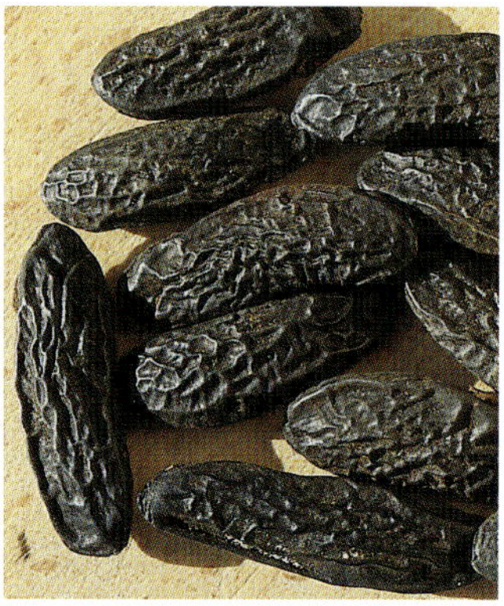

Der Extrakt der Tonkabohne wird häufig zur Aromatisierung von Tabak verwendet.

Tonka

Dipteryx odorata

- **Vorkommen** Der Tonkabaum ist im gesamten südamerikanischen Raum verbreitet.
- **Duftrichtung** nach Heu duftend, etwas mandelartig

Wissenswertes

Durch Extraktion der Tonkabohnen, erhält man das Tonka-Absolue, eine bröselige, hellbraune Paste. Daneben gibt es Tonka als flüssigen Extrakt auf Ölbasis. Er entsteht, wenn man die Bohnen schrotet und einen Auszug daraus mit Jojobaöl herstellt. Dabei nimmt das Jojobaöl in einer mehrwöchigen Prozedur die Duftstoffe der Tonkabohne auf, und man erhält nach der Filtration die ölige Tonkaessenz.

Heilwirkung auf die Seele

AFFIRMATION
Ich bin wohlig entspannt. Die Leichtigkeit des Seins berührt meine Seele.

Der angenehme, warme Duft des Tonkaöls wirkt in erster Linie auf der geistig-mentalen Ebene. Psychische Anwendungsgebiete sind depressive Verstimmungen, Anspannungen, Unausgeglichenheit, Kummer und Sorgen, Neigung zum Grübeln.

Anwendung der Essenz

Die Tonkaessenz gibt Naturparfüms und wohlduftenden Körperpflegeölen eine besonders interessante, würzig-sinnliche Note. Sie kann auch in der Duftlampe trotz ihres öligen Charakters eingesetzt werden.

Anwendungsformen und Zubereitung

ELEMENT
Die Tonkabohne wird dem Element Erde zugeordnet.

- **Duftlampe** Für eine entspannende, wohlige Atmosphäre können Sie Tonka mit Jasmin oder Neroli mischen. Wenn Sie Traumreisen, Meditationssitzungen, Reiki oder andere entspannende Übungen vorhaben, können Sie Tonkaessenz sehr gut mit feinen Blütendüften kombinieren.

Zutaten: 5 Tropfen Tonka, 3 Tropfen Geranie und 2 Tropfen Orange süß.

Tuberose

Polianthes tuberosa

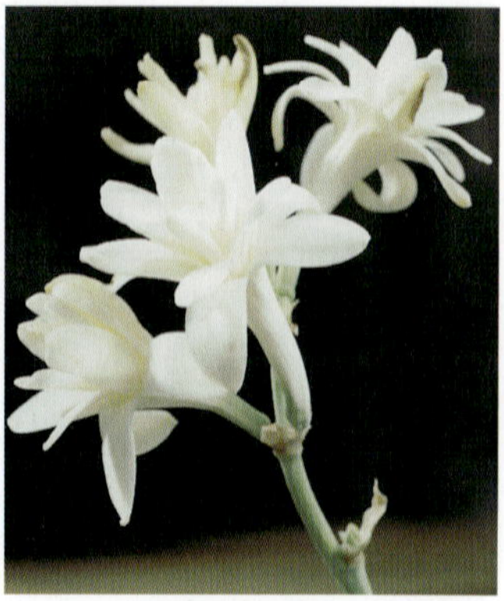

Das Öl, das aus den Tuberoseblüten gewonnen wird, ist ein wertvoller Parfümerierohstoff.

- **Vorkommen** Tuberose wird hauptsächlich in Frankreich, Indien, Marokko, Ägypten und auf den Komoren angebaut.
- **Duftrichtung** blumig, schwer, süß und sinnlich

Wissenswertes
Die Tuberose ist eine Blume aus der Familie der Nachthyazinthen. Die ätherische Essenz aus der Tuberose ist eines der kostbarsten Öle: Die Jahresernte ergibt weltweit weniger als 20 Kilo. Es handelt sich um ein Absolue, das durch Extraktion der Blüten gewonnen wird.

Heilwirkung auf die Seele
Tuberose wirkt entspannend, sinnlich und vor allem aphrodisierend.

Harmonie mit anderen Düften
Tuberose mischt sich gut mit Verbena, Jasmin, Rose, Sandelholz, Tonka, Vetiver, Immortelle, Bergamotte und Ylang-Ylang.

AFFIRMATION
Ich bin mir meiner Sinnlichkeit bewusst und genieße den Duft meiner Haut.

Anwendung der Essenz

Anwendungsformen und Zubereitung

- **Parfümherstellung** Dieser sehr weibliche, aphrodisierende Duft ist eine wunderbare Herznote in individuell hergestellten Parfüms. Wegen seiner Intensität kann das Absolue stark verdünnt werden. Mischen Sie sich Ihr eigenes Naturparfüm. *Zutaten:* 4 Tropfen Tuberose und als Fixativ 5 Tropfen Sandelholz auf 10 ml Jojobaöl.
- **Erotisierendes Haut- und Badeöl** Der Duft stärkt das Selbstbewusstsein und vermittelt ein Gefühl von Reichtum und Fülle. Geben Sie 2–3 Tropfen zusammen mit 2 EL Mandelöl als sinnlichen Zusatz in die Badewanne, und benutzen Sie die gleiche Mischung als Massageöl auf der noch etwas feuchten Haut.

ELEMENT
Tuberosenduft öffnet das Herz für tiefere Gefühle. Er wird dem Element Wasser zugeordnet.

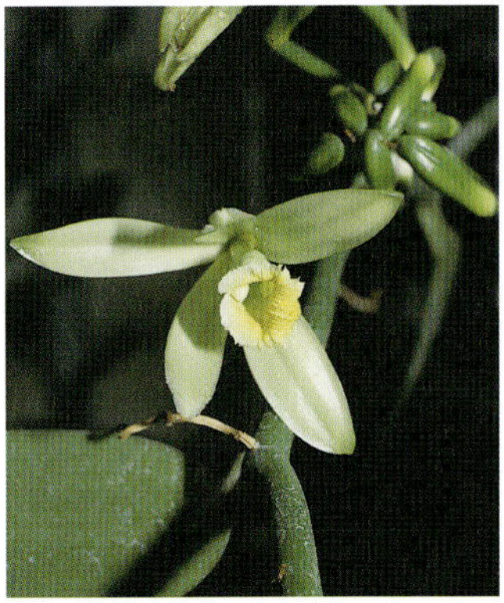

Die Vanilla planifolia klettert mit Vorliebe an anderen Bäumen empor.

Vanille

Vanilla planifolia

- **Vorkommen** Die Vanille ist die Schote einer ursprünglich aus Lateinamerika kommenden Kletterorchidee. Hauptanbaugebiete sind heute Madagaskar, die Komoren und die Insel Réunion, die früher übrigens Bourbon hieß.
- **Duftrichtung** balsamisch süß, warm und typisch vanilleartig

Wissenswertes

Das Aroma der Vanilleschoten gehört zu den weltweit wohl bekanntesten, beliebtesten und am meisten verbreiteten. Wir kennen es von Kindesbeinen an – es gibt Schokolade, Bonbons, Pudding, Eis und vielen anderen Süßigkeiten den unvergleichlichen, weichen Geschmack, der auf Geist und Seele tröstend und beruhigend wirkt. Vanille war bei den Indianern ein wichtiges Heil- und Gewürzmittel. Das Öl erhält man durch Extraktion der gemahlenen Schoten mit Weingeist.

Heilwirkung auf den Körper

Physisch verleiht Vanille Energie, außerdem wirkt das Öl antiseptisch und anregend auf die Verdauung. Es soll auch leicht menstruationsfördernd sein.

AFFIRMATION
Ich fühle mich auf wunderbare Art vom Leben in den Arm genommen.

Heilwirkung auf die Seele

Das süße, warme Aroma der Vanille steigert die geistige Aktivität, bekämpft Mattheit, macht gute Laune und gibt lethargischen Naturen einen Energieschub. Sehr viele Menschen schätzen das Besänftigende der Vanille auf Geist und Seele, das beruhigt und Trost spendet. Nicht umsonst greifen viele Menschen bei Ärger, Frust und gereizter Stimmung intuitiv zu vanillehaltigen Süßigkeiten. Dieses Aroma hat aber keine große spirituelle Wirkung. Es ist eher ein seelisches Trostpflaster, wenn im Alltag etwas daneben geht.

Harmonie mit anderen Düften

Das sanft wirkende Vanilleöl mischt sich gut mit Grapefruit, Limette, Bergamotte oder Orange, Rose und Tonka.

Anwendung der Essenz

Mit Vanille kann man sehr feine Mischungen für viele Bereiche der Aromatherapie zaubern.

Anwendungsformen und Zubereitung

- **Duftlampe** Vor allem Kinder lieben diesen Duft in der Duftlampe. Hier eine Mischung, wenn Ihr Kind einen kleinen Stimmungsaufheller braucht oder zu Nervosität neigt.

Zutaten: 5 Tropfen Vanille und 5 Tropfen Orange oder 5 Tropfen Clementine.

- **Badezusatz** Je nach Mischung können Sie Vanilleöl für ganz unterschiedlich wirkende Badezusätze verwenden. Zunächst ein sinnlich-erotisierendes Bad.

Zutaten: 3 Tropfen Vanille, 3 Tropfen Bay und 1 Tropfen Rose auf 1/2 Becher Sahne.

Ein Badeöl für Zeiten, in denen Sie sich danach sehnen, tröstend in den Arm genommen zu werden.

Zutaten: 2 Tropfen Vanille, 2 Tropfen Mimose und 2 Tropfen Geranie auf 2 EL Mandelöl.

Wenn Sie die doppelte Menge ansetzen, können Sie die zweite Hälfte als Körperöl zum Einmassieren nach dem Bad benutzen.

- **Aromaküche** Der echte Vanilleextrakt Bourbon ist eine gesunde und natürliche Alternative zum weitverbreiteten künstlichen Vanillin. Sie können damit Süßspeisen, Gebäck, Kuchen und Milchgetränke aromatisieren. Vanilleöl ist auch ideal zum Aromatisieren von Speisen geeignet.

ELEMENT

Das trostspendende Aroma der Vanille gehört in den Bereich der Gefühle und damit zum Element Wasser.

Das Vanillearoma eignet sich auch sehr gut zur Aufmunterung von schmollenden, beleidigten Kindern. Einige Tropfen in der Duftlampe genügen.

Einkaufstip

Nicht immer ist es so einfach wie bei Vanille, Produkte mit dem echten vom synthetischen Aroma zu unterscheiden. Achten Sie bei der Deklaration der Inhaltsstoffe auf die Bezeichnung »echte Bourbon-Vanille«. Puddingpulver und Vanillezucker mit echter Vanille erhalten Sie in Naturkostläden, Reformhäusern und in gut sortierten Feinkostgeschäften.

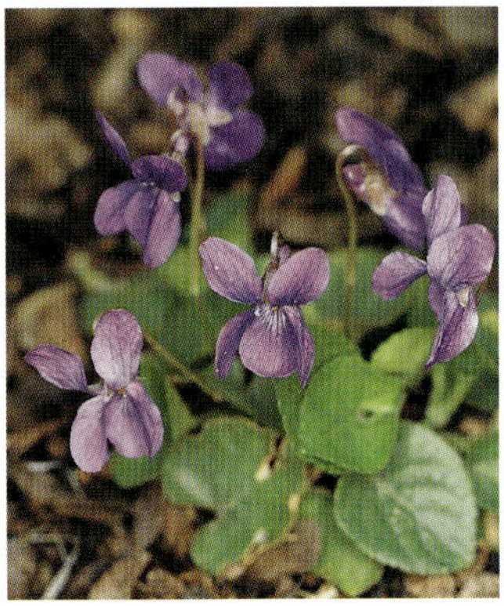

Kaum ein Duft ist so betörend wie der des Veilchens.

Veilchenblätter

Viola odorata

Weitere Namen: Märzenveilchen, Stiefkindle

- **Vorkommen** in Italien, Südfrankreich und Ägypten
- **Duftrichtung** intensiv laubartig grün mit blumigen Aspekten

Wissenswertes

Das echte Veilchenblätterabsolue duftet sehr intensiv und gehört zu den teureren Düften. Deshalb wird in Parfüms häufig synthetisches Veilchenöl verwendet.

Heilwirkung auf die Seele

Es stärkt die Nerven und vermittelt etwas von der Stimmung der stillen Klarheit eines Waldes. Diese Kraft kann seelische Barrieren und Blockaden aufweichen und Ängste abbauen.

Harmonie mit anderen Düften

Veilchenaroma eignet sich zur Kombination mit Eichenmoos, Zedernholz, Sandelholz, Jasmin, Bergamotte, Basilikum, Geranium, Douglasia, Tanne, Myrte und Moschuskörnern.

Affirmation
Ich fühle mich weich und offen für neue Erfahrungen.

Anwendung der Essenz

Echtes Absolue von Veilchen ist eine Rarität. Ein einziger Tropfen auf einem Taschentuch kann neben das Kopfkissen gelegt zu angenehmen Träumen verhelfen. Bei langen Reisen begleitet Sie der Veilchenduft mit seiner sanften Ausstrahlung.

Elemente und Sternzeichen
Veilchen enthält Anteile der Elemente Wasser und Erde. Es unterstützt die Qualitäten des Sternzeichens Waage.

Anwendungsformen und Zubereitung

- **Parfüm** Veilchenblätterabsolue ist ein sehr intensiver Duft mit blumigen, etwas an Iris erinnernden Aspekten. Man kann ihn sehr gut als Beimischung in selbstgemachten Parfüms verwenden.

Zutaten: 5 Tropfen Veilchenblätter, 3 Tropfen Benzoe, 1 Tropfen Tagetes und 4 Tropfen Sandelholz auf 10 ml Jojobaöl.

Verbena

Lippia citriodora

Weitere Namen: Zitronenstrauch, Verbene

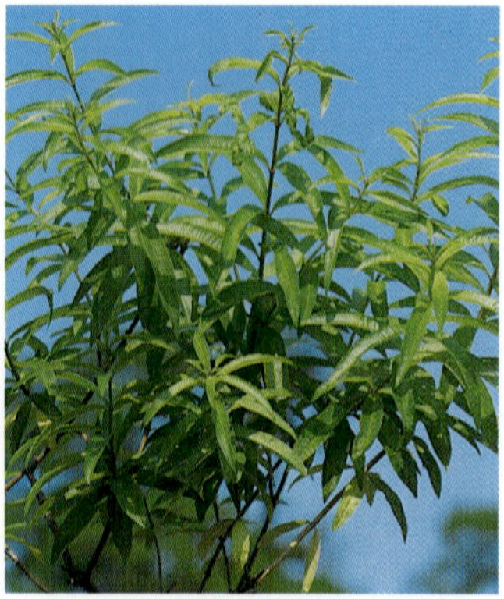

Ein Geheimtip für den nervösen Magen – das Öl des Zitronenstrauchs.

- **Vorkommen** Verbena stammt ursprünglich aus Chile und Peru und wird heute in Frankreich, Spanien und Algerien kultiviert.
- **Duftrichtung** mild, zitronenartig und hell

Wissenswertes
Durch Wasserdampfdestillation der grünen, lanzettartigen Blätter des Verbenenstrauches gewinnt man das spritzig, zitronig duftende ätherische Öl. Es ist relativ teuer, da sehr viel Pflanzenmaterial für seine Herstellung gebraucht wird.

Heilwirkung auf Körper und Seele
Echtes Verbenaöl ist ein gutes Magenmittel, denn es ist krampflösend und regt die Verdauung an. Es hilft auch bei vegetativen Herzbeschwerden. Wegen seiner durchblutungsfördernden Eigenschaft ist es darüber hinaus ein gutes Sportöl, muss allerdings vorsichtig dosiert werden, da es hautreizende Eigenschaften aufweist. Die Verbenenessenz ist mit ihrem hellen, lichtbringenden Duft ein ausgezeichnetes Mittel für geistige Arbeiten und hilft bei mentaler Erschöpfung, Konzentrationsschwäche sowie bei seelischem Lichtmangel – also bei Trauer und Niedergeschlagenheit.

AFFIRMATION
Mein Geist ist hell und klar. Ich bin wach und kreativ.

ELEMENTE UND STERNZEICHEN
Verbena gibt dem Körper Feuer und dem Geist Licht. Sie ist eine Pflanze für den Wassermann.

Anwendung der Essenz

Anwendungsformen und Zubereitung

- **Duftlampe** Hier eine optimale Mischung, die die Kreativität erhöht und zugleich die Konzentration fördert.
Zutaten: 5 Tropfen Verbena und 3 Tropfen Grapefruit.
- **Massageöl** Eine Antistressmassage gegen Schlaflosigkeit und Angst, an Füßen, Solarplexus und Kopf anzuwenden.
Zutaten: 4 Tropfen Verbena und 6 Tropfen Lavendel auf 50 ml Johanniskrautöl.

VORSICHT
Verbenaöl sollten Sie nicht während der Schwangerschaft anwenden. Darüber hinaus kann das Öl die Lichtempfindlichkeit der Haut verstärken.

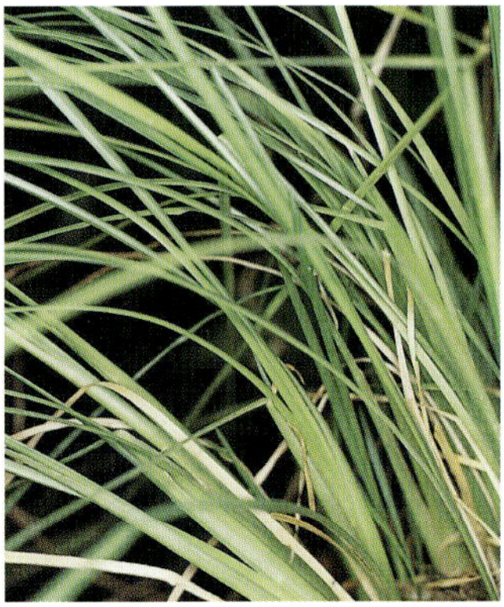

Aus den Wurzelstöcken des Vetivergrases wird das ätherische Öl gewonnen.

Vetiver

Vetiveria zizanoides

- **Vorkommen** Die Heimat des Vetiver liegt in den tropischen Regionen.
- **Duftrichtung** schwer, erdig, tief und waldig

Wissenswertes

Vetiveröl wird aus den Wurzeln des Vetivergrases gewonnen, einem tropischen Süßgras, das zur selben botanischen Familie gehört wie das Lemongras. Der Gewinnnungsprozess ist sehr aufwendig, da die Wurzeln ausgegraben werden müssen. Aus diesem Grund ist das dunkle, rotbraune, zähe Öl von Vetiver sehr kostbar. Der Duft ist erdig, rauchig, würzig, pfeffrig und etwas eigenartig. Er wird in der Parfümindustrie als Basisnote und Fixativ verwendet.

Heilwirkung auf den Körper

Vetivergras wird in einigen Ländern als Schutz vor Bodenerosion angepflanzt, da seine Wurzeln kräftig und sehr widerstandsfähig sind.

Die Vetiveressenz stärkt das Nervensystem und wird außerdem zum Aufbau und zur Kräftigung des Immunsystems eingesetzt. Zudem hat sie sehr gute hautpflegende und hautregenerierende Eigenschaften. Vetiver stimuliert auch die Sexualorgane, u. a. wegen seiner östrogenähnlichen Wirkung. Dem Öl wird sogar nachgesagt, dass es die Fruchtbarkeit anregt, da es zur verbesserten Durchblutung beiträgt.

Heilwirkung auf die Seele

Viele psychotherapeutisch arbeitende Aromatherapeuten schätzen dieses Öl, um Menschen zu erden, die sich entwurzelt fühlen. Vetiver bringt Ruhe und Gelassenheit, bringt Stabilität und Zentrierung. So verhilft dieser Duft auch luftigen Naturen, wieder auf den Boden der Realität zu kommen. Es wirkt entspannend und ist hilfreich bei nervösen Problemen wie Stress, Angst und Schlaflosigkeit. Weitere Anwendungsgebiete auf mentaler Ebene sind: Erschöpfungszustände, Niedergeschlagenheit und starke geistige Anspannung.

Harmonie mit anderen Düften

Um den gewöhnungsbedürftigen Wurzelduft zu mildern, können Sie ihn mit Ylang-Ylang, Geranie, Sandelholz, Zimt und Bergamotte mischen.

Anwendung der Essenz

In der Aromatherapie gilt der Grundsatz: Was man gerne mag, das wirkt. Benutzen Sie Vetiver also nur, wenn Sie den Duft mögen. Vetiveröl ist meistens sehr zähflüssig. Tauchen Sie die Flasche deshalb vor Gebrauch in ein warmes Wasserbad. Wenn Sie nur einige Tropfen benötigen, führen Sie eine Nadel in die Flasche, die Sie hin- und herbewegen und mit der daran haftenden Essenz wieder herausziehen.

Chakren, Element und Sternzeichen
Vetiver reguliert alle Chakren und hat eine besonders stärkende Wirkung auf das erste Chakra (Wurzelchakra). Als dem erdigen Element zugeordnete Wurzel kann Vetiver die feurigen Eigenheiten des Schützen gut ausgleichen.

Anwendungsformen und Zubereitung

- **Duftlampe** Als Raumduft verbreitet Vetiveröl eine nervenentspannende Atmosphäre. Man kann es auch sehr gut benutzen, wenn man sich erschöpft und niedergeschlagen fühlt.
Zutaten: 2 Tropfen Vetiver, 3 Tropfen Orange und 1 Tropfen Muskatellersalbei.
- **Parfüm** Weil Vetiveröl sehr lange haftet, dient es in vielen Parfümmischungen, Aftershaves und Toilettenwässern als begehrter Fixateur. Wegen des erdigen Geruchs verwendet man allerdings nur sehr geringe Mengen. In Indien werden die zu Pulver zermahlenen Wurzeln der Pflanze als Ingredienz in Duftkissen angeboten.
- **Badezusatz** Ein Bad mit der Essenz von Vetiver empfiehlt sich für jene Menschen, die sich tief entspannen und zurück zu ihren Wurzeln kommen möchten.
Zutaten: 3 Tropfen Vetiver, 1 Tropfen Ylang-Ylang und 5 Tropfen Sandelholz auf 1/2 Becher Sahne.
- **Insektenschutz** Vetiveröl ist ein sehr bewährtes Mittel, um lästige Insekten loszuwerden. Im Orient werden beispielsweise viele Stoffe mit dem Öl imprägniert, um sie vor Motten zu schützen. Auch in unseren Breitengraden ist die Essenz eine natürliche und ungiftige Alternative zu Mottenkugeln, die ihr den Namen Mottenwurzel eingebracht hat. Tränken Sie Wattebäusche oder Löschpapier mit dem Öl, und legen Sie sie im Schrank zwischen die Wollsachen.

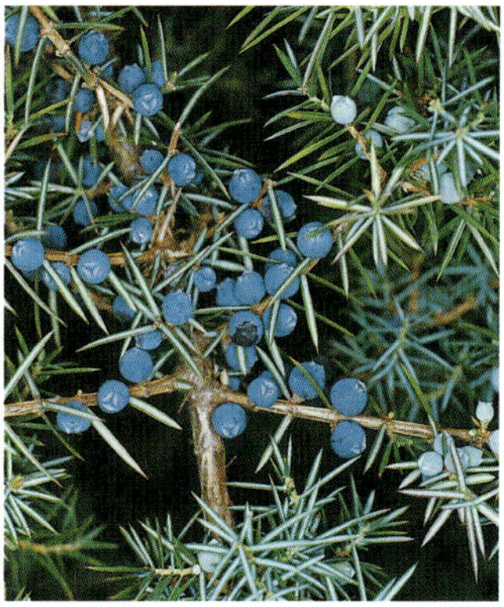

Wacholder enthält antiseptische und wundheilende Substanzen.

Wacholder

Juniperus communis

- **Vorkommen** Wacholder ist in ganz Europa beheimatet.
- **Duftrichtung** würzig und fein

Wissenswertes
Wacholder, ein kleiner Baum aus der Familie der Zypressen, war schon in der Antike sagenumwoben: Die alten Germanen wehrten mit dem Rauch böse Geister ab, und bis hinein in das Mittelalter diente der beim Verbrennen der Wacholderzweige entstehende Rauch in Zeiten der Pest zur Desinfektion der Räume. Das Wacholderöl wird durch Dampfdestillation aus den kleinen, blauen Beeren gewonnen, die erst nach zwei Jahren, wenn sie schwarz werden, als reif gelten.

AFFIRMATION
Meine Gedankenräume sind frei, weit und klar. Es wirken nur positive Kräfte in meinem Haus.

Heilwirkung auf den Körper
Wacholder besitzt eine starke reinigende Kraft auf den gesamten Organismus, insbesondere auf den Stoffwechsel. Er wirkt harntreibend, entgiftet und entschlackt – entsprechend wirksam ist er gegen Zellulitis. Wacholderöl ist auch bekannt für seine antiseptische, wärmende und krampflösende Wirkung. Die Naturheilkunde nutzt diese bei Rheuma, Gicht und Hexenschuss. Aber auch bei niedrigem Blutdruck und bei Entzündungen der Haut wie Ekzemen, Akne und Geschwüren ist die Wacholderessenz wirksam. Am häufigsten wird sie jedoch nach wie vor bei Erkrankungen der Harnwege, beispielsweise Blasenentzündung, sowie bei Menstruationsbeschwerden zur Linderung der Krämpfe eingesetzt.

Heilwirkung auf die Seele
Die Essenz aus der Wacholderbeere hilft dabei, sich von alten Mustern und negativen Gedanken zu lösen. Wacholderduft ist immer dann angezeigt, wenn man sich und seine Umgebung von negativen Einflüssen durch andere Menschen und von

angestauten Emotionen reinigen möchte, beispielsweise nach einem heftigen Streit.

Anwendung der Essenz

Das Öl der Wacholderbeere riecht sehr würzig und aromatisch. Der Duft baut auf und wärmt – innerlich und äußerlich.

Anwendungsformen und Zubereitung

- **Duftlampe** Wenn man müde ist, friert und zugleich seelisch erschöpft ist, kann Wacholderbeere Wunder wirken.
Zutaten: 5 Tropfen Wacholder und 3 Tropfen Zimt.
Bei Erkältungskrankheiten desinfiziert die Essenz die Raumluft. Versuchen Sie z.B. eine Mischung mit Tannenzapfen oder Minze.
- **Einreibung** Dieses Ölrezept hilft bei Muskelschmerzen, Rheuma, Arthritis, aber auch bei Verspannungen im Nacken- und Schulterbereich sowie beim sogenannten Bürorücken.
Zutaten: 6 Tropfen Wacholder, 2 Tropfen Thymian und 4 Tropfen Kamille auf 30 ml Sesamöl. Mehrmals am Tag die schmerzenden Stellen damit massieren.
- **Gegen Hautkrankheiten** Bei Hautkrankheiten wie etwa Neurodermitis eignet sich folgende Mischung.
Zutaten: 3 Tropfen Wacholder und 2 Tropfen Geranie auf 1 EL Wildrosenöl. Mehrmals täglich auftragen.
- **Bei Blasenentzündung** Hier hilft eine warme Kompresse auf dem Unterbauch.
Zutaten: 2 Tropfen Wacholder, 2 Tropfen Eukalyptus und 1 Tropfen Sandelholz auf 1/2 l heißes Wasser.
- **Aromaküche** Wacholderbeeren gehören traditionsgemäß zu Wildgerichten jedweder Art. Wenn Sie mal keine echten Beeren im Haus haben, können Sie einen Tropfen der Essenz pur zum Aromatisieren von Saucen und Wildgerichten verwenden (bitte sparsam dosieren). Nehmen Sie dafür jedoch nur Öl aus kontrolliertem biologischem Anbau.

ELEMENTE
Wacholder vereint in sich die beiden Elemente Feuer und Wasser.

Vorsicht

Während der Schwangerschaft dürfen Sie Wacholderöl nicht anwenden.

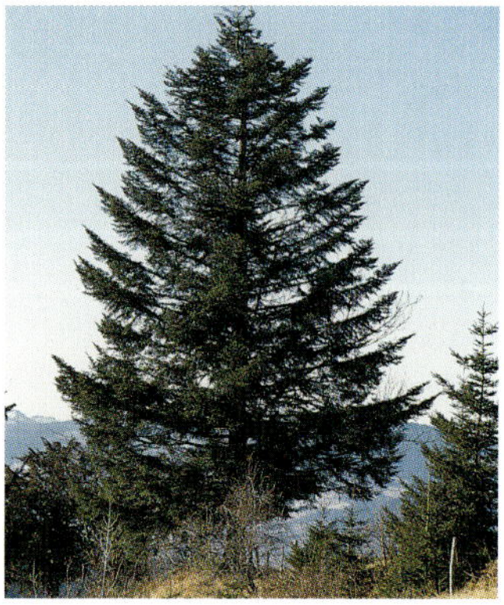

Weißtanne

Abies alba

Weiterer Name: Edeltanne

- **Vorkommen** Die Weißtanne ist in ganz Mitteleuropa zu Hause.
- **Duftrichtung** waldig und balsamisch

Von anderen Nadelbäumen ist die Weißtanne vor allem durch die weißliche Rinde ihres Stammes und ihre himmelwärts zeigenden Zapfen zu unterscheiden.

Wissenswertes

Das ätherische Öl der Weiß- oder Edeltanne gewinnt man durch Wasserdampfdestillation der nadeltragenden Zweige. Sein Duft ist balsamisch, süß und angenehm waldig und würzig. Die Essenz ähnelt in Duft und Wirkung dem Öl aus den Tannenzapfen der Weißtanne.

Heilwirkung auf den Körper

Wie alle Öle von Nadelbäumen hat auch Weißtannenessenz eine befreiende Wirkung auf die Atmungsorgane. Da sie darüber hinaus sehr antiseptisch und durchblutungsfördernd wirkt, wird sie gerne bei Erkältungen, Husten, Schnupfen, Bronchitis und bei Stirn- oder Nasennebenhöhlenentzündungen eingesetzt. In Haut- und Massageölen regt das Öl die Hautfunktionen an, fördert die Hautdurchblutung und damit die Entschlackung des Bindegewebes.

Heilwirkung auf die Seele

AFFIRMATION

Mein Herz ist offen und frei. Ich atme tief die würzige Luft des Waldes.

Der Duft von Waldpflanzen ist stets ein Vermittler von vertrauten Gefühlen. Auch der warme und süß-herbe Duft der Weißtanne öffnet das Herz. Der Brustraum weitet sich und hilft, offen und aufrecht durchs Leben zu gehen. Das balsamische Aroma der Weißtanne wirkt wie ein Seelentröster; vor allem in der Winterzeit, wenn Wärme, Licht und Geborgenheit fehlen.

Harmonie mit anderen Düften

Weißtanne passt sehr gut zu Eukalyptus, Minze und zu zitronigen Düften wie Verbena oder Lemongras.

Anwendung der Essenz

Alle Öle von Nadelbäumen sind gute Mittel gegen Ansteckung in Grippezeiten und wirken sehr wohltuend auf die Atemwegsorgane.

Anwendungsformen und Zubereitung

- **Saunaduft** In der Sauna entfaltet sich die mild-würzige Süße dieses Aromas am schönsten. Auch wenn sich die ersten Anzeichen einer Grippe bemerkbar machen, kann ein Saunagang mit dieser Duftmischung den Ausbruch der Krankheit aufhalten oder zumindest den Verlauf mildern.
Zutaten: 2 Tropfen Weißtanne und 1 Tropfen Minze auf 1 Kelle mit Wasser. (Die Fläschchen mit den ätherischen Ölen sollten Sie nicht in der Sauna aufbewahren und die Öle auch nie direkt auf die heißen Saunasteine tropfen lassen, denn Aromaöle sind sehr leicht entzündlich.)
- **Duftlampe** Wenn Sie das Raumklima verbessern oder die Luft von Krankenzimmern reinigen und desinfizieren wollen, sollte Ihre Duftmischung auf jeden Fall Weißtanne enthalten. Hier eine ideale Ölkombination.
Zutaten: 4 Tropfen Weißtanne und je 2 Tropfen Zirbelkiefer und Lemongras.
- **Massageöl** Besonders vor oder nach dem Sport wirken Einreibungen oder Massagen mit Essenzen aus Nadelbäumen wohltuend und belebend. Die ätherischen Öle regen den Kreislauf an, durchbluten die Muskeln und wirken damit auch vorbeugend gegen Muskelkater. Bei der Dosierung sollten Sie allerdings Maß halten.
Zutaten: 3 Tropfen Weißtanne, 2 Tropfen Wacholderbeere und 1 Tropfen Minze auf 3 EL Mandelöl.

Element, Chakra und Farbe
Die Weißtanne wird dem Element Luft und dem Herzchakra zugeordnet. Die dazu passende Farbe ist Grün.

Duft der Atemwege

Anders als viele andere die Atemwege heilende Aromaessenzen wirkt das ätherische Öl der Weißtanne speziell auf die unteren Atemwege und regt dadurch automatisch zum tieferen Atmen an. Diese Eigenart gilt auch für die anderen Mitglieder aus der Familie der Nadelgewächse (botanisch Pinaceae): Die Douglasia, die Kiefer, Latschenkiefer und die Zirbelkiefer.

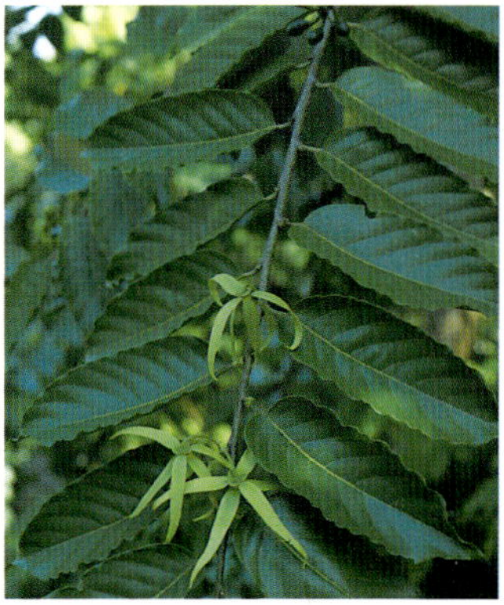

Das Aroma des Ylang-Ylang ist als euphorisierendes Aphrodisiakum bekannt.

Ylang-Ylang

Cananga odorata

Weiterer Name: Parfümbaum

- **Vorkommen** Die Heimat des Ylang-Ylang-Baumes liegt auf den Phillipinen. Heute wird die Pflanze auf den Komoren, auf Madagaskar, Haiti und Réunion kultiviert. Wild trifft man sie noch in Südostasien an.
- **Duftrichtung** blumig, süß, schwer, sinnlich und betörend

Wissenswertes

Es gibt kaum einen intensiveren Blütenduft als den aus den großen, gelben Blüten des Ylang-Ylang-Baumes. Selbst Anfänger in Sachen Duftöle assoziieren mit diesem äußerst beliebten Aroma sofort Begriffe wie Sinnlichkeit und Erotik. Sein Name bedeutet übersetzt »Blume der Blumen« – die große Ausstrahlung dieses unvergleichlich femininen Dufts lässt sich nicht besser verdeutlichen. Berücksichtigen Sie beim Kauf, dass es bei Ylang-Ylang-Ölen vier verschiedene Qualitätsabstufungen gibt: Ylang-Ylang I, II, III und Ylang-Ylang extra. Die Sorten entstehen durch unterschiedlich lange Destillationszeiten und weisen Unterschiede in ihrer Zusammensetzung und damit auch im Duft auf. Destilliert man die Blüten 24 Stunden lang, erhält man Ylang-Ylang complet, das alle Inhaltsstoffe der Pflanze enthält. Es duftet typisch blumig-süß, jedoch milder und weniger spitz als Ylang-Ylang I oder Ylang-Ylang extra.

AFFIRMATION

Ich fühle mich entspannt, weich, sinnlich und genieße das Leben.

Heilwirkung auf den Körper

Die Wirkung dieser Essenz auf das Nervensystem ist beruhigend und blutdrucksenkend. Ylang-Ylang-Öl bringt auch Entlastung bei übersteigerter Herzfrequenz (Herzklopfen) und zu schnellem Atmen. Es ist besonders hautfreundlich, reguliert die Talgabsonderung und ist dadurch gut zur Behandlung von sensibler und fettiger Haut geeignet. Darüber hinaus verwendet man dieses Öl bei Darminfektionen, Durchfall und Blähungen.

Heilwirkung auf die Seele
Ylang-Ylang entspannt, löst blockierte Gefühle, regt die Sinne an und ist ein ausgesprochen euphorisierender, aphrodisierender Duft, der traditionell bei Impotenz und Frigidität benutzt wird. Man wendet ihn auch bei Angst- und Spannungszuständen, nervöser Erschöpfung und innerer Verkrampfung an.

Harmonie mit anderen Düften
Ylang-Ylang mischt sich gut mit Bergamotte, Grapefruit, Sandelholz, Jasmin, Neroli, Muskatellersalbei und Patschuli.

Anwendung der Essenz

Mit Ylang-Ylang kann man wunderbare Bade- und Körperölmischungen und Parfüme herstellen. Es wird auch sehr häufig in der Parfüm- und Kosmetikindustrie verwendet, weil es – ähnlich wie Rose und Jasmin – die Sinne berauscht, dabei jedoch wesentlich preiswerter ist.

Anwendungsformen und Zubereitung
- **Duftlampe** Einige Tropfen Ylang-Ylang in der Aromalampe verzaubern mit ihrem betörenden Duft jeden Raum und schaffen eine sinnlich-kreative Stimmung.
- **Badezusatz** Dieser Duft weckt den Sinn für die schönen Dinge des Lebens und stimmt zärtlich. Gerade bei Menschen, die Angst vor Sexualität haben, kann Ylang-Ylang die negative Spannung völlig auflösen. Hier ein Rezept für ein sinnliches Badevergnügen.
Zutaten: 4 Tropfen Ylang-Ylang, 2 Tropfen Rose und 4 Tropfen Sandelholz auf 3 EL Sahne. Ins Badewasser geben.
- **Gesichtsmassage** Bei verspannten Gesichtszügen entkrampft diese Gesichtsmassage.
Zutaten: 2 Tropfen Ylang-Ylang und 2 Tropfen Neroli auf 2 EL Jojobaöl.

Vorsicht

Ylang-Ylang hat eine sehr hohe Duftintensität. Zu hohe Dosierungen oder zu häufiger Gebrauch können Kopfschmerzen oder Übelkeit hervorrufen.

ELEMENT, STERNZEICHEN, CHAKRA UND FARBE
Ylang-Ylang ist ein Duft der Gefühle und damit des Elements Wasser. Gleichzeitig unterstützt es die Eigenschaften des Erdzeichens Stier und des Wasserzeichens Skorpion. Es ist eine Pflanze, die zum zweiten Chakra und zur Farbe Orange passt.

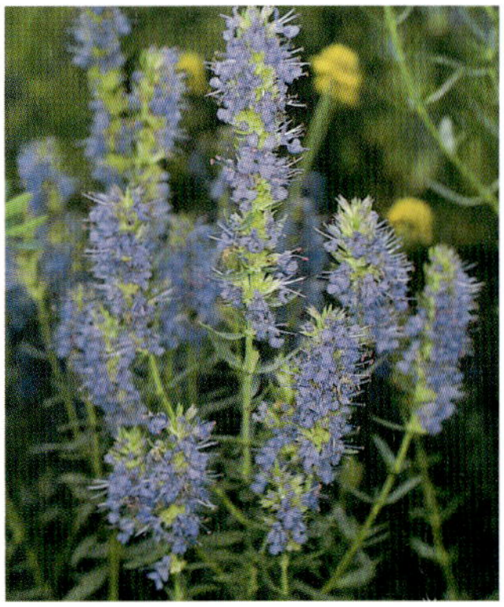

Ysop befreit auf sanfte Weise die Atemwege.

Ysop

Hyssopus officinalis

- **Vorkommen** Die ursprüngliche Heimat liegt wahrscheinlich in Südosteuropa. Heute findet man Ysop bei uns in vielen Gärten.
- **Duftrichtung** krautig und würzig

Wissenswertes

Im Altertum wurde die reinigende Kraft der Pflanze in Tempeln und auf heiligen Plätzen genutzt.

Heilwirkung auf Körper und Seele

Ysop galt bereits bei den alten Griechen als gutes Mittel gegen Husten, Grippe, Bronchitis und sogar Asthma. Das Öl wirkt schleimlösend, schweißtreibend und stimulierend. Richtig angewendet erzeugt es ein Gefühl von Wachheit und Klarheit, wirkt wärmend und belebend auf die Nerven und schafft ein Gefühl der Entspannung. Es kann daher gut bei Konzentrationsschwäche sowie mentaler Erschöpfung angewendet werden und eignet sich auch zur Meditation und Kontemplation.

AFFIRMATION

Mein Geist ist ruhig und klar.

ELEMENT UND CHAKRA

Ysop wird dem Element Luft zugeordnet und hat einen Bezug zum Stirn- und Scheitelchakra.

VORSICHT

Ysopöl kann in zu hohen Dosierungen giftig wirken. Laien sollten es daher nur in der Duftlampe verwenden. Epileptiker, Menschen mit Bluthochdruck und Schwangere dürfen Ysopöl auf keinen Fall benutzen.

Anwendung der Essenz

Anwendungsformen und Zubereitung

- **Duftlampe** Eine Mischung zur Reinigung der Raumluft.

Zutaten: 2 Tropfen Zitrone, je 3 Tropfen Ysop und Myrte.
Hier noch eine Duftmischung zur Meditation und Besinnung:
Zutaten: 3 Tropfen Ysop, 3 Tropfen Zypresse und 2 Tropfen Lavendel vera.

- **Hustentee** Sehr wirksam bei Erkältungen und Bronchitis.

Zubereitung: 1 EL frische Ysopblüten mit 1/2 l siedendem Wasser überbrühen, etwa 10 Minuten lang zugedeckt ziehen lassen, abgießen und über den Tag verteilt trinken.

- **Aromaküche** Frische, ganze oder gehackte Ysopblätter sind ein wunderbar aromatisches Würzmittel für Eintöpfe, Suppen, vegetarische Gerichte und Salate.

Zedernholz

Cedrus atlantica

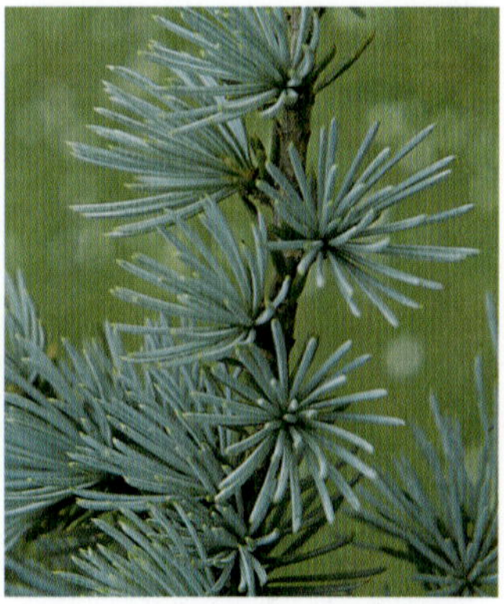

Ein Duft, den Motten meiden – Zedernholz.

- **Vorkommen** Die echte Zeder wächst im Hohen Atlas in Marokko.
- **Duftrichtung** holzig, warm und balsamisch mit leicht herber Note

Wissenswertes

Zedernöl wird durch Destillation des Holzes der amerikanischen falschen Zeder, einer Wacholderart oder der echten marokkanischen Atlaszeder gewonnen.

Heilwirkung auf Körper und Seele

Das Öl der Zeder wirkt antiseptisch und schleimlösend bei Atemwegsinfektionen sowie stärkend auf Blase und Nieren. Die regenerierende und adstringierende Wirkung auf die Haut kann gut bei Akne genutzt werden. Der Duft vermittelt Kraft, Mut, Klarheit, Stabilität und stärkt das Selbstbewusstsein.

Affirmation

Ich ruhe zentriert und stark in mir selbst und handle aus meiner Mitte heraus.

Harmonie mit anderen Düften

Zedernholzöl kann die aphrodisierenden Eigenschaften von Rose und Jasmin verstärken oder gemeinsam mit Bergamotte, Zirbelkiefer und Wacholder eine recht erfrischende Wirkung entfalten.

Element und Sternzeichen

Die Zeder ist dem Element Erde und dem Sternzeichen Steinbock zugeordnet.

Anwendung der Essenz

Anwendungsformen und Zubereitung

- **Antimottenmittel** Tränken Sie Wattebäusche oder Holzkugeln mit einigen Tropfen Zedernholzöl, und legen Sie diese in Ihren Schränken aus.
- **Duftlampe** Eine Mischung zur Zentrierung und Klärung.
Zutaten: 4 Tropfen Zeder und 3 Tropfen Bergamotte.
- **Sportmassage**
Zutaten: 6 Tropfen Zeder, 6 Tropfen Rosmarin und 4 Tropfen Eukalyptus auf 50 ml Sesamöl.

Vorsicht

Die Sorte Juniperus virginiana sollte nicht während der Schwangerschaft und bei Epilepsie angewendet werden.

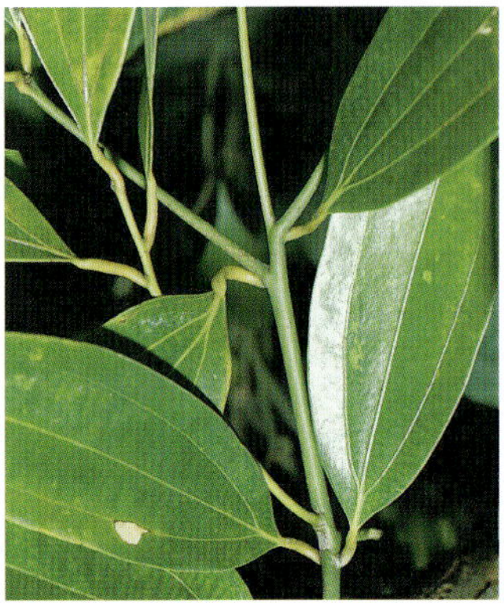

Durch Wasserdampfdestillation wird das ätherische Öl aus den Blättern des Zimtstrauches gewonnen.

Zimt

Cinnamomum ceylanicum

- **Vorkommen** Zimt wird in ganz Asien kultiviert.
- **Duftrichtung** warm, würzig und süß

Wissenswertes

Zimt ist ein uraltes und sehr häufig verwendetes Gewürz. Die beste Qualität liefert der Ceylon-Zimtstrauch, aus dem zwei verschiedene Öle gewonnen werden: aus den Zweigen und Blättern das etwas herbe, in Richtung Gewürznelke riechende Zimtblätteröl und aus der Rinde das Zimtrindenöl. Beide Öle duften und wirken unterschiedlich. Der Grund: Zimtrindenöl enthält bis zu 75 Prozent Zimtaldehyde und höchstens 10 Prozent Eugenol, Zimtblätteröl hingegen etwa 75 Prozent Eugenol und höchstens drei bis fünf Prozent Zimtaldehyd.

AFFIRMATION
Ich fühle mich geborgen. Mein Herz ist warm und voller Gefühle.

Heilwirkung auf den Körper

Zimtrindenöl ist ein stark antiseptisch wirkendes Öl. Es durchwärmt und durchblutet den ganzen Organismus und regt Herz und Kreislauf an. Allerdings ist das Öl aus der Rinde hautreizend. Für Bäder und Massagen eignet sich deshalb eher das mildere Zimtblätteröl, das auch entspannende und entkrampfende Eigenschaften besitzt und ein gutes Mittel bei Magen- oder Darmkrämpfen oder Verspannungen der Muskulatur darstellt.

Heilwirkung auf die Seele

Das Öl aus der Zimtrinde verbreitet eine Atmosphäre der Geborgenheit, in der man entspannen, loslassen und träumen kann. Zimtöl kann auch aphrodisierend wirken und regt die Traumwelt an.

Harmonie mit anderen Düften

Wenn Sie Zimtöl mit Orange oder Mandarine und Gewürznelke mischen, ergibt das den typischen Weihnachtsduft. Für sinnliche Düfte kombinieren Sie mit Jasmin, Ylang-Ylang, Ingwer, Narzisse oder Patschuli und für eher frische Düfte mit Grapefruit und Limette.

Anwendung der Essenz

Als Raumduft sollten Sie auf jeden Fall den sehr wärmenden und psychisch stärker wirksamen Duft des Zimtrindenöls bevorzugen. Für äußere Anwendungen wie Bäder oder Massagen eignet sich das Öl der Zimtblätter besser.

Anwendungsformen und Zubereitung

- **Duftlampe** Das ätherische Öl der Zimtrinde wirkt körperlich und seelisch erwärmend – nicht nur bei Erkältung, sondern auch bei Gefühlskälte. Bei Krankheiten der Atemwege tötet es zudem Viren und Bakterien ab und kann Hustenkrämpfe lösen.

Element
Zimtöl hat das wärmende, vitalisierende Element Feuer in sich.

Eine Duftmischung zum besseren Durchatmen.
Zutaten: Je 2 Tropfen Zimtrinde, Gewürznelke und Thymian.
Hier noch ein Rezept für eine sinnliche, Geborgenheit schaffende Atmosphäre:
Zutaten: Je 2 Tropfen Zimtrinde, Ylang-Ylang und Orange.

- **Massageöl** Zimtblätteröl muss sehr niedrig dosiert werden, doch das mindert nicht seine durchblutungsfördernde Wirkung. Eine Massage mit dieser Essenz verleiht der Haut einen rosigen Schimmer und entspannt verhärtete Muskelpartien. Für einen schöneren Duft können Sie andere, hautfreundliche ätherische Öle mit ähnlicher Wirkung dazu mischen.
Zutaten: 3 Tropfen Zimtblätter, 3 Tropfen Ingwer und 3 Tropfen Linaloeholz auf 50 ml Sesamöl.

- **Mundspülung** Bei Zahnfleischentzündungen ist Zimtblätteröl ein gutes adstringierendes Antiseptikum.
Zutaten: 1 Tropfen Zimtblätter und 1 Tropfen Gewürznelke in etwas Essig auf 1 große Tasse warmes Wasser. Mehrmals täglich den Mund damit spülen.

Vorsicht

Zimtöl darf nicht in der Schwangerschaft benutzt werden. Es eignet sich auf keinen Fall zur inneren Anwendung.

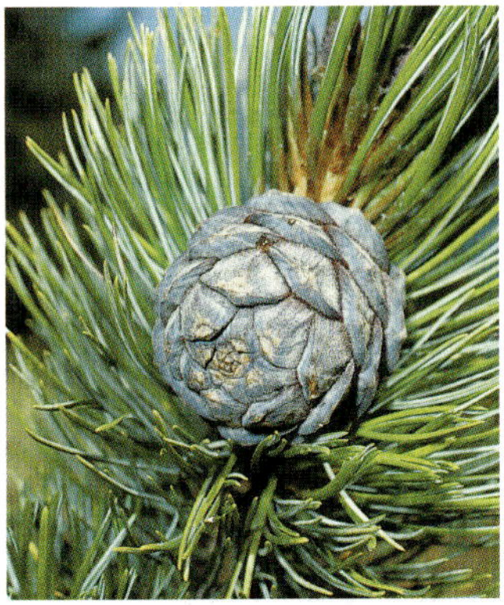

Der frische Waldduft der Zirbelkiefer befreit die Atemwege und wirkt schleimlösend.

Zirbelkiefer

Pinus cembra

Weiterer Name: Arve

- **Vorkommen** Zirbelkiefern sind in den Hochalpen heimisch.
- **Duftrichtung** waldig, frisch

Wissenswertes

Zirbelkiefern sind ausgesprochen zähe, widerstandsfähige Bäume, die bis hoch an die Baumgrenze wachsen, wo sie den schlimmsten Naturgewalten trotzen. Unsere Großmütter stellten aus den jungen Trieben dieses sehr eigenwilligen, sagenumwobenen Heilbaums Hustensirup her. In den Alpenregionen kennt und schätzt man bis heute die sogenannten Zirbelstuben, in denen die gesamte Einrichtung aus dem kostbaren, harzig duftenden Holz dieser Kiefer besteht.

AFFIRMATION

Ich fühle mich stark und mutig. Ich habe einen zähen Überlebenswillen.

Heilwirkung auf den Körper

Wie alle Nadelöle wirkt auch dieses schleimlösend, entkrampfend und reinigend auf die Atemwege. Entsprechend ist die Zirbelkiefer ein bewährtes Mittel bei Husten, Bronchitis und Erkältung. Ein weiterer Effekt: Es aktiviert die Atmung.

Heilwirkung auf die Seele

Indem das Öl der Zirbelkiefer zu tieferer Atmung anregt, verbindet es uns stärker mit der gesamten Existenz und vermittelt ein Gefühl des Einsseins mit der Welt. So gesehen, kann man auch davon ausgehen, dass das Öl wacher und selbstbewusster macht. Geistig sehr geforderte Menschen schätzen zudem das Aroma, um wach und konzentriert zu bleiben.

Harmonie mit anderen Düften

Zirbelkiefer verträgt sich gut mit blumigen Düften wie Myrte und Ysop, mit zitronigen Düften wie Zitrone, Verbena, Lemongras, Orange sowie mit Eukalyptus und Zypresse.

Anwendung der Essenz

Zirbelkiefernöl ist eine sehr interessante Parfümnote. Der Duft steht für männliche Eigenschaften wie Mut, Ausdauer und Zähigkeit. Viele Aromatherapeuten benutzen das ätherische Öl der Zirbelkiefer auch als Schutzöl, um sich selbst als Behandler vor den Energien der Patienten und vor Vereinnahmung abzugrenzen und zu schützen.

Anwendungsformen und Zubereitung

- **Parfüm** Kräftige, männliche Noten entstehen durch Mischungen mit Eichenmoos, Muskatellersalbei und Douglasia.
- **Duftlampe** Als Raumduft klärt und reinigt Zirbelkiefernöl die Luft von Rauch und anderen Gerüchen, desinfiziert und schützt vor Erkältungskrankheiten.

Zutaten: 3 Tropfen Zirbelkiefer, 2 Tropfen Minze und 3 Tropfen Verbena.

- **Massageöl** Als Massageöl steigert Zirbelkiefer die Durchblutung. Zugleich kann man mit Hilfe dieser Essenz sehr gut Muskelverspannungen wegmassieren. Vor allem Sportler schätzen den wärmenden Effekt vor und nach dem Training.

Zutaten: 8 Tropfen Zirbelkiefer, 6 Tropfen Wacholder und 4 Tropfen Rosmarin auf 50 ml Sesamöl.

- **Insektenschutz** Die Öle der Zirbelkiefer halten Holzbock, Holzwurm und andere Schädlinge fern. Auch gegen Motten und Mücken können Sie eine Duftlampe gegen Ungeziefer aufstellen.

Zutaten: 5 Tropfen Zirbelkiefer, 3 Tropfen Zedernholz und 5 Tropfen Lavendel.

Diese Mischung eignet sich auch zum Versprühen. Dafür müssen die ätherischen Öle in 1 EL Essig oder Alkohol gelöst werden. Das Gemisch anschließend in die mit Wasser gefüllte Sprühflasche geben und vor Gebrauch gut schütteln.

ELEMENT
Die Zirbelkiefer gehört zum Element Erde.

Existenzängste lassen sich mit einer Duftlampenmischung aus Zirbelkiefer, Angelika, Honig und Rose vertreiben.

Naturschutz

Da die Zirbelkiefer unter Naturschutz steht und nur durch Unwetter entwurzelte oder gefallene Bäume für die Herstellung ätherischer Öle benutzt werden dürfen, ist Zirbelkiefernöl sehr rar. Es wird oft mit dem Öl anderer Nadelbäume gestreckt.

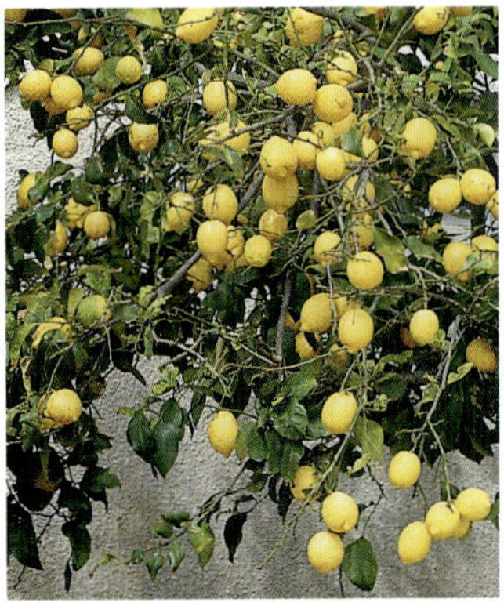

Mit dem Duft der Zitrone können Sie die Qualität der Raumluft um vieles verbessern.

ELEMENT UND STERNZEICHEN
Die Zitrone wird dem luftigen Element und dem Sternzeichen Wassermann zugeschrieben.

VORSICHT
Zitronenöl ist leicht hautreizend. Bei äußerer Anwendung sollten Sie immer die Dosierungsvorschriften beachten. Auch bei Sonneneinstrahlung auf mit Zitronenöl behandelter Haut kann es zu Irritationen kommen.

Zitrone

Citrus limon

- **Vorkommen** Die Zitrone wächst im Mittelmeerraum sowie in allen subtropischen und tropischen Regionen.
- **Duftrichtung** frisch, fruchtig und spritzig

Wissenwertes

Zitronenöl ist nicht sehr lange haltbar. Beim Einkauf sollten Sie deshalb speziell auf das Verfallsdatum auf der Verpackung achten.

Heilwirkung auf Körper und Seele

Die Zitrone ist ein guter Helfer bei Verdauungsbeschwerden und Übersäuerung des Körpers. Sie gilt auch als Blutreiniger und eignet sich zur Behandlung von Venenbeschwerden. Sie stimuliert zudem die weißen Blutkörperchen, die den Körper vor Infektionen schützen und kann auch Fieber senken. Mundspülungen mit Zitronenöl kräftigen das Zahnfleisch und wirken gegen Mundgeschwüre. Der Duft regt den Geist an, fördert die Konzentrationsfähigkeit, stärkt das Gedächtnis und entfaltet eine belebende und aufmunternde Energie.

Anwendungsformen und Zubereitung

- **Duftlampe** Zitronenduft ist ideal für Schul- und Büroräume, denn er regt zum geistigen Arbeiten an. Zudem reinigt Zitronenessenz die Raumluft von Krankheitserregern.

Zutaten: 6–8 Tropfen in die Duftlampe.

- **Haarpflege** Pflegt jedes Haar, wenn Sie es nach der Haarwäsche mit folgender Mischung ausspülen.

Zutaten: 3 Tropfen Kamille und 2 Tropfen Zitrone auf 1 EL Essig und 1 l Wasser.

- **Massageöl** Regt den Lymphfluss an und wirkt vorbeugend bei Cellulite.

Zutaten: 10 ml Basisöl, 3 Tropfen Zitrone und 4 Tropfen Wacholder.

Zitronellgras

Cymbopogon nardus

Weitere Namen: Zitronelle, Citronella

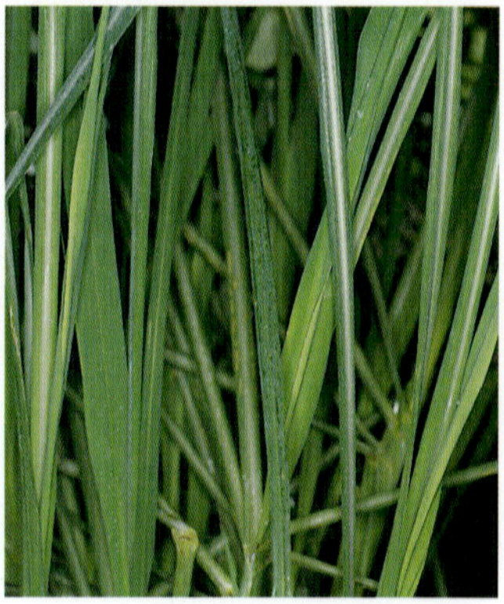

Ein Saunaaufguss mit dem Öl des Zitronellgrases hat eine äußerst belebende Wirkung.

- **Vorkommen** Zitronellgras wird auf Sri Lanka und in anderen Gebieten Südostasiens angebaut.
- **Duftrichtung** zitronig und frisch

Wissenswertes

Zitronellgrasöl wird durch Wasserdampfdestillation eines aromatischen, tropischen Grases gewonnen.

Heilwirkung auf Körper und Seele

Zitronellgras wird hauptsächlich zum Erfrischen von Räumen, in der Sauna, im Auto und zur Aromatisierung von Dusch-, Wasch-, Reinigungs- und Desinfektionsmitteln verwendet. Ein weiteres großes Anwendungsgebiet ist der Insektenschutz. Auf seelisch-mentalem Gebiet hat das Öl der Zitronelle eine erfrischende und anregende Wirkung.

AFFIRMATION

Ich fühle mich frisch und frei.

Harmonie mit anderen Düften

Sie können das Zitronellgrasöl sehr gut mit herben Noten wie beispielsweise Zeder, Zitrus- oder Nadeldüften mischen.

Anwendung der Essenz

Anwendungsformen und Zubereitung

- **Duftlampe** Ideale Mischung zur Insektenabwehr.

Zutaten: 5 Tropfen Zitronellgras, 4 Tropfen Eucalyptus citriodora und 3 Tropfen Pfefferminze.

- **Strecken von Melissenöl** Wenn Ihnen echtes Melissenöl zu teuer ist, können Sie es mit Zitronellöl strecken, da sein Duft dem Melissenölaroma sehr ähnlich, aber wesentlich preiswerter ist. Sie sollten jedoch beachten, dass die Heilwirkung von echter Melisse eine andere ist als die von Zitronellgras. Bei spezifischen Beschwerden kann die echte Melisse nicht durch Zitronellgras ersetzt werden.

ELEMENT

Die Zitronelle wird dem Element Luft zugeordnet.

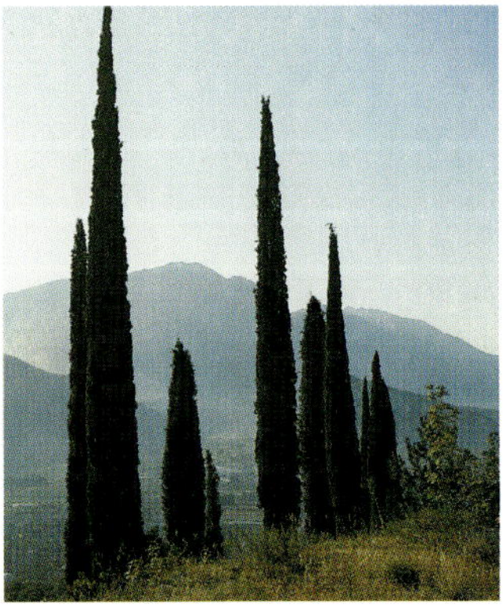

Zypressenöl wirkt harmonisierend und regulierend auf den weiblichen Hormonhaushalt.

Zypresse

Cupressus sempervirens

- **Vorkommen** Die Zypresse ist im gesamten Mittelmeerraum heimisch.
- **Duftwirkung** holzig, würzig und warm

Wissenswertes

Zypressenöl wird durch Wasserdampfdestillation der nussähnlichen, runden Zapfen, Blätter und Zweige gewonnen. Die Bezeichnung »sempervirens«, auf deutsch »immerwährend«, deutet auf die immergrünen Blätter hin, die auch als Symbol für das Weiterleben nach dem Tod gedeutet wurden.

Heilwirkung auf den Körper

Besonders wertvoll ist Zypressenöl für Frauen, denn es vermag den weiblichen Hormonhaushalt zu regulieren. Entsprechend wirksam ist diese Essenz bei Menstruationsbeschwerden, starken Blutungen und Beschwerden im Klimakterium. Zypressenöl wirkt jedoch auch krampflösend im Bereich der Bronchien und kommt deshalb sogar zur Linderung von Asthma und der Hustenanfälle bei Keuchhusten zum Einsatz. Wegen seiner stark adstringierenden Wirkung bewährt sich Zypressenöl auch bei Ödemen, schwachem Bindegewebe und Krampfadern. Darüber hinaus reguliert es übermäßige Schweißabsonderung und stillt Zahnfleisch- und Nasenbluten.

AFFIRMATION
Ich fühle mich sicher, stark und mit der Erde verbunden.

Heilwirkung auf die Seele

Zypressenöl verbindet den Geist mit der Erde und hilft den Menschen, sich in chaotischen Zuständen zu sammeln, zu beruhigen und zu zentrieren. Es versetzt in die Lage, klarer zu sehen und zu erkennen, was wirklich wichtig ist. Die Essenz der Zypresse kann uns auf das Wesentliche zurückführen, das Gemüt stärken und in Situationen emotionaler Verwirrtheit stabilisierend wirken. Es ist das Öl für Luftikusse, also für jene Menschen, die unstet sind und gerne flüchten.

Harmonie mit anderen Düften
Zypressenöl mischt sich sehr gut mit anderen Koniferenölen, außerdem mit Zitrone, Bergamotte, Lavendel, Limette, Verbena, Muskatellersalbei, Myrte und Orange.

Anwendung der Essenz

Wegen seines holzigen Duftes wird Zypressenöl gerne als Adstringens in Deodorants und Aftershaves eingesetzt

Anwendungsformen und Zubereitung

- **Duftlampe** In der Duftlampe wirkt sich Zypressenöl sehr gut auf die Atemwege aus. Seelisch-geistig hilft es neben den oben beschriebenen Wirkungen auch, um bei Niedergeschlagenheit wieder optimistisch zu werden, und tröstet bei Kummer. Im Sommer vertreibt Zypressenöl in der Duftlampe Moskitos aus dem Schlafzimmer; selbst Hundeflöhe nehmen vor dem Duft Reißaus.
- **Badezusatz** Als Badeöl zubereitet, kann Zypressenöl zugleich entspannen und erfrischen. In einem Fußbad hilft es gegen Schweißfüße, in einem Sitzbad bei Harninkontinenz.
- **Inhalation** Bei nächtlichen Hustenanfällen geben Sie 2–3 Tropfen Zypresse pur auf das Kopfkissen und atmen den Duft so tief wie möglich ein.
- **Hautpflege** Auf die Haut wirkt Zypressenöl zusammenziehend und besänftigend. Es bewährt sich bei fetter, öliger Haut und Akne sowie bei Ekzemen. Besonders effektvoll sind Kombinationen mit Römischer Kamille (gegen Entzündungen), Wacholderbeere und Zedernholz (blutreinigend und die Talgproduktion reduzierend).
- **Massageöl** Die zusammenziehende Wirkung von Zypressenöl macht es zu einem idealen Massagemittel für schwaches Bindegewebe.

Zutaten: 5 Tropfen Zypresse, 4 Tropfen Wacholder und 3 Tropfen Rosmarin auf 30 ml Mandelöl und 20 ml Hagebuttenkernöl.

Element, Stein und Sternzeichen
Die Zypresse wird wegen ihrer erdenden, zentrierenden Wirkung dem Element Erde zugeordnet. Sie gleicht die Eigenschaften der manchmal zum Luftikus neigenden Waagemenschen aus. Der zugehörige Stein ist der schwarze Onyx.

Vorsicht

Zypressenöl darf von Epileptikern und von Menschen, die zu Bluthochdruck neigen, nicht genommen werden.

Beschwerden von A bis Z

Vom kleinen Pickel über Muskelkater bis hin zu einer handfesten Erkältung – bei jeder Beschwerde bietet die Aromatherapie ein geeignetes Mittel. Zudem leisten viele Düfte die optimale Krankheitsprophylaxe, da sie die körpereigenen Abwehrkräfte steigern und damit das Ansteckungsrisiko verringern. Ein gestärktes Immunsystem kann außerdem den Verlauf einer Krankheit positiv beeinflussen. Auch bei ernsthaften Erkrankungen können viele Essenzen als begleitende Maßnahme zu einer ärztlichen Behandlung hervorragende Dienste leisten: zur Milderung von akuten Beschwerden, zur Linderung von Schmerzen und nicht zuletzt zur Verbesserung der psychischen Verfassung.

Sanfte Heilung

Ätherische Öle heilen auf natürliche Weise und verursachen bei richtiger Anwendung keine schädlichen Nebenwirkungen. Sie mobiliseren die Selbstheilungskräfte des Körpers. Für jede Beschwerde haben wir im Folgenden eine kleine Auswahl von Anwendungen mit ätherischen Ölen zusammengestellt. Probieren Sie ruhig mehrere aus, und finden Sie Ihr optimales Rezept.

Wenn sich ihre Beschwerden trotz der Aromatherapie jedoch nach kurzer Zeit nicht verringert haben oder gar verschlechtert haben, sollten Sie auf jeden Fall Ihren Arzt oder Heilpraktiker aufsuchen. Mit ihm können Sie dann auch abklären, welche Essenzen Sie weiter verwenden können, um mögliche Wechselwirkungen mit chemischen oder homöopatischen Mitteln auszuschließen.

Akne

- Bei diesem Hautleiden produzieren die Talgdrüsen zu viel Fett, welches die Hautporen verstopft. In der Folge entstehen Mitesser, die sich entzünden und zu Pickeln werden.
- Akne tritt meist während der Hormonumstellungen in der Pubertät auf. Bei Erwachsenen können auch Stress, schlechte Ernährung und Stoffwechselstörungen die Ursache für dieses Hautproblem sein.

Rezepte und Anwendung

Regelmäßige Hautpflege ist das A und O der Aknebehandlung.

- **Waschlotion** Waschen Sie Ihre Haut mit einer pH-neutralen Waschlotion, in die Sie 2–3 Tropfen Lavendel geben.
- **Zum Klären** Für dieses Adstringens kochen Sie 1 EL getrocknete Thymianblüten in 1 l Wasser auf, seihen diese nach 5 Minuten ab und fügen 1 Tropfen Zitrone hinzu.
- **Hautöl** Massieren Sie 2-mal täglich Ihr Gesicht mit diesem pflegenden Hautöl.

Zutaten: 5 Tropfen Teebaum, 6 Tropfen Lavendel, 4 Tropfen Manuka und 5 Tropfen Kamille blau auf 50 ml Hagebuttenkernöl und 50 ml Wildrosenöl.

- **Abtupfung** Zum Desinfizieren einzelner Pickel. Geben Sie 1–2 Tropfen Teebaum oder Lavendel spica pur auf ein Wattestäbchen und betupfen damit die Pickel.
- **Gesichtsdampfbad** Zur Klärung und Reinigung sowie zur Beruhigung der strapazierten Haut.

Zutaten: 3 Tropfen Kamille blau auf 1 l heißes Wasser.

ÄTHERISCHE ÖLE GEGEN AKNE
Lavendel, Myrrhe, Myrte, Kamille blau, Palmarosa, Zitrone, Bergamotte, Petitgrain, Pfefferminze, Lavendel spica, Teebaum, Wacholder, Thymian.

Ergänzende Maßnahmen

Um Akne dauerhaft zu bessern, ist eine gesunde Lebensführung und ausgewogene Ernährung erforderlich. Nehmen Sie täglich frisches Obst und Gemüse zu sich. Trinken Sie viel Wasser und blutreinigende Tees. Regelmäßige Bewegung an der frischen Luft sowie – in Maßen genossene – Sonnenstrahlen tun das Übrige, um Ihr Hautbild auf lange Sicht zu verbessern.

Abwehrschwäche

- Typische Symptome für ein geschwächtes Immunsystem sind Müdigkeit, Antriebsschwäche und eine generelle Anfälligkeit gegenüber Erkältungskrankheiten und anderen Infektionen. Auch ansonsten harmlose Leiden können bei Abwehrschwäche einen schwereren Verlauf nehmen.
- Ursachen für Abwehrschwäche sind Stress, Umweltgifte sowie schadstoffbelastete und vitaminarme Nahrung. Auch seelische Krisen und einschneidende Lebensveränderungen können die Schlagkraft unserer Körperabwehr herabsetzen.

ÄTHERISCHE ÖLE GEGEN ABWEHRSCHWÄCHE
Teebaum, Angelikawurzel, Manuka, Ingwer, Bergamotte, Eukalyptus, Rosmarin, Cajeput, Niaouli, Kanuka, Latschenkiefer, Zitrone, Lavendel.

Rezepte und Anwendung

Wer häufig ätherische Öle benutzt, ist widerstandsfähiger gegen Krankheiten, denn fast alle Essenzen wirken antiseptisch.

- **Vollbad** Zur Stärkung des Immunsystems.

Zutaten: 3 Tropfen Angelika, 3 Tropfen Teebaum und 2 Tropfen Zitrone auf 1/2 Becher Sahne. 20 Minuten bei etwa 37 °C baden und danach 1/2 Stunde nachruhen.

- **Inhalation** Wenn es Sie wieder einmal erwischt hat, machen Sie folgende Erkältungsinhalation.

Zutaten: 2 Tropfen Eucalyptus radiata und 2 Tropfen Teebaum auf 1 l Wasser.

Ergänzende Maßnahmen

Nehmen Sie ausreichend Vitamine und Mineralien zu sich, und stärken Sie Ihre Widerstandskraft durch regelmäßige Saunagänge und Sport. Menschen mit Abwehrschwäche haben auch oft einen kranken oder funktionsgestörten Darm. In diesen Fällen helfen Darmsanierungen.

Ebenfalls sehr empfehlenswert sind Entspannungsmethoden wie Reiki, Shiatsu und autogenes Training. Auch seelische Konflikte können die Immunkraft schwächen. So sind Menschen in der Scheidungsphase oder nach dem Tod eines Angehörigen deutlich krankheitsanfälliger als sonst. Solche Krisen kann man mit einer Psychotherapie oftmals besser bewältigen.

Angstzustände

- Angst hat viele Symptome. Sie reichen von Herzklopfen über innere Anspannung bis hin zu Reizbarkeit und depressiven Tiefs. Auch Schlaflosigkeit, innere Unruhe und Antriebsschwäche gehören dazu.
- Zu viel Stress, Alltagsdruck, Kummer, Sorgen und negative Gedanken können aus einem zuversichtlichen Menschen einen ängstlichen machen. Angstattacken und Phobien treten häufig ganz plötzlich in belastenden Lebenssituationen auf.

ÄTHERISCHE ÖLE GEGEN ANGSTZUSTÄNDE
Rose, Neroli, Melisse, Muskatellersalbei, Geranium, römische Kamille, Lavendel, Ylang-Ylang, Bergamotte, Orange, Mandarine, Angelikawurzel, Johanniskraut, Wacholderbeere, Sandelholz, Zypresse, Weihrauch, Majoran, Patschuli.

Rezepte und Anwendung

Entspannung ist das beste Rezept gegen jede Form von Angst. Die folgenden Anwendungen besänftigen alle das Gemüt und entspannen die Nerven.

- **Rosenbad** Wenn sich das Herz vor Angst verkrampft.

Zutaten: 3 Tropfen Rose, 2 Tropfen Muskatellersalbei sowie 3 Tropfen Geranium auf 3 EL Johanniskrautöl (Rotöl).

- **Duftlampe** Diese Mischung entspannt die Nerven.

Zutaten: 3 Tropfen Lavendel, je 2 Tropfen Melisse und Neroli.

- **Massage** Mit dieser Mischung sollten Sie Herz- und Solarplexusgegend behandeln oder sich eine Fuß- oder Ganzkörpermassage geben lassen.

Zutaten: 2 Tropfen Rose, 2 Tropfen Melisse und 2 Tropfen Weihrauch auf 3 EL Mandelöl.

Ergänzende Maßnahmen

Angstzustände sind meistens ein Zeichen, dass etwas nicht stimmt im Leben. Sprechen Sie über Ihre Probleme, eventuell mit einem Psychologen. Gegen Angstattacken und Phobien gibt es spezielle Therapien.

Ansteckungsgefahr

Ätherische Öle gegen Ansteckungsgefahr
Eukalyptus, Cajeput, Niaouli, Latschenkiefer, Manuka, Teebaum, Wacholder, Tannenzapfen, Pfefferminze, Zitrone, Schopflavendel, Lavendel spica.

- In Grippezeiten ist auch die robusteste Natur kaum gegen Ansteckung gefeit. Vor allem in Räumen mit viel Publikumsverkehr und im Büro holt man sich schnell ein Virus.
- Krankheitserreger schwirren in der Luft umher. Wir atmen mit jedem Atemzug Tausende von ihnen ein, wenn kranke Menschen in unserer Nähe sind. Irgendwann bewältigt der Körper den Ansturm nicht mehr und wird selbst krank.

Rezepte und Anwendung

Fast alle ätherischen Essenzen sind in der Lage, Bakterien abzutöten. Einige bekämpfen sogar Viren und Pilze.

- **Duftlampe** Sie können den reinigenden Effekt dieser Mischung erhöhen, wenn Sie vorher 10 Minuten lang lüften.
Zutaten: Teebaum, Eucalyptus globulus und Zitrone.

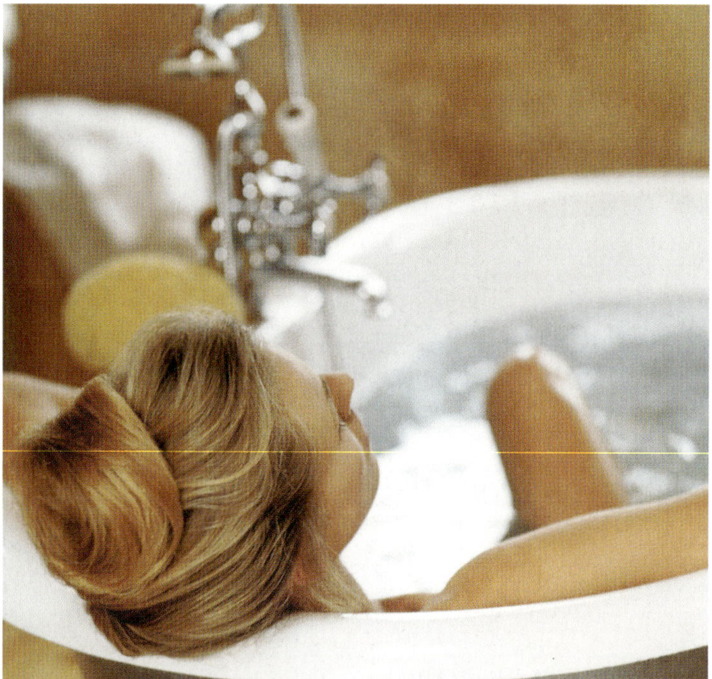

Mit warmen Aromabädern können Sie Zellulite vorbeugen oder sie sogar behandeln.

• **Sprühflasche** Dieser Duftmix macht allen Bakterien in Büro- und Geschäftsräumen den Garaus.
Zutaten: 5 Tropfen Eukalyptus und 3 Tropfen Zitrone auf etwa 1/2 EL Essig oder Alkohol. In eine Sprühflasche mit Wasser geben, gut schütteln und im Raum versprühen.

Ergänzende Maßnahmen

Wenn Ansteckungsgefahr besteht, sollten Sie Ihr Abwehrsystem stärken. Nehmen Sie dazu Vitamin C zu sich (viel frisches Obst), gehen Sie in die Sauna, machen Sie abends ein wärmendes Fußbad, und meiden Sie Stress. Wenn jemand in Ihrer Nähe bereits erkrankt ist, nehmen Sie vorsorglich ein Echinaceapräparat (aus der Apotheke) zur Abwehrstärkung.

Bindegewebsschwäche

• Vor allem Frauen leiden häufig unter zu schwachem Bindegewebe. An Oberschenkeln, Hüften und Po sowie manchmal auch an den Oberarmen zeigt sich dann die typische Orangenhaut, die Zellulite.
• Ursache für schwaches Bindegewebe ist meist, jedoch nicht immer, Übergewicht. Denn auch schlanke Frauen können Orangenhaut haben, da die Veranlagung dazu angeboren ist.

Ätherische Öle gegen Bindegewebsschwäche
Orange, Bitterorange, Clementine, Geranium, Immortelle, Minze, Myrte, Rose, Rosmarin, Wacholder, Weihrauch, Zypresse, Fenchel, Lavendel, Oregano, Grapefruit, Salbei.

Rezepte und Anwendung

• **Massageöl** Diese Ölmischung können Sie sehr gut nach dem Duschen einmassieren, eventuell auch mit einem Luffahandschuh. Massieren Sie in kleinen kreisenden Bewegungen von unten nach oben und von außen nach innen. Wichtig für den Erfolg der Massagen ist die regelmäßige Anwendung morgens und abends.
Zutaten: 8 Tropfen Orange, 6 Tropfen Zypresse und 4 Tropfen Wacholder auf 50 ml Jojobaöl.
• **Badezusatz** Hier verbinden sich Therapie und Pflege auf besonders angenehme Weise: durch ein wohltuendes Vollbad mit duftenden Essenzen, die das Bindegewebe kräftigen.
Zutaten: 2 Tropfen Orange, 6 Tropfen Wacholder, 2 Tropfen Grapefruit und 2 Tropfen Zypresse auf 1/2 Becher Sahne.

Ergänzende Maßnahmen

Bindegewebe wird fester, wenn es regelmäßig gut durchblutet wird, beispielsweise durch Wechselduschen, Sauna und natürlich durch Sport und Gymnastik.

Blasenentzündung

• Blasenentzündung, auch Blasenkatarrh, Harnwegsinfektion oder Zystitis genannt, ist eine typische Frauenkrankheit. Sie zeigt sich durch brennende, ziehende Schmerzen beim Wasserlassen und ständigen Harndrang.

• Fast immer sind Bakterien Auslöser einer Blasenentzündung. Sie gelangen in die Harnröhre, wenn das lokale Abwehrsystem der Blase gestört ist: durch Unterkühlung des Unterleibs, Verletzung beim Geschlechtsverkehr oder in Zeiten hormoneller Umstellung wie in der Schwangerschaft oder während der Wechseljahre. Auch Partnerstress kommt als Ursache in Frage.

ÄTHERISCHE ÖLE GEGEN BLASENENTZÜNDUNG
Cajeput, Teebaum, Eukalyptus, Manuka, Fichte, Kiefer, Lavendel, Myrte, Sandelholz, Thymian, Zeder, Wacholder.

Rezepte und Anwendung

Wenn die Beschwerden sich innerhalb von drei Tagen nicht bessern, Fieber oder sogar Blut im Urin auftritt, sollten Sie unbedingt einen Arzt konsultieren.

• **Sitzbad** Wirkt wohltuend und heilend zugleich.
Zutaten: 6 Tropfen Teebaum, 4 Tropfen Lavendel und 4 Tropfen Sandelholz auf 2 EL Sesamöl. In die bis Nabelhöhe mit Wasser gefüllte Badewanne geben. Die Anwendung 2-mal täglich durchführen.

• **Kompresse** Dieser Umschlag lindert akute Schmerzen.
Zutaten: 3 Tropfen Manuka und 4 Tropfen Lavendel vera auf 2 l warmes Wasser. Ein Leinentuch damit tränken und mehrmals täglich auf den Unterbauch auflegen.

Ergänzende Maßnahmen

Wärme und viel Flüssigkeit sind die wichtigsten Begleitmaßnahmen. Trinken Sie täglich mindestens drei Liter Kräuter- oder Blasentee, achten Sie stets auf warme Füße, und nehmen Sie jeden Abend ein warmes Fußbad. Ob Antibiotika angebracht sind, entscheidet der Arzt nach einer Urinuntersuchung.

Bronchitis

- Unter einer akuten Bronchitis versteht man eine Entzündung der Schleimhäute der Bronchien. Sie entsteht meistens im Verlauf einer Erkältung oder Unterkühlung. Chronische Bronchitis ist eine häufige Folge des Rauchens.
- Ursache für Bronchitis sind meist entzündungsverursachende Viren oder Bakterien. Bei Kindern kommt immer häufiger Luftverschmutzung als auslösender Faktor hinzu.

Rezepte und Anwendung

Falls die Bronchitis mit Fieber einhergeht, sollten Sie auf jeden Fall zum Arzt gehen. Dies gilt auch dann, wenn sich die Beschwerden nach einigen Tagen nicht gebessert haben.

- **Sofortinhalation** Bei einem Hustenanfall träufeln Sie einige Tropfen Teebaum, Eucalyptus citriodora oder Pfefferminze auf ein Tuch und atmen den Duft tief ein.
- **Einreibung** Diese Mischung lindert den Hustenreiz und löst die Verschleimung.

Zutaten: Jeweils 2 Tropfen Myrte, Zedernholz und Lavendel auf 1 EL Sesamöl oder parfümfreie Lotion. Mehrmals täglich Brust und Rücken damit einreiben.

- **Duftlampe** Die bei Bronchitis empfohlenen Öle eignen sich alle für die Aromalampe. Wählen Sie nach Belieben aus, und verbessern Sie die Raumluft im Krankenzimmer durch Beduftung. Insgesamt sollten Sie nicht mehr als 10–15 Tropfen in die Lampe geben.
- **Verbesserung der Nachtruhe** Geben Sie vor dem Schlafengehen einige Tropfen Weißtanne aufs Kopfkissen, oder lassen Sie eine Duftlampe mit 5–10 Tropfen Weißtanne über Nacht neben dem Bett brennen. Das reinigt die Luft und erleichtert das Atmen.

Ergänzende Maßnahmen

Halten Sie sich warm, und meiden Sie zu kalte Außentemperaturen. Heizen Sie die Räume im Winter nicht zu stark, und sorgen Sie für genügend Luftfeuchtigkeit, beispielsweise durch wassergefüllte Keramikgefäße auf der Heizung oder Luftbefeuchter.

ÄTHERISCHE ÖLE GEGEN BRONCHITIS
Eukalyptus, Teebaum, Myrte, Thymian, Cajeput, Niaouli, Pfefferminze, Manuka, Ysop, Rosmarin, Sandelholz, Weihrauch, Zedernholz, Benzoe, Kardamom, Kamille, Bergamotte.

Depressive Verstimmung

• Menschen, die unter einem depressiven Tief leiden, haben häufig zu nichts mehr Lust und zeigen eine zunehmend passive Haltung. Sie fühlen sich völlig isoliert in ihrer Trauer. Weitere Symptome können Angst- und Schuldgefühle, Schlafstörungen, Unruhe und Reizbarkeit sein.

• Die häufigste Ursache für diese Gemütsverstimmung ist der Verlust eines geliebten Menschen – durch Trennung, Scheidung oder Tod – sowie eines Lebensinhalts, beispielsweise wenn der Job gekündigt wurde.

ÄTHERISCHE ÖLE GEGEN DEPRESSIVE VERSTIMMUNG
Basilikum, Bergamotte, Geranium, Jasmin, Kamille, Kampfer, Lavendel, Melisse, Muskatellersalbei, Orangenblüte, Patschuli, Rose, Sandelholz, Ylang-Ylang.

Rezepte und Anwendung

• **Duftlampe** Wenn sich die Depression durch Unruhe und Schlaflosigkeit äußert.
Zutaten: 3 Tropfen römische Kamille, 3 Tropfen Lavendel, 4 Tropfen Mandarine.
Bei Lethargie und Antriebsschwäche hilft diese Aromamischung besonders gut.
Zutaten: Je 3 Tropfen Bergamotte, Melisse und Rose.
Wenn Sie neben der depressiven Verstimmung gleichzeitig unter Angstgefühlen leiden, hat sich dieses Rezept bewährt.
Zutaten: 3 Tropfen Neroli und 5 Tropfen Bergamotte.

• **Massageöle** Die als Raumduft geeigneten Kombinationen eignen sich auch als Massageöle. Sie dürfen aber auf 100 ml Trägeröl höchstens 20 Tropfen ätherische Essenzen geben.

• **Badezusatz** Dieser Duftmix für die Badewanne vertreibt dunkle Gedanken und zaubert gute Laune.
Zutaten: 8 Tropfen Lavendel, 3 Tropfen Jasmin und 4 Tropfen Orange süß auf 2 EL Sahne.

Ergänzende Maßnahmen

Ein bewährtes Naturheilkraut gegen alle Formen von Depressionskrankheiten, auch gegen Winterdepressionen, ist das Johanniskraut. Fragen Sie Ihren Arzt oder Apotheker nach einem geeigneten Präparat. Auch sportliche Betätigung bringt wieder mehr Freude ins Leben. Wenn Sie das Gefühl haben, fachliche Hilfe zu brauchen, zögern Sie nicht, einen Arzt oder Psychotherapeuten aufzusuchen.

Durchfall

- Durchfall (Diarrhö) ist nicht nur unangenehm, sondern auch schmerzhaft. So zählen meist Darmkrämpfe und Bauchweh zu seinen Begleiterscheinungen.
- Durchfall ist oft die Folge einer Darmverstimmung auf Reisen oder das Symptom einer Entzündung durch Viren (Darmgrippe) oder Bakterien (Nahrungsmittelvergiftung). Auch Schock, Angst und Dauerstress kommen als Ursachen in Betracht.

Ätherische Öle sind bei Durchfall sehr gut wirksam, weil sie die Darmmuskeln entspannen und antiseptisch wirken. Sie sollten wenig essen, vor allem keine säurehaltigen Speisen und kein frisches Obst. Reis und Haferschleim sind jetzt ideal.

Rezepte und Anwendung

Grundsätzlich ist es bei Durchfällen immer wichtig, die Ursache abzuklären. Bei akuten Durchfällen mit gleichzeitigem Erbrechen sollten Sie dringend einen Arzt zurate ziehen.

- **Heiße Kompresse** Diese Mischung wirkt krampflösend.

Zutaten: Je 3 Tropfen Kamille und Zypresse auf 1 l Wasser. Tränken Sie ein Tuch damit, und legen Sie es auf den Bauch.

- **Duftlampe** Bei Durchfall aus Prüfungsangst.

Zutaten: 4 Tropfen Neroli und 4 Tropfen Geranium.

- **Bauchmassagen**

Zutaten: Je 2 Tropfen Lavendel und Fenchel und 1 Tropfen Ingwer auf 2 EL Trägeröl. Sanft im Uhrzeigersinn einmassieren.

Ätherische Öle gegen Durchfall
Eukalyptus, Pfefferminze, Geranium, römische Kamille, Lavendel, Neroli, Zypresse, Myrrhe, schwarzer Pfeffer, Oregano, Rosmarin, Sandelholz, Ingwer, Benzoe.

Ergänzende Maßnahmen

Sorgen Sie für genügende Zufuhr von Flüssigkeit und Mineralien, beispielsweise in Form von Kräutertees und Mineraltabletten. Eine Wärmflasche auf dem Bauch hilft gegen Bauchweh.

Fußprobleme

- Ständig kalte Füße lassen auf einen niedrigen Blutdruck und Durchblutungsstörungen schließen, Fußpilz holt man sich von infizierten Böden und Schweißfüße durch synthetische Strümpfe und Schuhwerk.
- Ständige Probleme mit den Füßen können auch psychische Ursachen haben. Menschen, die nicht mit beiden Beinen auf dem Boden der Realität stehen, leiden besonders häufig unter Fußbeschwerden.

Kalte Füße sind meist die Folge einer unzureichenden Durchblutung: Wechselbäder und warme Socken helfen.

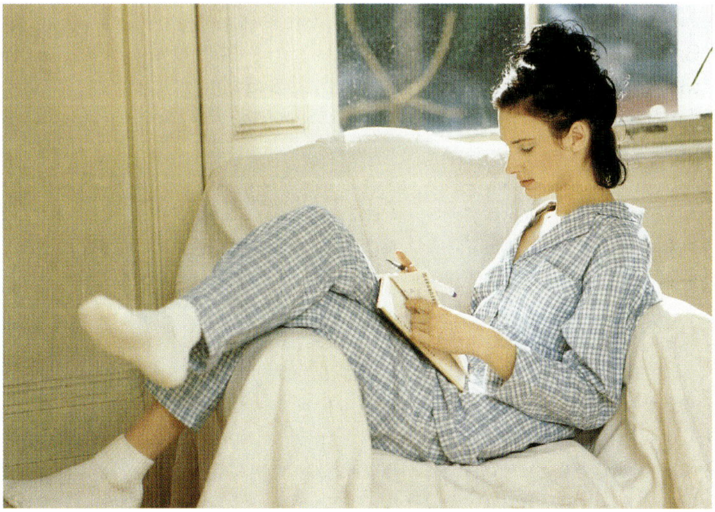

Rezepte und Anwendung

Ätherische Öle gegen Fußbeschwerden

Bei kalten Füßen: Rosmarin, Wacholder, Ingwer, Pfeffer, Sandelholz, Angelikawurzel.
Bei Fußpilz: Teebaum, Manuka, Lavendel, Myrrhe.
Bei Fußschweiß: Tanne, Zypresse, Salbei.
Bei mangelnder Erdung: Angelika, Vetiver, Patschuli, Zypresse, Eichenmoos, Immortelle.

- **Gegen kalte Füße** Regen Sie Ihre Durchblutung durch ein morgendliches Rosmarinbad an.

Zutaten: 6–8 Tropfen Rosmarin auf 2 EL Sahne.

- **Gegen Fußpilz** Reiben Sie 2–3-mal täglich die befallenen Stellen zwischen den Zehen mit dieser Mischung ein.

Zutaten: 15 Tropfen Myrrhe und 15 Tropfen Teebaum auf 50 ml Mandelöl.

- **Gegen Schweißfüße** Hier hilft ein Fußbad.

Zutaten: 4 Tropfen Zypresse und 2 Tropfen Tannenzapfen auf 1 EL Sahne oder Mandelöl. 1–2-mal täglich durchführen.

- **Erdender Duft** Eine Mischung für die Duftlampe, wenn Sie sich entwurzelt fühlen und mehr Bodenständigkeit brauchen.

Zutaten: 2 Tropfen Angelika, 4 Tropfen Orange süß und 4 Tropfen Zypresse.

Mischung für eine erdende Fußmassage.

Zutaten: 4 Tropfen Patschuli oder Vetiver auf 1 EL Olivenöl.

Ergänzende Maßnahmen

Bei kalten Füßen: Ziehen Sie stets warme Socken an, und sorgen Sie für eine bessere Durchblutung, beispielsweise durch Sport, Sauna und Wechselduschen.

Bei Fußpilz: Trocknen Sie Ihre Füße nach dem Waschen und Baden immer gut ab, tragen Sie Baumwollsocken, Lederschuhe und so oft wie möglich luftiges Schuhwerk.
Bei Schweißfüßen gelten die gleichen Maßnahmen wie bei Fußpilz.
Eine Übung bei seelisch mitbedingten Fußproblemen: Stellen Sie sich mit beiden Beinen fest auf den Boden, und stellen Sie sich vor, dass Ihre Füße Wurzeln schlagen.

Geistige Erschöpfung

• Die Anzeichen für geistige Erschöpfung sind sehr vielfältig. Manche Menschen werden unruhig und gehen schnell in die Luft, andere hingegen fühlen sich völlig ausgelaugt und können trotzdem nicht schlafen, dritte wiederum reagieren aggressiv, weil sie einfach die Nase voll haben.
• Im täglichen Kampf um die Existenz muten sich viele Menschen einfach zu viel zu und bürden sich zu viel Arbeit auf. Ständige innere und äußere Überlastung führt jedoch irgendwann unweigerlich zum völligen Ausgebranntsein (Burnout-Syndrom). Wenn die Grenzen der Belastbarkeit überschritten sind, kann es zu einem Nervenzusammenbruch kommen.

ÄTHERISCHE ÖLE GEGEN GEISTIGE ERSCHÖPFUNG
Basilikum, alle Minzarten, Rosmarin, Wacholder, Salbei, Pfeffer, Ingwer, Zirbelkiefer, Manuka, Teebaum, Zitrone, Bergamotte, Grapefruit, Verbena, Citronella, Lemongras.

Rezepte und Anwendung

• **Vollbad** Wenn Sie müde sind, aber noch etwas vorhaben.
Zutaten: 4 Tropfen Rosmarin, 3 Tropfen Wacholder und 3 Tropfen Zitrone auf 1/2 Becher Sahne.
Ein weiteres Antierschöpfungsbad.
Zutaten: 2 Tropfen Ingwer, 4 Tropfen Manuka und 3 Tropfen Weißtanne auf 2 EL Olivenöl.
• **Stirnmassage** Massieren Sie Stirn und Schläfe.
Zutaten: 2 Tropfen Nana-Minze auf 1 TL Mandelöl.
• **Stimulierende Duftlampe** Dieses Aroma weckt die Lebensgeister und sorgt für geistige Konzentration.
Zutaten: 5 Tropfen Rosmarin und 3 Tropfen Pfefferminze.
Diese Mischung steigert das allgemeine Wohlbefinden.
Zutaten: Je 2 Tropfen Rose, Lavendel, Grapefruit und 1 Tropfen Verbena.

Ergänzende Maßnahmen

Achten Sie auf regelmäßiges, vitaminreiches Essen. Versuchen Sie, Ihre Belastungen zu reduzieren, indem Sie Prioritäten setzen. Nehmen Sie Ihren momentanen Zustand nicht auf die leichte Schulter, sondern gönnen Sie sich Zeit für Ruhe und Erholung. Lernen Sie, sich richtig zu entspannen, beispielsweise durch Yoga oder autogenes Training. Oder planen Sie einen erholsamen (!) Urlaub oder eine Kur, um mal wieder völlig abschalten zu können.

Haarausfall

ÄTHERISCHE ÖLE GEGEN HAARAUSFALL
Rosmarin, Thymian, Teebaum.

- Dichtes Haar ist nach wie vor ein Zeichen für Attraktivität und Vitalität. Wenn die Haare dünner werden und vermehrt ausgehen, empfinden das vor allem Frauen als unangenehm.
- Medikamente und bestimmte Krankheiten können zu Haarausfall führen. Häufigere Ursachen sind jedoch Schock, Trennung von einem geliebten Menschen oder besonders viel Stress.

Rezepte und Anwendungen

- **Haaröl** Besonders bei leichterem Haarausfall und Schuppen ist diese Mischung ideal.
Zutaten: 8 Tropfen Rosmarin und 12 Tropfen Zedernholz auf 30 ml Olivenöl und 20 ml Weizenkeimöl. Massieren Sie diese duftende Ölpackung am Abend vor der Haarwäsche sanft in Kopfhaut und Haare ein, und lassen Sie sie mindestens für 20 Minuten einwirken.
- **Shampoo** Geben Sie milden, pH-neutralen Shampoos (pro Flasche) 15 Tropfen Zedernholz zu.

Ergänzende Maßnahmen

Vor allem schleichender Haarausfall kann ein Zeichen für eine Überlastung des Körpers mit Giftstoffen sein, beispielsweise mit Amalgam aus Zahnfüllungen. Lassen Sie überprüfen, ob das bei Ihnen der Fall ist. Durch eine Haarmineralanalyse können Sie zusätzlich untersuchen lassen, ob Ihnen vielleicht wichtige Vitamine oder Mineralien fehlen: etwa Zink und Biotin.

Halsbeschwerden

• Kratzen im Hals und Schluckbeschwerden sind meist die Vorboten einer Erkältung. Oft ist zusätzlich noch die Stimme belegt, und Heiserkeit stellt sich ein. Wenn man sofort etwas gegen diese Symptome unternimmt, kann man die Erkältung oft noch im Vorstadium abfangen.
• Starke Halsschmerzen können auf eine bakterielle Racheninfektion hinweisen. In diesem Fall müssen Sie zum Arzt.

Rezepte und Anwendungen

• **Inhalation** Hilft bei Halsentzündung.
Zutaten: 2 Tropfen Cajeput und 2 Tropfen Teebaum auf 2 l heißes Wasser.
Die ideale Mischung bei Heiserkeit.
Zutaten: 3 Tropfen Myrrhe und 2 Tropfen Eucalyptus citriodora auf 2 l heißes Wasser.
• **Gurgellösung**
Zutaten: 1 Tropfen Zitrone und 1 Tropfen Teebaum in etwas Essig lösen und in 1 Tasse warmes Wasser geben.
• **Einreibung** Gegen Schluckbeschwerden.
Zutaten: 2 Tropfen Lavendel und 2 Tropfen Salbei in 1 EL Sesamöl lösen. Vorsichtig Hals und Kehle damit einreiben.

ÄTHERISCHE ÖLE GEGEN HALSBESCHWERDEN
Eucalyptus citriadora, Cajeput, Teebaum, Thymian, Salbei, Zitrone, Ingwer, Ysop, Zirbelkiefer, Lavendel, Sandelholz, Myrrhe, Zypresse, Geranium, Benzoe, römische Kamille.

Ergänzende Maßnahmen

Wenn die Halsbeschwerden von Fieber begleitet sind oder wenn Eiter im Spiel ist, müssen Sie unbedingt einen Arzt zurate ziehen. Möglicherweise wird er Ihnen Antibiotika verordnen. In harmloseren Fällen genügt zusätzliche Wärme.

Hautentzündungen (Dermatitis)

• Unter dem Oberbegriff Hautentzündung (Dermatitis) fasst man alle entzündlichen Erscheinungen der Haut zusammen wie Ekzeme, Hautreizungen, Hautausschläge oder nässende, geschwollene, juckende Stellen. Auch der Windelausschlag ist eine Form der Dermatitis.

• Für eine erfolgreiche Behandlung ist es sehr wichtig, die Ursachen abzuklären. Zu den häufigsten gehören Stress, allergische Reaktionen oder Infektionen.

Ätherische Öle gegen Dermatitis
Lavendel vera, blaue Kamille, Rosengeranium, Neroli, Sandelholz, Schafgarbe, Weihrauch, Myrrhe, Manuka, Teebaum, Zypresse, Cistrose, Immortelle, Rose, Wacholder, Patschuli.

Rezepte und Anwendung

• **Vollbad** Zur Entgiftung und Hautregeneration.
Zutaten: 3 Tropfen Wacholder, 3 Tropfen Zypresse und 3 Tropfen blaue Kamille auf 250 g Meersalz.

• **Vollbad** Zur Beruhigung des Hautjuckens bei Neurodermitis.
Zutaten: 8 Tropfen Patschuli auf 1/2 TL Essig und 200 ml Molke.

• **Pflegendes Hautöl** Bei Ekzemen und juckender Haut.
Zutaten: Je 5 Tropfen Myrrhe, Lavendel fein und Kamille blau auf 50 ml Jojobaöl und 50 ml Hagebuttenkernöl. 2–3-mal täglich auftragen.

• **Pflegendes Körperöl** Bei wundem Babypo (Windelausschlag).
Zutaten: Jeweils 1 Tropfen Lavendel vera, Palmarosa und Manuka auf 50 ml Hagebuttenkernöl. Verwenden Sie zum Waschen nur Wasser und etwas Neutralseife.

• **Linderndes Körperöl** Bei Schuppenflechte.
Zutaten: Je 5 Tropfen Sandelholz und Lavendel vera sowie 2 Tropfen Rosa damascena auf 50 ml Hagebuttenkernöl. 1-mal täglich auftragen.

Ergänzende Maßnahmen

Versuchen Sie, die tieferen Ursachen für Ihr Hautproblem herauszufinden. Sehr häufig liegen seelische Faktoren mit zu Grunde, wenn die Haut rebelliert. Lassen Sie auch Ihren Darm untersuchen, und achten Sie auf ausgewogene, vitaminreiche Kost. Denn ein durch Ernährungsfehler übersäuertes Gewebe kann ebenfalls Ekzeme und Allergien verursachen.

Hautpflege

• Die Haut ist der Spiegel der Seele: Unterschiedliche Stimmungen und augenblickliche Gefühlslagen hinterlassen ihre Spuren. Entsprechend lässt sich der Zustand der Haut nicht nur von außen, sondern auch von innen beeinflussen.

• Bei der äußeren Pflege der Haut kann man nicht nur zu nachlässig sein – man kann auch übertreiben. Denn zu viele und zu reichhaltige Cremes in jungen Jahren können die Haut ihrer natürlichen Funktion berauben und von Kosmetika abhängig machen. Hautpflege mit natürlichen Essenzen hingegen unterstützt die Haut bei ihrer Arbeit.

ÄTHERISCHE ÖLE FÜR DIE HAUTPFLEGE
Empfindliche Haut: Geranium, Jasmin, römische Kamille, Karotte, Lavendel vera, Neroli, Rose. Reife Haut: Rose, Karotte, Neroli, Weihrauch, Myrrhe, Narde, Vetiver, Lavendel vera, Geranium. Fette, ölige Haut: Bergamotte, Sandelholz, Zedernholz, Zypresse.

Rezepte und Anwendung

• **Gesichtsdampfbad** Beruhigt gereizte Haut.
Zutaten: 2 Tropfen Geranium, 2 Tropfen römische Kamille auf 1 l warmes Wasser.

• **Gesichtsöl** Spezialmischung für die reife Haut.
Zutaten: 3 Tropfen Neroli, 2 Tropfen Weihrauch und 2 Tropfen Rose auf 50 ml Hagebuttenkernöl.

• **Massageöl** Gut verträglich bei sensibler Haut.
Zutaten: 3 Tropfen Geranium, 5 Tropfen Linaloeholz und 2 Tropfen Rose auf 20 ml Avocadoöl und 30 ml Macadamianussöl. Morgens nach dem Duschen auftragen.

• **Creme** Pflegt besonders fette Haut.
Zutaten: 3 Tropfen Lavendel und 3 Tropfen Bergamotte auf 20 ml Basiscreme.

• **Universaltonikum** Für jeden Hauttyp geeignet. Hier empfiehlt sich Rosen- oder Orangenblütenwasser (Hydrolate).

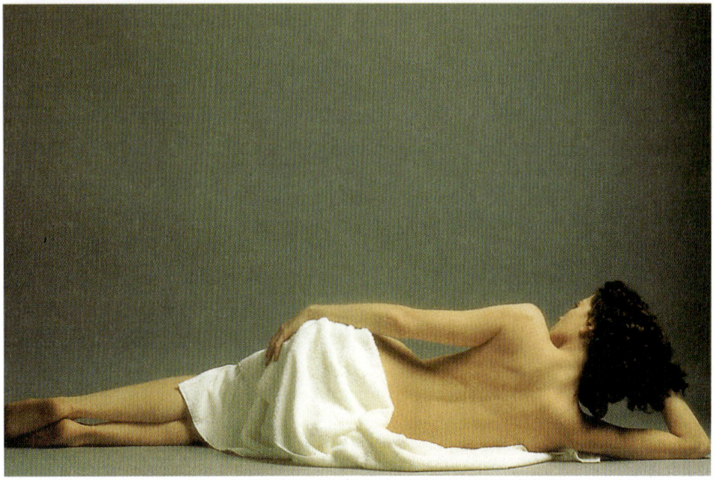

Die Pflege der Haut ist enorm wichtig, denn sie schützt uns vor Umwelteinflüssen und spiegelt unser Seelenleben wider.

Ergänzende Maßnahmen

Die beste Hautpflege ist seelische Ausgeglichenheit und ein gesunder Lebenswandel. Meiden Sie Zigaretten und ein Zuviel an Alkohol, Süßigkeiten und Stress sowie ein exzessives Leben. Schlafen Sie ausreichend, bewegen Sie sich viel in frischer Luft, essen Sie ausgewogen – und kommen Sie mit sich ins Reine. Ihre Haut wird es Ihnen danken.

Herpes labialis (Lippenherpes)

Ätherische Öle gegen Lippenherpes
Teebaum, Manuka, Melisse, Bergamotte, Eukalyptus, Kampfer, Grapefruit, Ysop, Zitrone.

• Die brennenden und später nässenden Bläschen an den Lippen werden von Viren namens Herpes simplex Typ I verursacht, die im Körper von etwa 95 Prozent der Menschen in der westlichen Welt schlummern. Eine akute Herpesinfektion ist äußerst ansteckend.

• Warum und wann die Viren plötzlich aktiv werden und Herpes ausbricht, ist noch nicht ganz geklärt. Bisher sind als Auslöser starke Hitze oder Kälte, Stress und Anspannung, eine Erkältungskrankheit, das prämenstruelle Syndrom sowie ein insgesamt geschwächtes Immunsystem bekannt.

Rezepte und Anwendung

Ganz wichtig ist, dass Sie gleich beim ersten Brennen auf den Lippen reagieren.

• **Erste-Hilfe-Betupfung** Im Anfangsstadium geben Sie pures Teebaum- oder Manukaöl auf ein Wattestäbchen und betupfen die entsprechende Stelle mehrmals täglich damit.

• **Kräftigendes Vollbad** Sobald Sie das charakteristische Jucken verspüren, sollten Sie ein abwehrsteigerndes Vollbad nehmen (siehe Seite 186).

• **Desinfektionslösung** Von diesem Konzentrat geben Sie mehrmals täglich einige Tropfen auf einen Wattebausch und betupfen damit die Bläschen.

Zutaten: 15 Tropfen Teebaum und 5 Tropfen Lavendel auf 10 ml Mandelöl.

Hier noch eine andere Mischung:

Zutaten: 5 Tropfen Melisse auf 10 ml Weizenkeimöl. Verwenden Sie nur echtes Melissenöl, denn nur dieses wirkt antiviral.

Ergänzende Maßnahmen

Sich vor Herpesbläschen konkret zu schützen, ist leider nicht möglich. Aber Sie können versuchen, einem Ausbruch des Virus vorzubeugen, indem Sie Stress und Anspannung vermeiden und insgesamt Ihre Abwehrkräfte steigern, indem Sie viel frisches Obst und Gemüse in Ihren täglichen Speiseplan aufnehmen.

Herzklopfen

- Gemeint ist schnelles Pochen des Herzens, wie es bei Aufregung, Angstattacken, Schock, aber auch bei freudiger Überraschung der Fall sein kann. Krankhafte Zustände wie Herzjagen, Herzstolpern oder andere Herzrhythmusstörungen gehören in ärztliche Behandlung.
- Wenn das Herz bis zum Halse klopft oder vor Angst in die Hose rutscht, sind beruhigende ätherische Öle angezeigt. Gerade in diesem Bereich ist die Auswahl groß.

ÄTHERISCHE ÖLE GEGEN HERZKLOPFEN
Neroli, Kamille, Lavendel, Rose, Ylang-Ylang, Sandelholz, Jasmin, Melisse, Muskatellersalbei.

Rezepte und Anwendung

- **Inhalation** Bei überraschenden Ereignissen halten Sie ein Fläschchen mit einem der genannten, beruhigenden ätherischen Öle direkt unter die Nase, das beruhigt ein aufgeregtes Herz. Ein anderes gutes Mittel: Träufeln Sie einige Tropfen auf ein Taschentuch, und atmen Sie den Duft tief ein.
- **Pflegeöl für den Herzbereich** Tragen Sie dieses besänftigende Öl direkt im Brustbereich mit langsamen Bewegungen im Uhrzeigersinn auf.

Zutaten: Entweder 3 Tropfen Melisse oder 3 Tropfen Neroli auf 10 ml Jojobaöl.

- **Ganzkörpermassage** Gönnen Sie sich regelmäßig beruhigende Aromamassagen.

Zutaten: 2 Tropfen Rose, 2 Tropfen Sandelholz und 1 Tropfen Ylang-Ylang auf 20 ml Trägeröl.

- **Duftlampe** Die genannten beruhigenden Düfte sind alle für die Duftlampe geeignet. Wählen Sie nach Belieben bis zu 4 Essenzen aus, und geben Sie davon zusammen 10–15 Tropfen in die Aromaschale.

Ergänzende Maßnahmen

Wenn Sie dazu neigen, sich aufzuregen, sollten Sie systematisch und gezielt lernen, sich in brisanten Augenblicken zu entspannen. Beispielsweise durch tiefes Durchatmen oder indem Sie sich vom Platz des Geschehens für eine Weile entfernen. Atemtherapie, Yoga und ähnliche Methoden bieten zusätzliche Möglichkeiten zur Entspannung.

Hoher Blutdruck

ÄTHERISCHE ÖLE GEGEN BLUTHOCHDRUCK
Majoran, Ylang-Ylang, Lavendel, Litsea cubeba, Melisse, Muskatellersalbei, Neroli, Orange, Mandarine.

- Ständig erhöhter Blutdruck ist riskant für die Gesundheit, denn er belastet auf Dauer Herz und Gefäße. Nicht alle Menschen mit Bluthochdruck haben Beschwerden. Allerdings sind viele übergewichtig und neigen zu Kurzatmigkeit sowie zu einer rötlichen Gesichtsfarbe.
- Schon das lateinische Wort für Bluthochdruck »Hypertonie« (zu starke Spannung) deutet an, dass die Betroffenen ständig unter innerer Anspannung leiden. Dieser seelische Dauerdruck bewirkt, dass der systolische Druck, der beim Auspumpen des Bluts aus dem Herzen entsteht, nicht mehr absinken kann. Ein zu hoher Blutdruck muss ärztlich überwacht und gegebenenfalls medikamentös behandelt werden.

Rezepte und Anwendung

Ätherische Öle wirken entpannend und lindernd.

- **Massage** Wichtig beim Massieren sind harmonische, ruhige Streichbewegungen. Lassen Sie sich darüber hinaus eine Zeitlang 1–2-mal wöchentlich von einem Aromatherapeuten massieren.

Zutaten: 3 Tropfen Lavendel und 3 Tropfen Ylang-Ylang auf 2 EL Jojobaöl.

- **Badezusatz** Nehmen Sie sich regelmäßig Zeit für ein Bad.

Zutaten: 4 Tropfen Ylang-Ylang und 3 Tropfen Muskatellersalbei auf 1/2 Becher Sahne.

- **Inhalation** Als Erste-Hilfe-Maßnahme, wenn Sie gerade dabei sind, aus der Haut zu fahren.

Zutaten: 3 Tropfen Lavendel oder 2 Tropfen Melisse. Auf ein Taschentuch geben und tief einatmen.

Ergänzende Maßnahmen

Menschen mit hohem Blutdruck können lernen, gelassener ans Leben heranzugehen. Entspannende Therapien wie Reiki oder Qi Gong helfen, den inneren Druck abzubauen. Gleichzeitig sollten Sie Ihren Salzkonsum einschränken und auf koffeinhaltige Getränke sowie Alkohol verzichten. Der regelmäßige Genuss von Knoblauch ist blutdrucksenkend; als solches hat sich übrigens auch der Blick in Aquarien erwiesen: Wenn man die Fische bei ihren harmonischen Bewegungen im Wasser beobachtet, beruhigt sich auch die Seele.

Insektenstiche

- Die Stiche von Insekten werden zunehmend gefährlicher, weil über den Stachel auch Pestizide und Insektizide aus den Pflanzen in die Haut gelangen und schwerwiegende Entzündungen verursachen können.
- Die Stiche von Bienen und Wespen verursachen lokale Reaktionen, ähnlich wie bei Allergien. Nachdem der Stachel entfernt wurde, benötigt die Haut sofort etwas Kaltes und Kühlendes, um die Schwellung in Schach zu halten.

ÄTHERISCHE ÖLE GEGEN INSEKTENSTICHE
Lavendel, Teebaum, Manuka.

Rezepte und Anwendung

Vor allem bei Bienen- und Wespenstichen ist es wichtig, sofort zu handeln.

- **Auftupfen** Auf die Einstichstelle einige Tropfen Lavendel pur auftragen. Es stillt die Schmerzen und bewirkt zugleich, dass so gut wie keine Schwellung entsteht.
- **Einreibung** Geben Sie mehrmals hintereinander 1 Tropfen dieser Mischung pur auf die Stichstelle, bis die Entzündungsreaktion abgeklungen ist.

Zutaten: 10 Tropfen Lavendel, 15 Tropfen Teebaum und 5 Tropfen Manuka.

- **Umschläge** Mildern Schwellung und Schmerzen.

Zutaten: Jeweils 3 Tropfen Lavendel und Teebaum auf etwas Essig und 1 l kaltes Wasser. Tränken Sie ein Tuch damit, und legen Sie dieses auf die Stichstelle auf. Einige Male wiederholen, bis sich die Beschwerden gebessert haben.

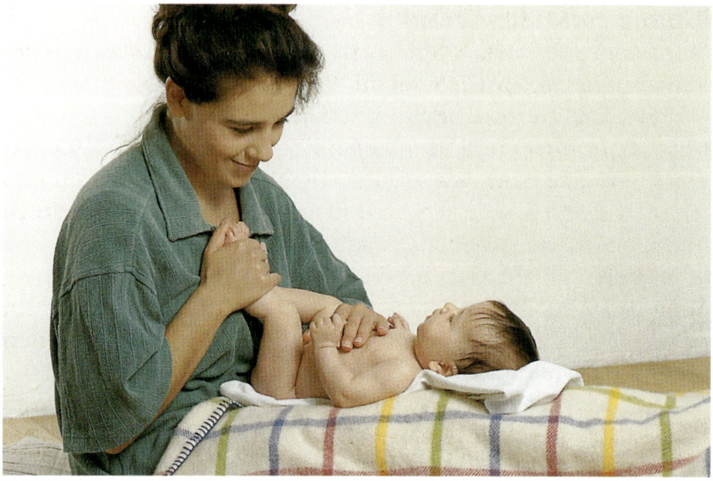

Eines der wirksamsten Heilmittel gegen Dreimonatskoliken ist die Babymassage.

Ergänzende Maßnahmen

Wenn Sie allergisch gegen Bienen- und Wespenstiche sind oder wenn Sie in Mund, Nase oder Hals gestochen wurden, müssen Sie sofort zum Arzt. Eine Selbstbehandlung kann in diesen Fällen lebensgefährlich sein. Wenn Sie jedoch nicht zu Allergien neigen und keine ätherischen Öle zur Hand haben, gibt es eine andere sehr wirkungsvolle Erste-Hilfe-Maßnahme: Halten Sie die Einstichstelle unter laufend kaltes Wasser. Anschließend sollten Sie frisch geschnittene Zwiebeln auflegen, um die Schwellung zu hemmen und einer Entzündung vorzubeugen.

Koliken

Ätherische Öle gegen Koliken
Römische Kamille, Fenchel, Anis, Basilikum, Lavendel, Melisse, Minze, Muskatellersalbei, schwarzer Pfeffer, Wacholder, Zimt.

- Bei Koliken handelt es sich um krampfartige Schmerzzustände, meistens im Bauchbereich. Darmkoliken durch Blähungen können schon Säuglingen (Dreimonatskoliken) unerträgliche Schmerzen verursachen. Bei Nierenkoliken sollten Sie unverzüglich einen Arzt verständigen.
- Fast immer sind Koliken Begleiterscheinungen von Krankheiten und Störungen wie Durchfall, Blähungen, Nierenbeschwerden oder krankhaften Entzündungen im Darm. Auch Menstruationsschmerzen können kolikartig verlaufen.

Rezepte und Anwendung

Besonders gut wirken die entkrampfenden Substanzen der ätherischen Öle im Verbund mit Wärme.

• **Heiße Bauchkompresse** Zur Schmerzlinderung.
Zutaten: Je 3 Tropfen römische Kamille und Lavendel auf etwas Essig und 2 l heißes Wasser. Ein Tuch damit tränken, auf den schmerzenden Bereich legen und mit einem dicken Handtuch abdecken. Wiederholen, sobald das Tuch abgekühlt ist.

• **Vollbad** Wirkt entspannend und krampflösend.
Zutaten: 4 Tropfen Muskatellersalbei und 3 Tropfen Melisse auf 1/2 Becher Sahne. 20 Minuten baden und danach in einen Bademantel gehüllt im Bett nachruhen.

• **Säuglingsmassage** Babys mit Dreimonatskoliken entspannen sich bei einer sanften Bauchmassage im Uhrzeigersinn.
Zutaten: 1 Tropfen Fenchel und 1 Tropfen Lavendel vera auf 50 ml Mandelöl. Leicht anwärmen und einmassieren.

Ergänzende Maßnahmen

Bei Koliken sind zwei Dinge wichtig: Wärme und Ruhe. Bei Menstruationsschmerzen legen Sie sich mit einer Wärmflasche auf dem Bauch ins Bett und gönnen sich Ruhe.

Konzentrationsprobleme

• Unter dieser, für unsere hektische Zeit typischen Krankheit leiden bereits Schulkinder. Unkonzentrierte Menschen können nicht lange bei einer Sache bleiben. Ihre Gedanken springen ohne einheitliche Linie von Objekt zu Objekt.

• Sehr häufig gehen mit Konzentrationsmangel auch andere nervöse Störungen einher – beispielsweise Schlaflosigkeit, Unruhe, Vergesslichkeit und Lernschwäche. Hinter all diesen Beschwerden verstecken sich meist seelische Konflikte, Partnerstress oder Überforderung.

ÄTHERISCHE ÖLE GEGEN KONZENTRATIONSPROBLEME
Basilikum, Lorbeer, Wacholder, Rosmarin, Majoran, Thymian, Nelke, Pfeffer, alle Minzarten, Bergamotte, Geranium, Limette, Verbena, Zitrone, Litsea cubeba, Salbei, Ysop, Lavendel spica, Cajeput, Eukalyptus, Tannenzapfen, Myrte, Zirbelkiefer, Zypresse.

Rezepte und Anwendungen

Anwendungen mit Duftlampe helfen hier besonders gut.

• **Raumduft für Kinder** Hilft bei den Schularbeiten.
Zutaten: 3 Tropfen Zitrone und 3 Tropfen Zypresse.

• **Duftlampe** Damit Sie besser bei der Sache sind.
Zutaten: Je 3 Tropfen Wacholder, Basilikum und Bergamotte.
Für besseres geistiges Arbeiten.
Zutaten: 5 Tropfen Verbena und 5 Tropfen Rosmarin.
• **Soforthilfe** Vor einer wichtigen Besprechung und immer dann, wenn Sie einen klaren Kopf brauchen: Geben Sie einige Tropfen Pfefferminz- oder Basilikumöl auf ein Taschentuch und inhalieren den Duft.

Ergänzende Maßnahmen

Um die Gedanken besser zu bündeln, sollten Sie sich von Seelenballast befreien, der Ihre Aufmerksamkeit im wahrsten Sinne auffrisst. Versuchen Sie, Ihre privaten und beruflichen Verhältnisse zu klären. Ein pflanzliches Mittel gegen Konzentrationsschwäche ist Ginseng (aus der Apotheke). Lassen Sie auch unbedingt vom Arzt abklären, ob Durchblutungsstörungen im Gehirn hinter Ihren Konzentrationsstörungen stecken.

Kopfschmerzen

Ätherische Öle gegen Spannungskopfschmerzen
Pfefferminze, Rosmarin, Kamille, Kardamom, Lavendel, Majoran, Rose.

• Spannungskopfschmerzen sind die häufigste Form von Kopfschmerzen: 29 Millionen Deutsche leiden darunter. Der Schmerz verteilt sich diffus über die ganze Schädeldecke. Meist sind zugleich auch Nacken und Schultern verspannt.
• Ursache sind fast immer innere Spannungen, die man »im Kopf« nicht mehr aushält, beispielsweise Stress, ungelöste Konflikte und Überarbeitung. Aber auch Haltungsfehler, Bildschirmarbeit und ein Zuviel an Genussgiften (Rauchen und Alkohol) können Kopfschmerzen auslösen.

Rezepte und Anwendung

Wissenschaftliche Untersuchungen haben ergeben, dass Pfefferminzöl Spannungskopfschmerzen genauso wirksam beseitigt wie Schmerztabletten.
• **Schläfenmassage** Tragen Sie zehnprozentiges Pfefferminzöl (20 Tropfen Pfefferminze auf 10 ml Jojobaöl) auf Stirn und Schläfen auf, und massieren Sie in sanft kreisenden Bewegungen. Nach 15 Minuten wiederholen.

• **Duftölmassage** Die verspannten Schultern- und Nackenmuskeln rechts und links des Nackens massieren.
Zutaten: Je 2 Tropfen Majoran und Lavendel auf 2 EL Jojobaöl.
• **Vollbad** Wirkt entspannend.
Zutaten: 2 Tropfen Melisse und 4 Tropfen Lavendel auf etwa 1/2 Becher Sahne.

Ergänzende Maßnahmen

Es gibt eine Vielzahl von Naturheilverfahren, die hervorragend gegen Kopfschmerzen wirken: Akupressur, Akupunktur, Homöopathie, Bach-Blütentherapie, Heilfasten, Darmsanierung u.v.a.m. Schmerzmittel bringen nur kurzzeitig Linderung und sind auf Dauer keine Hilfe. Im Gegenteil: Sie erzeugen bei längerem Gebrauch Schmerzmittelkopfschmerzen.

Labilität

• Bestimmte Menschen können schwer Entschlüsse fassen und zu ihnen stehen. Sie geraten deshalb oft in Verwirrung, fühlen sich desorientiert und wissen nicht mehr, was richtig oder falsch ist. Oftmals fühlen sich labile Menschen innerlich entwurzelt.
• Menschen mit zu wenig Erdung sind oft durch bestimmte Ereignisse aus der Bahn geworfen worden und haben es nicht mehr geschafft, wieder zu ihrer Mitte zu finden. Auch Süchte und traumatische Erfahrungen können Labilität erzeugen.

Ätherische Öle gegen Labilität
Angelika, Immortelle, Myrte, Zypresse, Patschuli, Vetiver, Zeder, Weihrauch, Manuka, Ingwer, Lavendel, Wacholder, Fichte, Eukalyptus, Weißtanne.

Rezepte und Anwendung

Welches Aroma besser hilft, hängt vom Leitsymptom ab, das bei der Labilität im Vordergrund steht.
• **Duftlampe**
Beim Gefühl der Entwurzelung.
Zutaten: 3 Tropfen Ingwer, je 2 Tropfen Angelika und Zeder.
Gegen schlechtes Durchsetzungsvermögen.
Zutaten: 4 Tropfen Rosmarin, 3 Tropfen Zirbelkiefer und 2 Tropfen Zitrone.
Bei Gefühlsschwankungen hilft dieser Duftmix.
Zutaten: 5 Tropfen Lavendel, 3 Tropfen Orange und 2 Tropfen Ingwer.

• **Stabilisierende Fußmassage** Regelmäßige Fußmassagen mit dieser Mischung helfen sehr gut bei mangelnder Erdung, Unsicherheit und psychischer Labilität.
Zutaten: 3 Tropfen Narde, 3 Tropfen Vetiver, 2 Tropfen Rose und 2 Tropfen Weißtanne auf 50 ml Sesamöl.

Ergänzende Maßnahmen

Psychisch labile Menschen profitieren von einem äußeren, festen Rahmen, der ihnen Halt gibt. Essen Sie zu regelmäßigen Zeiten, gehen Sie immer zur gleichen Zeit ins Bett, und nutzen Sie meditative Methoden, die erden, wie Meditation, Yoga und Tai Chi. Auch der Aufenthalt in der Natur kann zentrieren.

Läuse

ÄTHERISCHE ÖLE GEGEN LÄUSE
Eukalyptus, Geranium, Lavendel, Lemongras, Nelke, Oregano, Rosmarin, Thymian, Zimt, Zitrone.

• Vor allem in Schulen und Kindergärten haben Läuse in den letzten Jahren wieder zugenommen. Die klassischen Symptome sind Kopfjucken und kleine weiße Nissen an den Haarwurzeln. Um sich anzustecken, genügt die Nähe zu einem von Läusen befallenen Menschen.
• Inzwischen sind viele Läuse gegen die üblichen Mittel resistent geworden. Gegen ätherische Öle jedoch gibt es keine Resistenzen. Sie sind also nach wie vor wirksam.

Rezepte und Anwendung

• **Haaröl** Macht den Läusen den Garaus.
Zutaten: 10 Tropfen Eucalyptus citriodora, 10 Tropfen Lavendel und 5 Tropfen Geranium auf 50 ml Wildrosenöl. Massieren Sie diese Mischung in Haare und Kopfhaut ein, und umwickeln Sie den Kopf mit einer Duschhaube oder Plastiktüte, über die ein großes Kopftuch geschlungen wird. Nach einigen Stunden waschen Sie Ihre Haare wie gewohnt mit Shampoo aus und kämmen sie mit einem Läusekamm (aus Apotheken und Drogerien). Um auch den später ausschlüpfenden Tieren aus noch vorhandenen Nissen zu begegnen, müssen Sie die Prozedur etwa 2 Wochen lang alle 2–3 Tage wiederholen.
• **Desinfektion der Kleider** Waschen Sie alle Kleider, die mit Ihren Haaren in Berührung gekommen sind.

Ergänzende Maßnahmen

Läusebefall vorzubeugen ist schwierig. Wenn Sie allerdings Ihr Haar häufig nach der Wäsche mit einer Spülung pflegen, die ätherische Öle enthält, haben Sie einen gewissen Schutz.

Magenbeschwerden

- Bei vielen Menschen schlagen Kummer, Stress und Sorgen auf den Magen. Die Folgen sind Magenschmerzen, Sodbrennen, Reizmagen und Verdauungsstörungen.
- Ursachen vieler Magenbeschwerden sind Störungen im vegetativen Nervensystem, das oftmals überreizt ist. Auch depressive Verstimmungen können zugrunde liegen. Ein weiterer Auslöser ist der Helicobacter pylori – ein Bakterium, das im Magen Geschwüre verursacht. Er kann inzwischen mit Antibiotika behandelt werden.

ÄTHERISCHE ÖLE GEGEN MAGENPROBLEME

Gegen Magenschleimhautentzündung: Römische Kamille, Geranium.
Gegen Magenschmerzen und Verdauungsstörungen: Basilikum, Fenchel, Ingwer, Kamille, Kardamom, Lavendel, Majoran, Melisse, Muskatellersalbei, Myrrhe, Pfefferminze, schwarzer Pfeffer, Rosmarin, Weihrauch.
Gegen Sodbrennen: Kardamom, Koriander, schwarzer Pfeffer.

Rezepte und Anwendung

Magenprobleme sind hervorragend durch äußere Maßnahmen wie Aromamassagen und Kompressen behandelbar. Die heilenden ätherischen Substanzen dringen dabei über Haut und Atemwege ein.

- **Inhalation** Bei akuten Beschwerden geben Sie 1–2 Tropfen Basilikumöl auf ein Taschentuch und atmen mehrmals tief ein.
- **Massageöl** Für eine entspannende Bauchmassage.

Zutaten: 5 Tropfen Mandarine, 3 Tropfen Geranium und 3 Tropfen Lavendel auf 50 ml Mandelöl. Damit sanft den Bauch im Uhrzeigersinn massieren.

- **Kompresse** Lindert Schmerzen.

Zutaten: 3 Tropfen Koriander und 3 Tropfen Fenchel auf 1 l warmes Wasser. Damit ein Baumwolltuch tränken, auf den Magen legen und darüber ein Handtuch wickeln.

Ergänzende Maßnahmen

Magenprobleme haben meistens negativen Stress als Ursache. Deshalb helfen langfristig vor allem Entspannungsmethoden. Als Akutmaßnahme gegen Sodbrennen empfiehlt sich eine Suppe aus Pfeilwurzelmehl oder Bullrichsalz. Hilfreich für die innerliche Einnahme sind auch Heilerde, Kieselgel und der bekannte Kamillentee. Bei starken Schmerzen müssen Sie auf jeden Fall zum Arzt, denn es könnte sich in diesem Fall um ein Magengeschwür handeln.

Menstruationsbeschwerden

ÄTHERISCHE ÖLE GEGEN MENSTRUATIONSBESCHWERDEN
Krampflösend und entpannend: Muskatellersalbei, Rose, Jasmin, römische Kamille, Zypresse, Majoran, Lavendel.
Reinigend und entgiftend: Wacholderbeere, Cistrose.
Gegen unregelmäßige Periode: Melisse, Muskatellersalbei, Rose.

- Sehr viele Frauen leiden während ihrer Periode unter starken Bauchkrämpfen, werden launisch und reizbar und haben möglicherweise zu starke Blutungen. Oft kommen auch noch Kopfschmerzen und Schmerzen im Lendenwirbelbereich dazu.
- Unter Menstruationsbeschwerden leiden häufig jüngere Frauen in den ersten Jahren nach Beginn der Blutungen. Meist verschwinden die Beschwerden nach dem ersten Kind. Verschlimmert werden die Beschwerden durch Stress, zu wenig körperliche Bewegung und zu wenig Zeit zum Entspannen.

Rezepte und Anwendung

Beginnen Sie vorbeugend mindestens fünf Tage vor der Menstruation mit folgenden Anwendungen.

- **Massageöl** Massieren Sie den Schmerz weg.

Zutaten: Jeweils 2 Tropfen Rose, römische Kamille und Zypresse sowie 4 Tropfen Majoran auf 30 ml Macadamianussöl. Massieren Sie damit jeden Abend Unterbauch und Lendengegend.

- **Badezusatz** Nehmen Sie dieses Bad in den Tagen vor der Menstruation.

Zutaten: 5 Tropfen Muskatellersalbei und 3 Tropfen Melisse auf 2 EL Johanniskrautöl.

- **Kompresse** Für die akute Behandlung der Schmerzen.

Zutaten: 4 Tropfen Muskatellersalbei, 2 Tropfen Majoran und 3 Tropfen römische Kamille auf 1 l warmes Wasser. Ein kleines Handtuch damit tränken, auf den Bauch legen und je nach Bedarf wiederholen.

Ergänzende Maßnahmen

Tees aus Heilkräutern können Menstruationsbeschwerden sehr gut bessern. In Frage kommen Mischungen aus Anis, Fenchel, Kümmel, Kamille, Melisse und Petersilie. Auch Präparate aus

Pflanzen mit hormonähnlicher Wirkung wie etwa Mönchspfeffer haben sich gut bewährt. Sofortige Hilfe dürfen Sie sich allerdings nicht erwarten, denn diese Heilmittel wirken erst nach einigen Wochen regelmäßiger Einnahme.

Mund- und Zahnfleischentzündung

- Mundhygiene wird leider bei vielen Menschen kleingeschrieben. Die Folge davon sind Zahnfleischbluten und Zahnfleischentzündung (Parodontose). Auch Entzündungen der Mundschleimhaut können mit zu vielen schlechten Bakterien im Mund zusammenhängen.
- Die häufigste Ursache von Zahnfleischentzündungen ist mangelhafte Reinigung der Zähne. Speziell in Zahnfleischtaschen und an Brücken können sich leicht Bakterien und Pilze vermehren.

ÄTHERISCHE ÖLE GEGEN MUND- UND ZAHNFLEISCHENTZÜNDUNG

Bei Mundschleimhautentzündung: Geranium, Myrrhe, Salbei, Teebaum, Zitrone.
Bei Mundgeruch: Kardamom, Minze, Thymian.
Bei Mundgeschwüren (Aphthen): Myrrhe, Teebaum, Manuka.

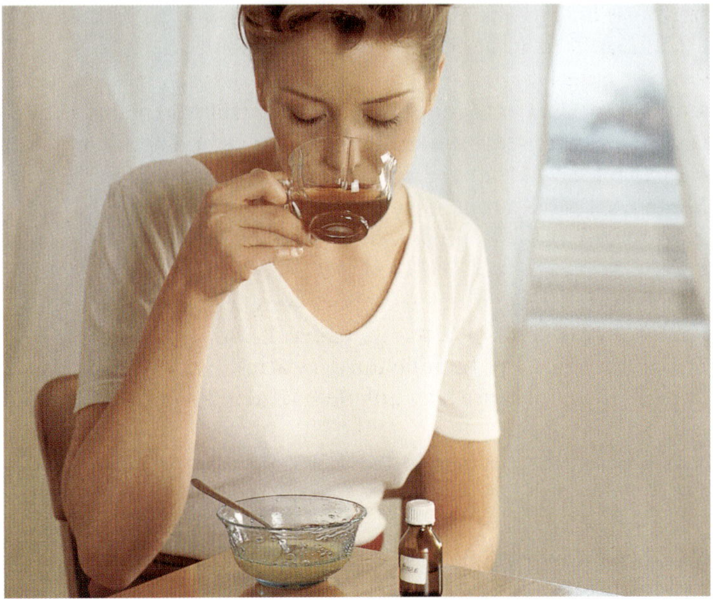

Warme Kräutertees – wie Anis-, Fenchel- oder Melissentee – helfen bei Menstruationsbeschwerden.

Rezepte und Anwendung

• **Mundwasser** Diese Pflanzenmischung desinfiziert.
Zutaten: 1 Tropfen Pfefferminze und 1 Tropfen Teebaum auf 200 ml Wasser. Morgens und abends nach dem Zähneputzen den Mund damit ausspülen.

• **Abtupfung** Aphthen, so nennt man die äußerst schmerzhaften, entzündeten Stellen in der Mundschleimhaut, kann man direkt mit Teebaum, Manuka oder Myrrhe betupfen, am besten mit einem Wattestäbchen. Bei Zahnschmerzen haben sich Abtupfungen mit Lavendel oder Teebaum, die Sie mit einem Wattestäbchen auftragen, bewährt.

• **Gurgellösung** Hilft bei Parodontose.
Zutaten: 10 Tropfen Myrrhe und 20 Tropfen Teebaum. Im Akutfall geben Sie 2-mal täglich 1 Tropfen dieser Mischung in 1/2 Tasse Wasser, rühren gut um und gurgeln damit.

Ergänzende Maßnahmen

Der beste Weg zu einem gesunden Zahnfleisch sind regelmäßiges, gründliches Zähneputzen und gesunde Vollwertkost.

Muskelverspannungen

Ätherische Öle gegen Muskelverspannungen
Schmerzlindernd und durchblutungsfördernd: Kamille, Lavendel, Majoran, Rosmarin, Pfefferminze, Eukalyptus, Wacholder, Zitrone. Gegen Muskelkater: Lavendel, Mandarine, Pfeffer.

• Verspannte Muskeln gehören zu den häufigsten Beschwerden; sie sichern Millionen von Körpertherapeuten, Krankengymnasten und Masseuren ihr Einkommen. Fast jeder Mensch, der einen sitzenden Beruf ausübt, leidet unter Verspannungen im Schulter- und Rückenbereich.

• Falsches Sitzen am Arbeitsplatz, zu wenig oder zu einseitige Bewegungen zählen zu den Hauptursachen für Rückenverspannungen. Aber auch seelische Probleme spielen eine Rolle, denn eine gramgebeugte Haltung verspannt ebenso wie zu viel Verantwortung, die auf den Schultern lastet.

Rezepte und Anwendung

• **Vollbad** Nach übermäßiger sportlicher Betätigung löst diese Mischung jeden noch so schmerzhaften Muskelkater.
Zutaten: 3 Tropfen Eukalyptus und 6 Tropfen Lavendel auf etwa 1/2 Becher Sahne.

• **Heiße Kompresse** Bei Verspannungen im Nacken- und Schulterbereich.
Zutaten: 2 Tropfen römische Kamille, 2 Tropfen Majoran und 2 Tropfen Jasmin auf 1/2 l heißes Wasser.
• **Massageöl** Lockert eine verspannte Schultermuskulatur und fördert die Durchblutung.
Zutaten: Je 6 Tropfen Rosmarin und Wacholder, 3 Tropfen Pfefferminze und 5 Tropfen Lavendel auf 50 ml Johanniskrautöl.
• **Einreibung** Bei überanstrengten und schmerzenden Muskeln leistet folgendes Pflanzenöl gute Dienste.
Zutaten: 3 Tropfen Majoran, 2 Tropfen Kamille und 4 Tropfen Lavendel auf 2 EL Wildrosenöl.

Wenn Sie dem Schmerz vorbeugen möchten: Zur allgemeinen Muskelentspannung und -lockerung eignen sich Jasmin und Lavendel.

Ergänzende Maßnahmen

Die meisten von uns treiben entweder zu wenig oder zu verbissen Sport. Richtige, die Alltagsbewegungen ausgleichende Körperübungen hingegen dehnen und kräftigen die Muskeln und verhindern Bandscheibenschäden. Mindestens ebenso wichtig sind die richtige Sitzhaltung und die richtigen Sitzmöbel im Büro. Auch Körpertherapien wie Feldenkrais, Rolfing oder Shiatsu bringen Verspannungen wieder ins Lot.

Nervosität

• Nervöse Beschwerden gehören zu den häufigsten Problemen unserer westlichen Welt. Manche Menschen sind nervös veranlagt, andere setzen sich freiwillig unter Stress. Auch Kinder leiden bereits unter nervösen Symptomen wie Ruhelosigkeit, Gereiztheit und Unkonzentriertheit.
• Menschen, die zu Nervosität neigen, sind oft besonders ehrgeizig und haben einen hohen Leistungsanspruch an sich. Wenn sie glauben, etwas nicht zu schaffen, tauchen schnell Versagensängste auf. Auch Reizüberflutung, Lärm und zu wenig Schlaf tragen zur Nervosität bei. Bei all diesen Beschwerden sind gerade ätherische Öle von unschätzbarem Wert: Es gibt zahllose Essenzen, die nicht nur das allgemeine Wohlbefinden stärken, sondern auch ausgesprochen harmonisierend auf das ganze Nervensystem wirken.

Rezepte und Anwendung

• **Vollbad** zum Verwöhnen und Entspannen.
Zutaten: 4 Tropfen Geranium, 3 Tropfen Mandarine, 4 Tropfen Linaloeholz, je 2 Tropfen Rose und Ylang-Ylang auf 3 EL Sahne.
Ein Bad bei Einschlafstörungen.
Zutaten: 4 Tropfen Lavendel, 3 Tropfen Muskatellersalbei und 2 Tropfen Neroli auf 3 EL Johanniskrautöl (Rotöl).
Sie können sich auch selbst eine Duftkombination aus den bei Nervosität empfohlenen Aromen zusammenstellen. Beginnen Sie nur mit 2 oder 3 Ölen, und achten Sie bei der Auswahl der Tropfenzahl auf die Duftintensität der jeweiligen Essenz. Das Mischen erfordert ein wenig Fingerspitzengefühl, da sich nicht alle Aromen gut miteinander verbinden lassen. Welche Düfte gut miteinander harmonieren, lesen Sie im Kapitel »Aromapflanzen von A bis Z«, Seite 45ff.

ÄTHERISCHE ÖLE GEGEN NERVOSITÄT
Melisse, Lavendel vera, Rose, Neroli, Ylang-Ylang, Jasmin, Tuberose, Narzisse, Magnolienblüte, Linaloeholz, Palmarosa, Sandelholz, Vetiver, Zeder, Zypresse, Muskatellersalbei, Orange, Mandarine, Vanille, Benzoe.

• **Badezusatz für Kinder** Zappelphilippe, die richtig aufdrehen, wenn sie übermüdet sind, beruhigen sich damit schnell.
Zutaten: 3 Tropfen echte Melisse auf 2 EL Sahne.

• **Duftlampe** Atmen Sie sich frei. 4 Tropfen Muskatellersalbei, 2 Tropfen Orange und 3 Tropfen Palmarosa.

• **Entspannende Massage** Lassen Sie sich in Zeiten innerer Anspannung 1-mal wöchentlich eine Massage mit dieser Mischung geben.
Zutaten: Je 2 Tropfen Jasmin und Tuberose, 1 Tropfen Ylang-Ylang und 4 Tropfen Vetiver auf 30 ml Macadamianussöl.

• **Für akute Stresssituationen** Nehmen Sie 3 Tropfen Lavendel vera, und geben Sie sie pur auf den Solarplexusbereich. Tragen Sie das Öl mit kreisenden Bewegungen im Uhrzeigersinn auf, und halten Sie anschließend die Hände vors Gesicht und atmen den Duft des Lavendels tief ein.

Ergänzende Maßnahmen

Es gibt eine Reihe guter pflanzlicher Beruhigungsmittel gegen nervöse Beschwerden. Nehmen Sie jedoch tagsüber nur kleine Mengen, sonst werden Sie zu müde. Wenn Sie nervös veranlagt sind, sollten Sie sich eine ruhig gelegene Wohnung suchen und Lärmbelastung vermeiden. In Antistressseminaren lernen Sie darüber hinaus mit System, ruhiger zu werden.

Niedriger Blutdruck

• »Morgenstund hat Gold im Mund« – dieses alte Sprichwort können Menschen mit niedrigem Blutdruck meist nicht bestätigen. Sie kommen nicht in die Gänge, und bei zu schnellem Aufstehen wird ihnen schwarz vor Augen. Auch Neigung zu Schwindel und Ohnmacht, ständig kalte Hände und Füße sowie schnelle Ermüdbarkeit sind typische Niederdrucksymptome.

• Niedriger Blutdruck gilt nicht als gesundheitsschädlich wie hoher Blutdruck. Er macht den Betroffenen jedoch das Leben schwer, weil sie nicht auf Trab kommen.

Rezepte und Anwendung

Der wichtigste Muntermacher bei niedrigem Blutdruck ist Rosmarinöl – in den unterschiedlichsten Anwendungen.

• **Notfallmaßnahme** Bei Schwindel und drohenden Ohnmachtsanfällen geben Sie einfach ein paar Tropfen Pfefferminz- oder Rosmarinöl auf ein Taschentuch und halten es unter die Nase. Gleich nach den ersten Atemzügen spüren Sie die belebende Kraft der Öle.

• **Massagen** Eine zugleich angenehme und wirkungsvolle Maßnahme, den Kreislauf auf Trab zu bringen.
Zutaten: 4 Tropfen Rosmarin, 2 Tropfen Salbei und 1 Tropfen schwarzer Pfeffer auf 2 EL Trägeröl.

• **Gesichtswasser** Dieses Tonikum macht garantiert wach.
Zutaten: 3 Tropfen Rosmarin in Essig gelöst auf 1 l kaltes Wasser. Das Gesicht nach der Reinigung damit erfrischen.

• **Morgenbad** Das beliebte Rosmarinbad ist äußerst aktivierend.
Zutaten: 10 Tropfen Rosmarin auf 1/2 Becher Sahne. Falls Sie frischen Rosmarin zur Hand haben: 50 g Rosmarinblätter in 1 l Wasser zum Sieden bringen, 30 Minuten ziehen lassen, abseihen und in das nicht zu warme Badewasser geben.

ÄTHERISCHE ÖLE GEGEN NIEDRIGEN BLUTDRUCK
Kampfer, Rosmarin, Wacholder, Eukalyptus, Salbei, schwarzer Pfeffer, Thymian, Ysop, Pfefferminze.

Ergänzende Maßnahmen

Alles, was den Kreislauf anregt, tut dem Blutdruck gut: morgendliche Gymnastik am offenen Fenster, regelmäßiges, jedoch mäßiges (!) Ausdauertraining, Sauna und warm-kalte Wechselduschen. Auch Kaffee und Sekt (ebenfalls in Maßen) bringen den Blutdruck in die Höhe.

Prämenstruelles Syndrom (PMS)

ÄTHERISCHE ÖLE GEGEN PMS
Stimmungsaufhellend, emotional ausgleichend: Grapefruit, Muskatellersalbei, Bergamotte, Mimose, Rose, Kamille, Melisse. Krampflösend: Jasmin, Kamille, Lavendel, Schafgarbe, Muskatellersalbei. Reinigend und wassertreibend: Rosmarin, Wacholder, Geranium, Salbei, Ysop.

- PMS, auch die Tage vor den Tagen genannt, kennt fast jede Frau. Die Symptome beginnen drei bis zehn Tage vor der Menstruation und enden mit Beginn der Blutung. Sie reichen von schmerzhaftem Brustspannen, Blähbauch und Gesichtsödemen bis hin zu Reizbarkeit, Kopfschmerzen, Aggressivität und depressiven Verstimmungen.
- Die Auslöser des prämenstruellen Syndroms sind gegenwärtig noch nicht vollständig geklärt. Fest steht in den Fachkreisen jedenfalls, dass eine schlechte Hormonsituation, Veränderungen im Mineralstoff- und Elektrolythaushalt und vor allem psychische Faktoren wie Stress und Überlastung eine ganz entscheidende Rolle spielen.

Rezepte und Anwendung

Mit Aromatherapie kann man die körperlichen und seelischen Symptome von PMS gleichermaßen lindern.

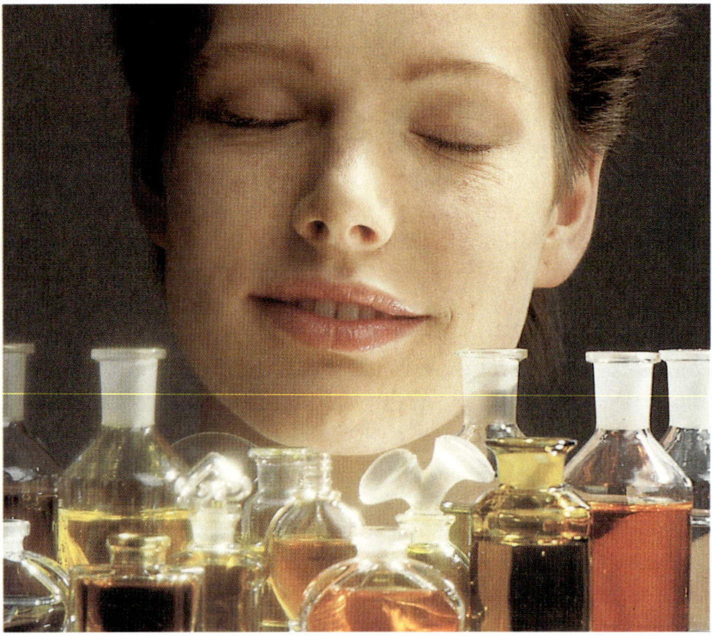

Verwöhnen Sie sich in den Tagen vor und während der Periode mit einer Aromatherapie. Ihr Körper und Ihre Seele werden es Ihnen danken.

• **Lymphdrainage** Mit dieser Mischung sollten Sie den ganzen Körper »drainieren«.
Zutaten: Jeweils 5 Tropfen Geranium, Wacholder und Rosmarin auf 50 ml Mandelöl.
• **Duftlampe** Wenn Sie unter Niedergeschlagenheit und depressiven Stimmungen leiden.
Zutaten: 3 Tropfen Bergamotte und 4 Tropfen Mimose.
• **Besänftigungsbad** Gönnen Sie sich den weichsten und auf Leib und Seele vielschichtigsten Frauenduft.
Zutaten: 3 Tropfen Rose, 3 Tropfen Geranium und 2 Tropfen Jasmin auf 1/2 Becher Sahne.

Unruhe, Gereiztheit und depressive Verstimmungen während der Tage vor den Tagen lassen sich gut mit Johanniskraut behandeln. Als Tee, Saft oder Fertigpräparat ist es in Apotheken und Drogeriemärkten erhältlich. Allerdings setzt die Wirkung – bei regelmäßiger Einnahme – erst nach etwa vier Wochen ein.

Ergänzende Maßnahmen

Die Ernährung hat einen entscheidenden Einfluss auf die Ausprägung des PMS. Reduzieren Sie entsprechend Kaffee, Tee und Alkohol und meiden Sie zuviel Zucker. Greifen Sie stattdessen vermehrt zu Frischkost und nehmen Sie viel Vitamin B zu sich. Bei sehr starken prämenstruellen Beschwerden sollten Sie nach seelischen Gründen fahnden. Manchmal versteckt sich dahinter ein Kinderwunsch oder auch depressive Verstimmungen. Bei entsprechendem Verdacht sollten Sie psychologische Hilfe suchen.

Rheumatische Beschwerden

• Unter diesem Überbegriff werden Schmerzen der Muskeln und der Bänder, Sehnen und Gelenke zusammengefasst, inklusive Verspannungen der Muskeln (Weichteilrheumatismus) sowie entzündliche und degenerative Erscheinungen der Gelenke (Arthristis, Arthrose).
• Rheumatische Beschwerden entstehen u.a. durch Ablagerung von Gift- und Schlackenstoffen in Muskeln und Gelenken. Bei Arthritis handelt es sich um entzündliche, bei Arthrose hingegen um degenerative Prozesse in den Gelenken.

Rezepte und Anwendungen

Es ist wichtig, die Gelenke nach aromatherapeutischen Wärmeanwendungen zu bewegen und regelmäßig zu massieren.

• **Massagen** Sie helfen bei Rheuma, indem sie die Durchblutung anregen und Schlackenstoffe ausschwemmen.
Zutaten: 4 Tropfen Wacholder, 5 Tropfen Rosmarin, 3 Tropfen Eucalyptus citriodora und 5 Tropfen Lavendel auf 50 ml Johanniskrautöl (Rotöl).

Ätherische Öle gegen rheumatische Beschwerden
Römische Kamille, Lavendel, Majoran, Rosmarin, Eucalyptus citriaodora, Pfeffer, Ingwer, Thymian, Wacholder, Zitrone, Cajeput, Teebaum, Fichte, Kampfer.

• **Badezusatz** Zur Entspannung der Muskeln.
Zutaten: 3 Tropfen Majoran, 3 Tropfen Fichte und 3 Tropfen Ingwer auf 1 EL Sahne.
Dieses Badeöl lindert den Schmerz.
Zutaten: 3 Tropfen Benzoe, 3 Tropfen Kamille und 4 Tropfen Lavendel auf 1 EL Sahne.

• **Umschlag** Für eine kurmäßige Anwendung.
Auf die betroffene Stelle auftragen und mit einem Tuch abdecken. 4 Tage lang 2-mal, danach 1-mal täglich anwenden.
Zutaten: 8 Tropfen Rosmarinöl auf 100 g Leinsamen.

• **Einreibung** Schmerzende Stellen sollten Sie regelmäßig mit dieser Mischung einreiben.
Zutaten: 3 Tropfen Lavendel, 3 Tropfen Latschenkiefer und 3 Tropfen Kanuka auf 1 EL Johanniskrautöl.

Ergänzende Maßnahmen

Rheumapatienten, die unter Übergewicht leiden, sollten ihre Ernährung umstellen. Auch Ayurveda sowie Heilfasten bringen deutliche Besserung. Lassen Sie auch ärztlich untersuchen, ob ein Mangel an Vitaminen oder Mineralien vorliegt. Vor allem Kalzium und Magnesium sind zur Bildung der Gelenkflüssigkeit wichtig.

Scheidenpilz

• Die weitaus häufigste Form von Scheidenentzündung (Vaginitis) ist die Pilzinfektion mit Candida albicans. Typische Anzeichen sind Jucken und Brennen der Scheide, verbunden mit oft unangenehm riechendem, weißlichem Ausfluss.

• Pilzinfektionen der Scheide entstehen bei allgemein schlechtem gesundheitlichem Zustand und Stress, nach Antibiotikabehandlung und in der Schwangerschaft. Besonders gefährdet sind auch Frauen, die die Pille nehmen.

Rezepte und Anwendungen

Vor allem Teebaumöl ist ein optimales Naturheilmittel gegen Pilzinfektionen der Scheide.

• **Vaginalöl** Da die Schleimhaut der Vagina sehr empfindlich ist, sollte Teebaumöl nach folgendem Rezept verdünnt werden, um Irritationen der Haut auszuschließen.
Zutaten: 10 Tropfen Teebaum, 10 Tropfen Manuka und 5 Tropfen Lavendel auf 50 ml Johanniskrautöl (Rotöl).
Scheidentampon: Einen Tampon in das Vaginalöl tauchen, einführen und 2-mal täglich wechseln. Diese Anwendung sollte über 2 Wochen erfolgen.
Zum Einreiben: Den äußeren Bereich der Vagina behandeln Sie ebenso mit Vaginalöl.

ÄTHERISCHE ÖLE GEGEN SCHEIDENPILZ
Teebaum, Myrrhe, Lavendel, Manuka.

• **Sitzbad** Spült den Pilz weg.
Zutaten: 6 Tropfen Teebaum und 3 Tropfen Myrrhe auf 1 EL Sahne. In die bis zum Nabel gefüllte Badewanne geben, am besten 2-mal täglich für mindestens 10 Minuten baden.

Ergänzende Maßnahmen

Pilze lieben Zucker. Verzichten Sie also auf Süßes, aber auch auf zu viel Weißmehl und Alkohol, denn auch sie sind zuckerhaltig. Essen Sie regelmäßig Knoblauch und frisches Gemüse, viel Naturjoghurt und würzen Sie häufig mit Zitrone. Lassen Sie auch Ihren Darm auf Pilze überprüfen, denn sehr häufig springt der Pilz auf den Darm über.

Schlafstörungen

• Neben Kopfschmerzen sind Schlafprobleme die häufigste Gesundheitsstörung der Deutschen. Doch je verkrampfter man sich bemüht, ein- oder durchzuschlafen, desto eher wird man scheitern.

• Ursache für schlechten Schlaf sind meistens psychische Probleme wie Kummer, Sorgen und Konflikte oder Leistungsstress und Ängste. Auch organische Störungen können Schlafprobleme bewirken – allen voran Herzkrankheiten, Bluthochdruck, Asthma, Rheuma oder Schnarchen. Auch bestimmte Medikamente können den Schlaf rauben.

Rezepte und Anwendung

Raumdüfte sind ein wunderbares Mittel zum besseren Einschlafen. Benutzen Sie jedoch unbedingt elektrisch betriebene Duftlampen, um die Brandgefahr auszuschließen.

- **Aromalampe** Mit Wohlgerüchen in den Schlaf.

Zutaten: 3 Tropfen Lavendel, 1 Tropfen Rose und 2 Tropfen Neroli.

- **Abendbad** Entspannt und macht so richtig müde.

Zutaten: 2 Tropfen Lavendel, 2 Tropfen Muskatellersalbei und 4 Tropfen römische Kamille auf 1/2 Becher Sahne.

- **Kräuterkissen** Diese wieder in Mode gekommenen Kissen aus Großmutters Zeiten enthalten oft mit ätherischen Ölen aromatisierte Kräuter. Bevorzugte Einschlafkräuter sind Oregano, Lavendel, Melisse sowie Orangenblüten und Rosenblätter.

ÄTHERISCHE ÖLE GEGEN SCHLAFLOSIGKEIT
Römische Kamille, Lavendel, Neroli, Rose, Sandelholz, Majoran, Ylang-Ylang, Benzoe, Jasmin, Narzisse, Palmarosa.

Ergänzende Maßnahmen

Die Naturheilkunde kennt viele altbewährte Hausmittel für besseren Schlaf. Auch unter pflanzlichen Schlafmitteln gibt es eine große Auswahl; sehr wirksam sind Passiflora, Hopfen, Baldrian, Johanniskraut und Melisse. Ein psychologisches Mittel, um den Kopf vor dem Schlafengehen zu entleeren, ist, sich alle Ängste, Sorgen und Kümmernisse auf ein Blatt Papier zu schreiben. Damit legen Sie Ihre innere Unruhe symbolisch nach außen ab. Machen Sie darüber hinaus einen Abendspaziergang an der frischen Luft, oder hören Sie schöne Musik zum Entspannen.

Schnupfen

- Dass Schnupfen mit oder ohne Behandlung etwa eine Woche dauert, wie ein alter Ausspruch besagt, stimmt leider nicht immer. Denn manchmal folgt einer laufende Nase auch eine Nasennebenhöhlen- oder Stirnhöhleninfektion, die sich über Wochen hinziehen kann. In diesen Fällen müssen Sie unbedingt zum Arzt gehen.
- Schnupfenviren fängt man sich sehr leicht durch Tröpfcheninfektion ein. Je nach Gesundheitszustand und Immunlage bleibt es bei der Schniefnase oder nicht. Meist ist Schnupfen der Vorläufer einer Erkältung mit weiteren Symptomen.

Rezepte und Anwendung

Die rechtzeitige Aromabehandlung von Schnupfen kann verhindern, dass sich daraus Schlimmeres entwickelt.

• **Schnelles Durchatmen** Geben Sie 2–3 Tropfen Pfefferminze auf ein Taschentuch und atmen tief ein.

• **Kinderinhalation** Kinder sollten kein Eukalyptusöl gegen Schnupfen bekommen. Für Sie eignet sich besser das mildere Cajeput.Träufeln Sie abends vor dem Schlafengehen je 1 Tropfen Cajeput und Lavendel auf ein Papiertuch und legen es neben das Kopfkissen. Die elegantere Lösung ist eine elektrische Duftlampe, die einige Stunden unbedenklich neben dem Bett brennen kann.

Zutaten: 3 Tropfen Cajeput und 3 Tropfen Lavendel.

• **Duftlampe** Zur Befreiung der Atemwege.

Zutaten: 4 Tropfen Eukalyptus und 4 Tropfen Zirbelkiefer.

• **Kopfdampfbad** Das macht die Nase wieder frei.

Zutaten: 3 Tropfen Cajeput und 2 Tropfen Manuka oder 3 Tropfen Eucalyptus citriodora und 2 Tropfen Lavendel auf 2 l heißes Wasser.

ÄTHERISCHE ÖLE GEGEN SCHNUPFEN

Pfefferminz, Eukalyptus, Tannenzapfen, Zirbelkiefer, Lavendel, Majoran, Myrrhe, Myrte, Rosmarin, Sandelholz, Pfeffer, Zeder, Teebaum, Manuka.

Ergänzende Maßnahmen

Nehmen Sie auch einen noch so harmlosen Schnupfen ernst. Denn er ist ein Zeichen dafür, dass Ihr Körper geschwächt ist und Ruhe braucht. Falls Fieber und/oder Druck im Kopf bzw. Stirnkopfschmerzen hinzukommen, sollten Sie zum Arzt, denn dies sind deutliche Anzeichen für eine Nasennebenhöhlen- oder Stirnhöhlenentzündung. Ihre Aromabehandlung brauchen Sie deswegen nicht abzubrechen.

Seelischer Schock

• Ein seelischer Schock ist eine tiefgreifende Erschütterung nach einem schlimmen Ereignis wie Tod, Unfall oder Katastrophe. Auch plötzliche Trennung des Partners oder Kündigung des Jobs können Schockzustände auslösen.

• In Schocksituationen gibt es unterschiedliche Reaktionen. Manche Menschen werden panisch, andere hingegen apathisch, um den Schmerz nicht zu spüren. Meist kann die Psyche

Keine Lust an der Lust? Aphrodisierende Aromaöle – wie Eichenmoos, Sandelholz und Ylang-Ylang – können manchmal Wunder wirken.

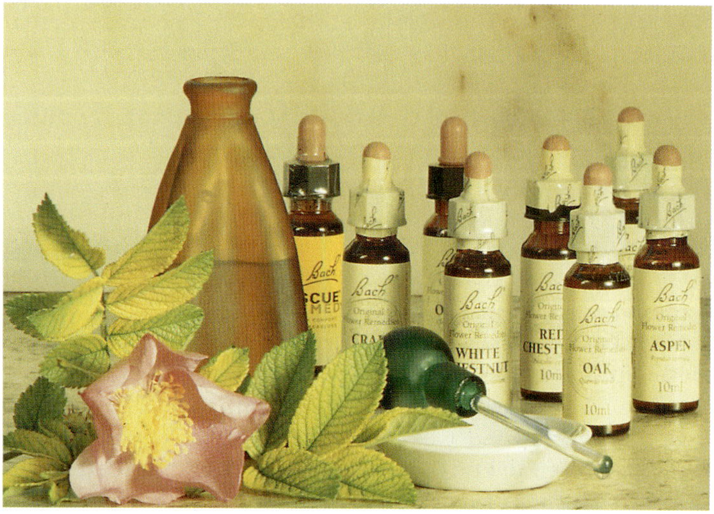

das Erlebte nicht verarbeiten. Dies kann sich auch in körperlichen Reaktionen wie beispielsweise abfallendem Blutdruck mit Ohnmachtsneigung äußern.

Rezepte und Anwendung

Ätherische Öle gegen seelischen Schock
Rose, Neroli, Melisse, Lavendel, Pfefferminze.

- **Duftanwendungen** Lassen Sie Menschen im Schockzustand an einem Fläschchen mit Lavendel riechen, und tupfen Sie ein paar Tropfen davon auf die Schläfen und auf den Puls. In akuten Schocksituationen und bei Ohnmachtsneigung kann auch Pfefferminze gute Dienste leisten. Bei tiefen seelischen Krisen und in der Trauerverarbeitung sind Neroli und Rose die besten Essenzen, die Sie über einen längeren Zeitraum hinweg verwenden sollten: Riechen Sie immer wieder ganz bewusst an dem Fläschchen, oder geben Sie die Öle in die Duftlampe.
- **Schocköl** Diese Mischung sollten Sie regelmäßig im Bereich von Herz und Solarplexus auftragen.

Zutaten: 4 Tropfen Rose oder Neroli auf 10 ml Jojobaöl.

Ergänzende Maßahmen

Eines der besten Erste-Hilfe-Mittel sind Notfalltropfen aus der Bach-Blütentherapie, die man unter dem Namen »Rescue Remedy« inzwischen in jeder Apotheke bekommt. Sie machen

Schocks energetisch besser verkraftbar. Im Fall eines akuten Schocks träufeln Sie dem Betroffenen zwei Tropfen davon direkt aus der Flasche auf die Zunge.

Sexuelle Unlust

- Keine Lust auf Sex haben in letzter Zeit viele jüngere Menschen. Selbst Männer und Frauen, die sich gut mit ihren Partnern verstehen, empfinden sexuelle Aktivitäten immer öfter als kraftraubenden Stressfaktor. Manchmal beschränkt sich das Desinteresse auf den Partner, manchmal bezieht es sich auf das gesamte andere Geschlecht.
- Überbelastung und Überforderung im Job, Arbeitslosigkeit und Frust lassen die Lust am Leben und an der Liebe abstumpfen. Oft führen auch allgemeine Reizübersättigung (z. B. durch ständiges Fernsehen) oder unausgesprochene Partnerkonflikte zu Libidomangel. Sexueller Unlust bei Männern liegt oft eine tief verwurzelte Angst, bei der sexuell zu fordernden Frau zu versagen, zu Grunde.

Ätherische Öle gegen sexuelles Desinteresse
Rose, Narzisse, Tuberose, Cistrose, Iris, Jasmin, Tagetes, Ylang-Ylang, Muskatellersalbei, Sandelholz, Pfeffer, Patschuli, Tonka, Benzoe, Vetiver, Weihrauch, Zimt, Gewürznelke, Muskatnuss, Grapefruit, Orange.

Rezepte und Anwendung

Die Essenz mit der differenziertesten und vielschichtigsten Wirkung auf Herz- und Sexualchakra ist das Rosenöl.

- **Aromalampe** Düfte wie aus 1001 Nacht.

Zutaten: Je 2 Tropfen Jasmin und Ylang-Ylang sowie 3 Tropfen Grapefruit oder als extravagante Alternative: 3 Tropfen Rosengeranium, 2 Tropfen Narzisse und 1 Tropfen Muskatnuss.

- **Vollbad** Sinnlicher Genuss für zwei.

Zutaten: 2 Tropfen Rose, 2 Tropfen Vanille, 1 Tropfen Pfeffer und 4 Tropfen Sandelholz auf 2 EL Mandelöl.

- **Aphrodisierendes Massageöl** Geben Sie sich damit gegenseitig eine Partnermassage.

Zutaten: Je 3 Tropfen Blutorange und Jasmin, je 2 Tropfen Ylang-Ylang, Patschuli und Sandelholz auf 50 ml Mandelöl.

- **Parfüm** Ein Duft, der bezaubert und verführt.

Zutaten: 2 Tropfen Damaszenerrose, 2 Tropfen Tuberose, 1 Tropfen Tonka, 1 Tropfen Vetiver und 4 Tropfen Sandelholz auf 10 ml Jojobaöl.

Ergänzende Maßnahmen

Versuchen Sie, Partnerprobleme in einem Gespräch oder einer Paartherapie zu klären, nehmen Sie sich ganz bewusst Zeit füreinander und kreieren Sie eine angenehme Atmosphäre. Auch bestimmte Gemüsearten wie Sellerie oder Spargel sowie Meerestiere können sexuelle Energie aufbauen. Würzen Sie Speisen mit anregenden Kräutern wie Chili, Nelken, Petersilie, Vanille und Zimt. Teekräuter für die Libido sind Liebstöckel, Orangenblüte, Rosenblüte und eine Prise Vanillepulver.

Verbrennungen, Sonnenbrand

ÄTHERISCHE ÖLE GEGEN VERBRENNUNGEN
Lavendel, Teebaum, Kamille, Geranium, Manuka.

• Die Dermatologie unterscheidet drei Verbrennungsgrade: Bei Grad Eins ist nur die oberste Hautschicht betroffen, die Haut ist gerötet und geschwollen. Bei Grad Zwei bilden sich zusätzlich Blasen, bei Grad Drei ist die Haut völlig zerstört und regeneriert sich nicht mehr. Sonnenbrände erreichen in der Regel Grad Eins oder Zwei.

• Die Selbstbehandlung von Verbrennungen und schwerem Sonnenbrand hat Grenzen. Leichte Verbrennungen ohne Blasenbildung können Sie selbst behandeln. In allen anderen Fällen müssen Sie jedoch umgehend zum Arzt oder ins Krankenhaus.

Rezepte und Anwendung

Das beste Mittel gegen Verbrennungen und Verbrühungen ist das milde ätherische Öl von Lavendel vera. Benutzen Sie am besten nur Öle aus kontrolliert biologischem Anbau.

• **Erste Hilfe** Tupfen Sie mehrere Male in kurzen Abständen unverdünntes Lavendelöl direkt auf die verbrannten Stellen. Es wirkt antiseptisch, wundheilungsfördernd, schmerzlindernd sowie beruhigend auf die Psyche. Sind die Verbrennungen großflächiger, geben Sie die Lavendelessenz auf eine sterile Kompresse, und legen Sie diese auf die betroffene Hautfläche.

• **Sonnenbrandlotion** Beruhigt bei gespannter Haut.
Zutaten: 15 Tropfen Lavendel und 5 Tropfen Teebaum auf etwa 100 ml Mandelöl. Die Mischung sanft auf die schmerzenden Stellen auftragen.

Ergänzende Maßnahmen

Neben Lavendelöl ist Wasser das beste Naturheilmittel bei kleineren Verbrennungen. Halten Sie die betroffene Stelle unter kaltes, fließendes Wasser. Kaltes Wasser betäubt den Schmerz ebenso wie Lavendel und verhindert Blasenbildung und Schwellung. Im Anschluß daran tropfen Sie Lavendel auf die betroffene Hautstelle.

Verdauungsbeschwerden

- Probleme mit der Verdauung, ob Blähungen, Bauchschmerzen, Verstopfung und Durchfall sowie in schlimmeren Fällen auch Übelkeit und Darmkoliken, kennt jeder.
- Die meisten dieser Beschwerden sind auf falsche Essgewohnheiten zurückzuführen. Auch Stress kann auf den Verdauungsapparat schlagen. In immer mehr Fällen sind auch Darmpilze beteiligt.

ÄTHERISCHE ÖLE GEGEN VERDAUUNGSBESCHWERDEN
Anis, Fenchel, Kardamom, Koriander, Nelke, Ingwer, Lorbeer, Basilikum, Oregano, Kamille, Lavendel, Melisse, Pfefferminze. Speziell bei Verstopfung: Fenchel, Kampfer, Majoran, schwarzer Pfeffer, Rose.

Rezepte und Anwendung

- **Aromaküche** Nutzen Sie so oft wie möglich die Heilkraft von Gewürzen oder Kräutern in den Speisen – entweder frisch oder konzentriert als ätherische Öle, z. B. in Würzölen.
- **Massage** Die richtige Mischung bei Verstopfung.

Zutaten: 2 Tropfen Majoran und 2 Tropfen Fenchel auf 1 EL Trägeröl. Damit den Bauch sanft im Uhrzeigersinn massieren. Diese Massage mildert Blähungen.

Zutaten: 3 Tropfen Pfefferminze, 4 Tropfen Fenchel, 4 Tropfen Koriander und 4 Tropfen Kümmel auf 50 ml Sesamöl. Damit sanft den Bauch massieren.

- **Kompresse** Wirkt beruhigend bei Bauchschmerzen.

Zutaten: Je 3 Tropfen Muskatellersalbei und Kamille auf 1/4 l warmes Wasser. Ein Tuch damit tränken und auf den Bauch legen.

Ergänzende Maßnahmen

Speziell bei Verstopfung sollten Sie Ihre Ernährung auf ballaststoffreiche Frischkost umstellen. Ein altes Hausmittel ist auch frühmorgens ein Glas Wasser auf nüchternen Magen. Tees von

Kamille, Fenchel und Pfefferminze regulieren die Darmtätigkeit. Grundsätzlich sollten sich Menschen, die zu Verdauungsstörungen neigen, ein- oder zweimal im Jahr zu einer Heilfastenkur entschließen. Dabei wird der gesamte Darm entlastet, gereinigt und kann danach seine Aufgaben wieder besser erfüllen. Wenn Sie unter Blähungen leiden und gleichzeitig unter Verstopfung und Durchfall, sollten Sie sich auf Darmpilze untersuchen lassen.

Verletzungen, offene Wunden

Ätherische Öle bei Verletzungen
Allen voran: Teebaum, Lavendel, Myrrhe, Manuka. Nicht ganz so stark wirksam: Benzoe, Bergamotte, Eukalyptus, Geranium, römische Kamille, Kampfer, Patschuli, Rosmarin, Wacholder, Weihrauch, Ysop.

- Bei der Behandlung kleinerer Verletzungen wie Schnitt- oder Schürfwunden ist die Aromatherapie äußerst wirkungsvoll.
- Die stark antiseptischen Substanzen der ätherischen Öle sind teilweise sogar den üblichen Desinfektionsitteln überlegen. Nur kleine Wunden können Sie selbst behandeln, bei größeren müssen Sie sofort zum Arzt.

Rezepte und Anwendung

- **Erste Hilfe für kleine Wunden** Mischen Sie sich folgende Mischung als Konzentrat.

Zutaten: 40 Tropfen Lavendel vera und 20 Tropfen Teebaum. Für die erste Wundversorgung träufeln Sie einige Tropfen davon auf eine sterile Kompresse oder auf ein Heftpflaster. Den Umschlag dann vorsichtig auf die Wunde auflegen. Auf diese Weise müssen Sie die Wunde nicht mit den Fingern berühren. Bei Platzwunden darf dies nur eine Erstversorgung sein. Die Wunde muss vom Arzt genäht werden.

- **Wundheilöl** Zur längerfristigen Wundbehandlung.

Zutaten: 10 Tropfen Teebaum, 15 Tropfen Lavendel vera und 5 Tropfen Manuka auf 50 ml Johanniskrautöl (Rotöl). Wiederholt vorsichtig auf die Wunde auftragen. Diese Mischung eignet sich auch für schlecht heilende, nässende Wunden.

- **Bei Hautabschürfungen** Hier können Sie die genannte Erste-Hilfe-Mischung oder einige Tropfen Lavendelöl unverdünnt auf die Wunde träufeln, ohne sie jedoch zu berühren.

• **Nachbehandlung** Um eine gute Abheilung von Wunden ohne Narbenbildung zu erreichen, eignen sich die ätherischen Öle von Geranium, Narde, blauer Kamille, Myrrhe und Neroli. Hier eine bewährte Mischung aus diesen Ölen:
Zutaten: 8 Tropfen Geranium, 4 Tropfen Narde, 4 Tropfen Neroli und 5 Tropfen Lavendel vera auf 30 ml Hagebuttenkernöl und 20 ml Weizenkeimöl. 2-mal täglich auf die abheilende Wunde auftragen.

Ergänzende Maßnahmen

Bei Sportverletzungen ist es immer gut, Eisbeutel auf die schmerzenden Stellen aufzulegen. Auch Umschläge mit kaltem Wasser helfen weiter. Bei unklaren Verletzungen müssen Sie auf jeden Fall zum Arzt gehen.

Wechseljahrebeschwerden

• Die Wechseljahre sind keine Krankheit, trotzdem sind Frauen in dieser Lebensphase besonders störungsanfällig. Der Abschied von der Fruchtbarkeit bringt hormonelle Wechselbäder mit sich, die körperlich durch Hitzewallungen, Hautjucken und Schweißausbrüche und seelisch durch depressive Stimmungen oder Reizbarkeit zu schaffen machen.
• Intensität und Ausprägung der klimakterischen Beschwerden hängen ganz entscheidend von der Einstellung einer Frau zu den Wechseljahren ab. Wer Älterwerden als normalen Lebensprozess akzeptiert, wird weniger Umstellungsprobleme haben.

ÄTHERISCHE ÖLE GEGEN WECHSELJAHREBESCHWERDEN
Kamille, Geranium, Rose, Melisse, Muskatellersalbei, Neroli, Zitrone, Pfefferminze, Zypresse.
Besonders bei Hitzewallungen und Schweißausbrüchen: Muskatellersalbei, Zypresse, Pfefferminze.

Rezepte und Anwendung

Die wichtigsten ätherischen Öle im Klimakterium sind Geranium, Rose, Kamille und Melisse. Geraniumöl wirkt eher ausgleichend auf den Hormonspiegel, wohingegen Rosenöl die Gebärmutter und die anderen Sexualorgane stärkt.
• **Regulierendes Massageöl** Lassen Sie sich regelmäßig Ganzkörpermassagen mit dieser entspannenden und hormonregulierenden Mischung geben.
Zutaten: 3 Tropfen Rose, 5 Tropfen Geranium, 4 Tropfen Zypresse und 4 Tropfen Muskatellersalbei auf 50 Mandelöl.

Während der Wechseljahre sollten Sie verstärkt darauf achten, dass Ihr gestresster Körper zur Ruhe kommt. Lernen Sie Entspannungstechniken wie Yoga, progressive Muskelrelaxation oder autogenes Training. Innere Ruhe und Ausgeglichenheit harmonisieren auch den Hormonhaushalt.

- **Erste-Hilfe-Inhalation** Wenn die Hitzewallungen Sie wieder einmal überfluten, inhalieren Sie als Sofortmaßnahme einige Tropfen Nana-Minze auf einem Tuch.
- **Aromalampe** Diese Ölmischung zaubert einen stimmungsaufhellenden und erfrischenden Raumduft.

Zutaten: 3 Tropfen Bergamotte, 4 Tropfen Petitgrain und 2 Tropfen Neroli.

Diese Essenzen stimmen eher ruhig.

Zutaten: 2 Tropfen Melisse und 5 Tropfen Lavendel.

- **Schläfenmassage** Bei Übelkeit und Kopfweh tut eine Lavendelmassage gut; 2 Tropfen auf Nacken und Schläfen auftragen und einige Minuten lang massieren.
- **Vollbad** Zum Entspannen und Verwöhnen. Öffnen Sie Augen und Nase für die schönen Dinge des Lebens, und baden Sie in Rosenduft. Er wird Ihnen helfen, sich weiterhin attraktiv und liebenswert zu fühlen.

Zutaten: Je 3 Tropfen Rose und Zypresse sowie 4 Tropfen Rosengeranium auf 1/2 Becher Sahne.

Auch ein beruhigendes und gleichzeitig aufheiterndes Melissenbad kann sehr hilfreich sein.

Zutaten: 4 Tropfen echte Melisse auf 1 EL Sahne.

- **Gegen Herzklopfen** Bereiten Sie sich einen Tee aus Rosenblüten und frischen Salbeiblättern.

Ergänzende Maßnahmen

Verzichten Sie bei akuten Beschwerden auf Kaffee, Alkohol und scharfe Gewürze. Trinken Sie viel Kräutertees, vor allem aus Salbei und Brennessel. In der Naturheilkunde gibt es einige pflanzliche Mittel mit regulierendem Einfluss auf den Hormonhaushalt wie z.B. Mönchspfeffer. Bei depressiven Verstimmungen helfen Tees oder Fertigpräparate aus Johanniskraut, bei Schlafstörungen Auszüge aus Passiflora. Bei Hitzewallungen können Sie Gesicht und Körper mit einem kühlen Kamillenaufguss abreiben. Nehmen Sie viel Kalzium zu sich, um Ihre Knochen gegen Osteoporose zu schützen. Wichtig ist auch ein geistiger Austausch mit anderen Frauen in der gleichen Situation. Schließlich bedeuten die Wechseljahre auch gleichzeitig, dass man ein gewisses Alter erreicht hat, das mehr Freiheit und Freiraum zur Erfüllung bislang oft versagter Wünsche zulässt.

Über die Autorinnen

Gerti Samel ist Redakteurin bei der Zeitschrift Cosmopolitan. Seit über zehn Jahren ist sie dort verantwortlich für die Bereiche Gesundheit, Ernährung, Esoterik und Umwelt. Ihre Spezialgebiete sind dabei Naturheilkunde und alternative Medizin.

Barbara Krähmer ist Diplompädagogin, Heilpraktikerin und Aura-Soma-Beraterin mit eigener Praxis. Sie leitet seit vielen Jahren Seminare für Massage, Aromamassage, Aromatherapie, Chakrenarbeit und Meditation.

Bezugsquelle

Neumond – Düfte der Natur GmbH
Gewerbegebiet 2
82399 Raisting
Tel. 08807-940800
e-mail: info@neumond.de
http://www.neumond.de

Bildnachweis

AKG, Berlin: 13; Bilderberg, Hamburg: 216 (Wolfgang Volz); Botanik-Bildarchiv Laux, Biberach/Riß: 48, 50, 56, 64, 66, 67, 69, 72, 76, 80, 81, 87, 90, 92, 93, 94, 96, 97, 98, 99, 102, 112, 119, 122, 124, 127, 132, 134, 136, 138, 140, 142, 146, 148, 152, 154, 155, 158, 162, 164, 166, 168, 170, 174, 176, 178, 180, 181, 182; De Cuveland Karin, Bornheim: 172; Ernst Beat, Basel (CH): 45, 52, 58, 63, 78, 82, 86, 88, 106, 107, 108, 110, 113, 130, 131, 135; Freie Universität, Berlin: 57, 101; Givaudan-Roure, Dubendorf (CH): 84 (Roman Kaiser); IFA-Bilderteam, Taufkirchen: 74 (HJL), 199 (Diaf); Kerth Ulrich, München: Titelbild (Einklinker); Lavendelfoto Gerhard Höfer, Hamburg: 53, 70, 104, 137, 144, 150, 153, 160 (M. Spohn), 62, 95, 109, 123 (G. Höfer); Low Tim, Australien: 156; Neumond, Raisting: 45, 68, 141, 150; Paysan Bildarchiv, Stuttgart: 118 (Klaus Paysan); Primavera Life, Sulzberg: 54, 128; Seidl Sebastian, Altdorf: 46, 114, 161, 165; Südwest Verlag, München: 3, 211 (Michael Nagy), 83 (Joachim Heller), 204 (Astrid Eckert), 222 (Michael Zuche); The Image Bank, München: 21 (Dag Sundberg), 100 (Grant Faint); gettyimages, München: U1 (Sang Ang), 2 (Charles Krebs), 188 (Chris Craymer), 194 (James Darell); Transglobe Agency, Hamburg: 24 (Marka); Wildlife, Hamburg: 60, 120 (D. Harms), 111, 116 (P. Hartmann), 175 (H. D. Reincke)

Impressum

© by Südwest Verlag, einem Unternehmen der Verlagsgruppe Random House GmbH, 81673 München

Alle Rechte vorbehalten. Nachdruck – auch auszugsweise – nur mit Genehmigung des Verlages.

Hinweis

Das vorliegende Buch ist sorgfältig erarbeitet worden. Dennoch erfolgen alle Angaben ohne Gewähr. Weder Autorinnen noch Verlag können für eventuelle Nachteile oder Schäden, die aus den im Buch gemachten praktischen Hinweisen resultieren, eine Haftung übernehmen.

Umschlag
Christian M. Weiß, München
Redaktion dieser Ausgabe
Alexandra Steiner
Bildredaktion
Sabine Kestler
DTP/Satz
AVAK Publikationsdesign, München
Druck und Bindung
Těšínská tiskárna, a. s., Český Těšín

Printed in the Czech Republic

Gedruckt auf chlor- und säurearmem Papier

ISBN 3-517-06838-1

Register